Ernährungspraxis Onkologie

Behandlungsalgorithmen, Interventions-Checklisten, Beratungsempfehlungen

Nicole Erickson ■ Nina Schaller ■ Anika P. Berling-Ernst ■ Hartmut Bertz

Unter Mitarbeit von
Daniel Buchholz und
Sabine Ohlrich-Hahn

Mit einem Grußwort der
European Federation of the Associations of Dietitians (EFAD)

Mit Geleitworten von
Matthias Pirlich und
Kristina Norman

ELSE KRÖNER-FRESENIUS-STIFTUNG
Forschung fördern. Menschen helfen.

VDD

PRIO
Prävention und integrative Onkologie

Die **Interventions-Checklisten** und **Literaturverzeichnisse** zu jedem Kapitel finden Sie zum Download unter **www.schattauer.de/3074**

Schattauer

Nicole Erickson M.Sc.
Registered Dietitian, Diätassistentin
Lehrstuhl und Poliklinik für Präventive und Rehabilitative Sportmedizin
Zentrum für Prävention, Ernährung und Sportmedizin
Klinikum rechts der Isar, Technische Universität München
Ismaninger Str. 22, Bau 523, 81675 München
in Kooperation mit:
Roman-Herzog-Krebszentrum – Comprehensive Cancer Center (RHCCC)
nicole_erickson@outlook.com

Ihre Meinung zu diesem Werk ist uns wichtig!
Wir freuen uns auf Ihr Feedback unter www.schattauer.de/feedback
oder direkt über QR-Code.

Bibliografische Information der Deutschen Nationalbibliothek
Die Deutsche Nationalbibliothek verzeichnet diese Publikation in der Deutschen Nationalbibliografie; detaillierte bibliografische Daten sind im Internet über http://dnb.d-nb.de abrufbar.

Besonderer Hinweis:
Die Medizin unterliegt einem fortwährenden Entwicklungsprozess, sodass alle Angaben, insbesondere zu diagnostischen und therapeutischen Verfahren, immer nur dem Wissensstand zum Zeitpunkt der Drucklegung des Buches entsprechen können. Hinsichtlich der angegebenen Empfehlungen zur Therapie und der Auswahl sowie Dosierung von Medikamenten wurde die größtmögliche Sorgfalt beachtet. Gleichwohl werden die Benutzer aufgefordert, die Beipackzettel und Fachinformationen der Hersteller zur Kontrolle heranzuziehen und im Zweifelsfall einen Spezialisten zu konsultieren. Fragliche Unstimmigkeiten sollten bitte im allgemeinen Interesse dem Verlag mitgeteilt werden. Der Benutzer selbst bleibt verantwortlich für jede diagnostische oder therapeutische Applikation, Medikation und Dosierung.
In diesem Buch sind eingetragene Warenzeichen (geschützte Warennamen) nicht besonders kenntlich gemacht. Es kann also aus dem Fehlen eines entsprechenden Hinweises nicht geschlossen werden, dass es sich um einen freien Warennamen handelt.

E-Mail: info@schattauer.de Internet: www.schattauer.de
Printed in Germany

Projektleitung und Lektorat: Eva Wallstein, Stuttgart
Autorenfotos auf dem Buchumschlag: Nicole Erickson © Silvia Béres;
Nina Schaller © Silvia Béres; Sabine Ohlrich-Hahn © Christian Augustin
Satz: Fotosatz Buck, Zweikirchener Straße 7, 84036 Kumhausen/Hachelstuhl
Druck und Einband: AZ Druck und Datentechnik GmbH, Kempten/Allgäu

Auch als E-Book erhältlich: ISBN 978-3-7945-6881-9

ISBN 978-3-7945-3074-8

Dieses Buch widmen wir Prof. Volker Schusdziarra

Seine Ideen sind in die Algorithmen eingeflossen.
Ihm war es ein besonderes Anliegen, die Ernährungsmedizin zu einer evidenzbasierten Ernährungsberatung hinzuführen.
Mit diesem Buch wollen wir einen Beitrag leisten, um ihm diesen Wunsch zu erfüllen.

Grußwort

Seit fast 40 Jahren setzt sich die *European Federation of the Associations of Dietitians* (EFAD) für die Verbesserung der Ernährungsversorgung der europäischen Bevölkerung und für die Weiterentwicklung der Diätetik in Europa ein.
Die Prävention onkologischer Erkrankungen durch entsprechendes Ernährungsverhalten und die begleitende Ernährungstherapie von Menschen mit Krebs sind von zentraler Bedeutung für die Verbesserung der Lebensqualität und die Steigerung der Therapieverträglichkeit bereits Erkrankter.
In diesem Werk wird unsere Vision für 2020, nämlich das berufliche Handeln europäischer DiätassistentInnen/DiätologInnen an einem »*Nutrition Care Process*« (NCP) auszurichten, bereits umgesetzt. Der NCP trägt zur evidenzbasierten Ernährungstherapie bei und hebt die wichtige Rolle dieser Berufsgruppe in der Onkologie hervor. Dieses Buch behandelt nicht nur dieses hochrelevante Thema, sondern verdeutlicht darüber hinaus den hohen Stellenwert von DiätassistentInnen/DiätologInnen bei der Vermeidung und Behandlung von Mangelernährung – wie es die EFAD auch in einem Positionspapier hervorhebt. Es liefert somit einen wichtigen Beitrag zur Verbesserung der Ernährungsversorgung von Menschen mit Krebs in Europa.

Europäische Expertengruppe
für Diätetik in der Onkologie der EFAD

For the last 40 years, the European Federation of the Associations of Dietitians (EFAD)[1] has supported effective dietetic counselling outcomes and an increase in the level of care and recognition of dietetic services throughout Europe. Nutrition Care is not only important in the prevention of cancer, but plays an essential role in improving cancer patients' quality of life and tolerance of cancer treatments. This book's application of the Nutrition Care Process (NCP) model is in tune with our vision for 2020. The NCP supports consistent evidenced-based dietetic practice approaches to nutrition-related problems and encourages effective dietetic counselling outcomes and an increase in the level of care and the recognition of dietetic services for cancer patients. Additionally, this book underscores the important role dietitians play in the prevention and therapy of malnutrition of cancer patients – an issue that is addressed in an EFAD position paper[2]. Therefore, this book represents an important building block for supporting and improving dietetic services for cancer patients.

EFAD's European Specialist Dietetic Network for Oncology

1 www.efad.org

2 EFAD Position Paper on the Role of the Dietitian in the Prevention and Management of Malnutrition in Adults 2011; http://www.efad.org/reportsandpapers/5287/7/0/80

Geleitwort

Geschmacksveränderungen, Appetitlosigkeit und Gewichtsverlust sind typische Symptome einer Krebserkrankung. Die daraus resultierende Mangelernährung führt u. a. zu Muskelschwäche und einer erhöhten Komplikationsrate und Sterblichkeit. Umgekehrt wächst die wissenschaftliche Evidenz, dass eine gezielte Ernährungsintervention die Lebensqualität und Prognose von Krebspatienten verbessern kann. Fragen der Ernährung spielen daher in allen Stadien einer Tumorerkrankung eine große Rolle und werden auch von den Patienten selbst als bedeutsam gewertet.

Das vorliegende Buch eines sehr praxiserfahrenen multiprofessionellen Autorenteams bietet das Handwerkszeug, um diese Fragen kompetent beantworten und Tumorpatienten und deren Angehörige wirksam unterstützen zu können. Es gibt nicht nur Hinweise, wie eine Mangelernährung verhindert oder therapiert werden kann, sondern vor allem, wie sich Symptome der Krankheit und Nebenwirkungen der verschiedenen Therapien vermindern lassen. Die Autoren folgen dabei dem systematischen Ansatz des »*German-Nutrition Care Process*« und berücksichtigen die aktuellen Leitlinien nationaler und internationaler Fachgesellschaften.

Eine besondere Qualität des Buches sind die zahlreichen patientennahen Interventions-Checklisten mit praktischen Tipps und konkreten Empfehlungen. Die ausführlichen Kapitel über oropharyngeale und gastrointestinale Beschwerden geben auch dem in der Thematik erfahrenen Leser vielfältige neue Anregungen. Hilfreich ist auch die Thematisierung häufiger Fragen von Patienten und Angehörigen und die kritische Darstellung sogenannter »Krebsdiäten«, um dem vor allem im Internet kursierenden gefährlichen Halbwissen begegnen zu können.

Dieses sehr gelungene Buch schließt mit seiner evidenzbasierten und gleichzeitig sehr praxisorientierten Konzeption eine Lücke in der deutschsprachigen Fachliteratur. Ihm ist eine weite Verbreitung zum Wohle der Patienten mit Krebserkrankungen sehr zu wünschen.

Prof. Dr. Matthias Pirlich
General Secretary
of the European Society
for Clinical Nutrition and Metabolism (ESPEN)

Geleitwort

Die ernährungstherapeutische Beratung und Betreuung von onkologischen Patienten ist komplex und kann je nach Krankheitsphase unterschiedliche Ziele verfolgen: von der Vermeidung und Behandlung einer prognostisch ungünstigen Mangelernährung, über die Optimierung der Behandlungsergebnisse einer primären Tumortherapie bis hin zur Verbesserung der Lebensqualität, was in terminalen Krankheitsstadien auch ein Beenden der künstlichen Ernährung bedeuten kann.
Die Ernährungstherapie bei Tumorerkrankungen erfordert somit neben Wissen und Erfahrung einer speziell geschulten qualifizierten Fachkraft auch deren intensiven Kontakt mit den Betroffenen und stellt hohe Ansprüche an ihr Feingefühl im Umgang mit den Patienten und Angehörigen. Die Indikation zur Ernährungstherapie wie auch der Behandlungserfolg müssen während des Krankheitsverlaufs permanent überprüft werden. Neben ethischen Aspekten sind die Ernährungstherapeuten auch mit logistischen Herausforderungen konfrontiert, da eine Betreuung der Patienten nach dem stationären Aufenthalt auch ambulant weitergeführt werden sollte. Um eine Ernährungsbehandlung im häufig budgetär begrenzten Kontext der Krankenversorgung erfolgreich durchzuführen, bedarf es daher eines großen Engagements aller involvierten Fachkräfte – und Teamarbeit!
Im vorliegenden Buch »Ernährungspraxis Onkologie« folgen nach einer kurzen Übersicht über die Prinzipien und den Stellenwert der Ernährungstherapie bei Tumorerkrankungen zunächst Empfehlungen zur Anzahl und zum Ablauf strukturierter Beratungseinheiten nach dem *»German-Nutrition Care Process«* (G-NCP). Für die Bewältigung der häufigsten und zum Teil tumorspezifischen Ernährungsprobleme erhält der Leser Unterstützung durch zahlreiche

Behandlungsalgorithmen und praktische Interventions-Checklisten – unterstützt durch aktuelle wissenschaftliche Evidenz und abgerundet durch Empfehlungen aus der Praxis. Zum Schluss »räumt« das Buch mit einer Vielzahl von Ernährungsmythen und sogenannten (Anti-)Krebsdiäten auf und evaluiert Evidenz, Risiken und mögliche Vorteile der populärsten Krebsdiäten.
Das Buch leistet somit eine wertvolle praxisorientierte Hilfestellung für die evidenzbasierte Ernährungstherapie und richtet sich an alle in Ernährungstherapie und -beratung von onkologischen Patienten involvierten Fachkräfte.

Priv.-Doz. Dr. Kristina Norman
Leiterin der AG Ernährung und Körperzusammensetzung
i. R. d. Forschungsgruppe Geriatrie, Charité –
Universitätsmedizin Berlin und
Sekretär der Deutschen Gesellschaft
für Ernährungsmedizin e.V. (DGEM)

Vorwort

Unser Buch soll eine wertvolle Hilfe für die tägliche Praxis sein und qualifizierte Fachkräfte – Experten wie auch Neueinsteiger – dabei unterstützen, eine gezielte, individualisierte und wissenschaftlich fundierte Ernährungstherapie durchzuführen. Diese sollte idealerweise mit einer Bewegungstherapie bzw. mit Anleitungen zu körperlicher Aktivität verbunden sein. Die Empfehlungen in unserem Buch betonen den supportiven Charakter der Ernährungstherapie und müssen bei komplexen bzw. speziellen Komorbiditäten ggf. noch angepasst werden. Allen dargestellten Inhalten liegen evidenzbasierte Richtlinien und Empfehlungen internationaler und nationaler Fachgesellschaften zugrunde, z. B. Empfehlungen des *»World Cancer Research Fund«* (WCRF), der *»Deutschen Gesellschaft der Ernährungsmedizin«* (DGEM), des *»National Cancer Institute«* (NCI), des *»National Comprehensive Cancer Network«* (NCCN) und der *»Academy of Nutrition and Dietetics«* (AND). Praktische Maßnahmen, die sich durch langjährige klinische Erfahrung mit onkologischen Patienten als wirksam erwiesen haben, sind in die Empfehlungen ergänzend mit eingeflossen.
Das Buch basiert auf dem aktuellen Stand der wissenschaftlichen Fachliteratur bzw. aktuellen Forschungsergebnissen. Die angegebenen Evidenzgrade orientieren sich an der Einteilung der *»Cancer Care Ontario Symptom Management Collaborative«* (CCO; https://www.cancercare.on.ca/toolbox/symptools/).

Evidenzgradeinteilung nach CCO	
Evidenzgrad A	sehr gute Evidenz (Nachweis der Wirksamkeit einer Therapie etc.) aufgrund einer hochqualitativen Metaanalyse oder mehrerer gut angelegter randomisierter Studien mit übereinstimmenden Ergebnissen
Evidenzgrad B	gute Evidenz aufgrund gut angelegter randomisierter Studien und/oder retrospektiver bzw. prospektiver Kohorten-Studien mit überwiegend übereinstimmenden Ergebnissen
Evidenzgrad C	schwache Evidenz; die zugrundeliegenden Studien sind methodisch begrenzt und deren Ergebnisse nicht immer übereinstimmend
Evidenzgrad D	Evidenz nur aufgrund von Fallberichten
Evidenzgrad Expertenkonsensus	Evidenz nur aufgrund Übereinstimmung (Konsensus) mehrerer Experten, z. B. eines Expertengremiums, einer Konsensuskonferenz und/oder anerkannter Autoritäten trotz unzureichender Datenlage

Abgestimmt auf den *»German-Nutrition Care Process«* (G-NCP) (► »Prinzipien der Ernährungstherapie bei onkologischen Erkrankungen«) werden im Buch die häufigsten Ernährungsprobleme, die während einer Krebserkrankung bzw. im Verlauf der Therapie auftreten können, beschrieben und wie folgt vertieft:

- mögliche Ursachen (Ätiologie),
- wichtige Anzeichen und Symptome, die das Ernährungsproblem belegen,
- mögliche Ernährungsinterventionen sowie
- zu berücksichtigende Faktoren, die sich im Sinne von Ressourcen förderlich oder auch als Hindernisse kontraproduktiv für die Wirksamkeit der Ernährungstherapie erweisen können.

In Kapitel 1 bis 4 sind zusätzlich übersichtliche Behandlungsalgorithmen integriert, die die Vorgehensweise konkret und praxisnah veranschaulichen. Des Weiteren finden sich in diesen Kapiteln beispielhafte Ernährungsdiagnosen (*PESR-Statements*), kurz zusammengefasst die Behandlungsziele und potenzielle Ressourcen sowie nützliche Interventions-Checklisten. Diese Interventions-Checklisten können auch von der Schattauer-Homepage heruntergeladen und ausgedruckt werden, bieten Raum für eigene Notizen und Ergänzungen und sollen Ihnen eine Hilfestellung sein, um individuelle Checklisten selbst zu erstellen.

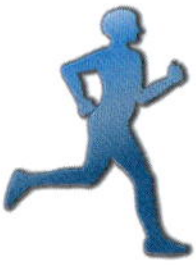

Körperliche Aktivität

Ernährung und körperliche Aktivität sind *zwei wesentliche unterstützende Maßnahmen* in der Behandlung onkologischer Patienten. Da Bewegung auch eine herausragende Rolle in der präventiven wie in der supportiven Therapie einnimmt, werden die Ernährungsempfehlungen im Buch mit Hinweisen zur körperlichen Aktivität ergänzt und speziell hervorgehoben.

Die Erstellung dieses Fachbuchs wäre nicht möglich gewesen, ohne die Unterstützung vieler verschiedener Akteure. Ganz besonders herzlich möchten wir uns daher bei Prof. Martin Halle bedanken, der dieses Buchprojekt initiiert und uns beim Entstehungsprozess fortwährend unterstützt hat.
Bedanken möchten wir uns auch beim RHCCC, auf dessen Anregung hin, wir die Ernährungsempfehlungen in übersichtlichen Algorithmen dargestellt haben. Unsere Arbeit wurde vom RHCCC stets sehr geschätzt.
Ein herzliches Dankeschön geht auch an Priv.-Doz. Dr. Kristina Norman und Prof. Matthias Pirlich für ihre Unterstützung in Form eines Geleitworts und an die EFAD, die unser Buch mit ihrem Grußwort unterstützt und begleitet.

Ein weiteres Dankeschön geht an die Verbände und Organisationen, die mit ihren zur Verfügung gestellten Logos ihre Unterstützung und Anerkennung für unser Buch zum Ausdruck bringen.
Zu guter Letzt geht auch ein großer Dank an Eva Wallstein, für ihre stets freundliche und geduldige Begleitung unseres Buchprojekts und für ihre kompetente redaktionelle Bearbeitung des Manuskripts.

Im Oktober 2016

Nicole Erickson
für alle Autoren

Anschriften der Autoren

Dipl.-Sportwiss. Anika P. Berling-Ernst B.Sc. Psychologie
Lehrstuhl und Poliklinik für Präventive und Rehabilitative Sportmedizin
Klinikum rechts der Isar, Technische Universität München
Georg-Brauchle-Ring 56/58 (Campus C), 80992 München
berling@sport.med.tum.de

Prof. Dr. med. Hartmut Bertz
Department Innere Medizin
Klinik für Innere Medizin I
Klinik für Tumorbiologie
Schwerpunkt Hämatologie, Onkologie und Stammzell-transplantation
Universitätsklinikum Freiburg
Hugstetter Str. 55, 79106 Freiburg
hartmut.bertz@uniklinik-freiburg.de

Dr. rer. medic. Daniel Buchholz MPH
Diätassistent, Dipl.-Oecotrophologe (FH)
Hochschule Neubrandenburg – University of Applied Sciences
Studiengang Diätetik
Brodaer Str. 2, 17033 Neubrandenburg
buchholz@hs-nb.de

Nicole Erickson M.Sc.

Registered Dietitian, Diätassistentin
Lehrstuhl und Poliklinik für Präventive und Rehabilitative Sportmedizin
Zentrum für Prävention, Ernährung und Sportmedizin
Klinikum rechts der Isar, Technische Universität München
Ismaninger Str. 22, Bau 523, 81675 München
in Kooperation mit:
Roman-Herzog-Krebszentrum – Comprehensive Cancer Center (RHCCC)

nicole_erickson@outlook.com

Dipl.-Med.-Päd. Sabine Ohlrich-Hahn

Diätassistentin
Hochschule Neubrandenburg – University of Applied Sciences
Studiengang Diätetik
Brodaer Str. 2, 17033 Neubrandenburg

ohlrich@hs-nb.de

Dipl. oec. troph. Nina Schaller

Dipl.-Ökotrophologin (Univ.)
Lehrstuhl und Poliklinik für Präventive und Rehabilitative Sportmedizin
Klinikum rechts der Isar, Technische Universität München
Georg-Brauchle-Ring 56/58 (Campus C), 80992 München
und
Lehrstuhl und Poliklinik für Präventive und Rehabilitative Sportmedizin
Zentrum für Prävention, Ernährung und Sportmedizin
Klinikum rechts der Isar, Technische Universität München
Ismaninger Str. 22, Bau 523, 81675 München

schaller@sport.med.tum.de

Inhalt

Prinzipien der Ernährungstherapie bei onkologischen Erkrankungen

Unter Mitwirkung von Daniel Buchholz und Sabine Ohlrich-Hahn

Ernährungsbezogene Themen spielen während des gesamten Verlaufs einer Krebserkrankung eine wichtige Rolle, daher sollten Ernährungsberatung und -therapie fester Bestandteil eines onkologischen Gesamttherapiekonzepts sein (Muscaritoli et al. 2011). Bereits existierende Therapiestandards verlangen proaktive Maßnahmen, bei denen die Ernährungsversorgung als *integrativer Bestandteil der Therapie* angeboten wird, um Patienten über alle Behandlungsstadien hinweg zu begleiten und ggf. palliativ zu versorgen (Ravasco et al. 2012; Rock et al. 2012; Planas et al. 2011; Levin 2010; Elliott u. Kiyomoto-Kuey 2010; Schmitz et al. 2010; Radbruch et al. 2010; Biggs et al. 2006; Association of Community Cancer Centers 2000). Eine begleitende Ernährungstherapie kann ein breites und komplexes Spektrum an mit der Erkrankung oder der Therapie einhergehenden Ernährungsproblemen vermindern (► Abb. 1). Solche ernährungstherapeutischen Maßnahmen haben für die Patienten größtenteils *supportiven Charakter* und dienen in erster Linie

- der Optimierung der Lebensqualität,
- der Verbesserung der Behandlungsergebnisse und
- der Prävention von Rezidiven.

Neben der *Ernährung* ist auch *körperliche Aktivität* ein wesentlicher, unterstützender Faktor bei der Behandlung onkologischer Patienten und spielt in der präventiven wie auch in der supportiven Therapie eine wichtige Rolle.

Ein körperlich aktiver Lebensstil hat einen protektiven Effekt hinsichtlich der Entwicklung einiger Tumorerkrankungen. Eine überzeugende eigenständige Risikoreduktion ist für Darm- und (postmenopausalen) Brustkrebs belegt (Baumann et al. 2012). Für das Endometriumkarzinom (Gebärmutterkrebs) wird eine eigenständige Risikoreduktion als wahrscheinlich angesehen. Bei weiteren

1 Allgemeines Befinden	2 Gewichtsveränderungen	3 Oropharyngeale Beschwerden	4 Gastrointestinale Beschwerden
1.1 Subjektive Symptome 1.1.1 Appetitverlust/Anorexie 1.1.2 Völlegefühl 1.1.3 Fatigue/chronische Müdigkeit	**2.1 Unbeabsichtigte Gewichtszunahme**	**3.1 Beschwerden im oralen Bereich** 3.1.1 Geschmacksveränderungen 3.1.2 Veränderter Speichelfluss 3.1.3 Orale Mukositis/Stomatitis	**4.1 Übelkeit und Erbrechen**
1.2 Flüssigkeitshaushalt/Hydratationsstatus 1.2.1 Ödeme/Aszites 1.2.2 Dehydratation	**2.2 Unbeabsichtigter Gewichtsverlust**	**3.2 Beschwerden im pharyngealen Bereich** 3.2.1 Halsschmerzen 3.2.2 Kau- und Schluckstörungen 3.2.3 Ösophagitis und Refluxösophagitis	**4.2 Veränderte Darmfunktion** 4.2.1 Durchfall (Diarrhoe) 4.2.2 Dumping-Syndrom 4.2.3 Verstopfung (Obstipation) 4.2.4 Fettstuhl (Steatorrhoe) 4.2.5 Blähungen/Meteorismus

Abb. 1 Ernährungstherapie bei onkologischen Patienten. Die Ernährungsempfehlungen und -interventionen berücksichtigen 4 verschiedene Bereiche, in denen es zu Beschwerden oder Veränderungen kommen kann. Bei palliativen Patienten muss im Einzelfall abweichend vorgegangen werden (nach Roman-Herzog-Krebszentrum – Comprehensive Cancer Center am Klinikum rechts der Isar, Standards of Practice »Ernährungstherapie bei onkologischen Erkrankungen«).

Tumorerkrankungen wird ein Zusammenhang zwischen körperlicher Inaktivität und dadurch begünstigter Tumorentstehung vermutet; die Datenlage ist jedoch noch nicht eindeutig geklärt (Löllgen et al. 2012). Auf diesen Befunden basieren die aktuellen Empfehlungen der »*World Health Organization*« (WHO) zu körperlicher Aktivität, um Tumorerkrankungen vorzubeugen (World Health Organization 2015). Empfohlen werden mindestens 150 Minuten moderate oder 75 Minuten intensive körperliche Aktivität pro Woche. Ergänzend sollte ein Krafttraining der Muskulatur durchgeführt werden (Schmitz et al. 2010; World Cancer Research Fund/ American Institute for Cancer Research 2007).

Exkurs

In der Sportwissenschaft wird der Begriff MET bzw. MET-Stunde verwendet. MET ist das sogenannte **metabolische Äquivalent** *(metabolic equivalent task)* und beschreibt den Stoffwechselumsatz bezogen auf den Ruheumsatz – gibt also den intensitätsbezogenen Energieverbrauch des Menschen durch körperliche Aktivität wieder.

1 MET entspricht:

- *bei Frauen* in etwa dem Umsatz von 3,1 ml Sauerstoff pro kg Körpergewicht pro Minute bzw.
- *bei Männern* in etwa dem Umsatz von 3,5 ml Sauerstoff pro kg Körpergewicht pro Minute.

Durch Multiplikation des MET-Werts mit dem zeitlichen Umfang (von 60 min) erhält man entsprechend die MET-Stunde (MET-h).

Auch die Intensität der körperlichen Aktivität lässt sich anhand der MET-Einheiten beurteilen (Rank et al. 2012):

- 1,8–2,9 MET pro Stunde entspricht einer niedrigen Intensität,
- 3,0–5,9 MET pro Stunde entspricht einer moderaten Intensität,
- ≥6,0 MET pro Stunde entspricht einer hohen Intensität.

Nicht nur in der *Prävention* von Tumorerkrankungen, sondern auch *therapiebegleitend* und im Hinblick auf eine *Verbesserung der Prognose* kam es in den letzten Jahren zu einem deutlichen Wandel bei den Empfehlungen zur körperlichen Aktivität von Krebspatienten: So ist die Sport- und Bewegungstherapie mittlerweile ein fest etablierter Bestandteil der onkologischen Rehabilitation.
Bis vor ca. 30 Jahren wurden Krebspatienten Ruhe und Schonung verordnet, körperliche Aktivität sollte möglichst vermieden werden. Mittlerweile ist wissenschaftlich gut belegt, dass individuell angepasste körperliche Aktivität bei und nach einer Krebserkrankung positive Effekte auf den Erhalt der Leistungsfähigkeit und im Hinblick auf eine verbesserte Lebensqualität und Fatiguesymptomatik (► Kap. 1.1.3) hat. Daher kann onkologischen Patienten eine Sport- und Bewegungstherapie inzwischen auch während einer chemotherapeutischen Behandlung und/oder Bestrahlung routinemäßig im Rahmen einer supportiven Therapie empfohlen werden (Baumann et al. 2012).

Wie entsteht Krebs?

Der bereits erwähnte supportive Charakter einer Ernährungstherapie wird durch das Verständnis der Karzinomentwicklung deutlicher. Ein Tumor entsteht, wenn eine einzelne Zelle ihre Kontrollmechanismen verliert und sich autonom, unkontrolliert, fortschreitend und schnell teilt. Tumorzellen verhalten sich parasitär, d.h. sie entziehen anderen Körperzellen die für den Zellstoffwechsel notwendigen Substrate. Die Tumorgenese erfolgt in mehreren Schritten, die in *drei Stadien* eingeteilt werden können (► Tab. 1). Maligne Tumoren unterliegen weiteren Mutationen und weisen spezifische, »bösartige« Charakteristika auf wie unkontrolliertes Wachstum, genetische Instabilität und Weitergabe des geschädigten genetischen Materials an die Tochterzellen. Diese Zellen sind oft unreif oder undifferenziert und zeigen ebenfalls eine hohe

Tab. 1 Stadien der Tumorentstehung.

Stadien	Beschreibung
Initiierung	• Es kommt zu einer Veränderung der biologischen Potenz der Zelle, diese ist jedoch noch nicht »bösartig« (neoplastisch). • Allerdings entstehen so irreversible DNA-Schäden, die bewirken, dass die Zelle anfälliger für die Wirkung von sog. Promotoren[1] wird.
Promotion	• Eine initiierte Zelle muss von einem Promotor aktiviert werden. • Es kommt zu einer atypischen Differenzierung der Zelle (meist sind Tumorzellen wenig differenziert, da sie die üblichen, zellverbandtypischen Aufgaben nicht mehr ausführen), parallel nimmt die Teilungsrate (Proliferationsrate) zu. • Die Promotion ist im Unterschied zu Initiation und Progression *reversibel*, kann sich in der Regel über einen Zeitraum von vielen Jahren bis Jahrzehnten erstrecken und vermutlich durch *Ernährung* und *hormonelle Faktoren* beeinflusst werden.
Progression	• Es entstehen *irreversible* Veränderungen in der zellulären Genomstruktur. • Eine präkanzeröse Zellformation mit alterierter Genexpression entwickelt sich, aus der sowohl *benigne* als auch *maligne* Tumoren entstehen können.

[1] Als »Promotoren« werden Stoffe bezeichnet, die das Wachstum von Krebszellen fördern, selbst jedoch keinen Krebs auslösen.

Mutationsrate. Krebszellen können sich auch in umliegendes Gewebe ausbreiten; Metastasen (Absiedlungen, Tochtergeschwülste) auch in anderen Geweben und Organen entstehen (Staub 2010). Da Krebszellen extrem wandlungsfähig und nach jetzigem Wissen vermutlich nur während der Promotionsphase durch Ernährung beeinflussbar sind, haben sowohl die primäre (vorbeugende) als auch die tertiäre (rezidivverhindernde) Ernährungsintervention große Bedeutung.

! Nach der Diagnosestellung sollte den Patienten von Anfang an klar vermittelt werden, dass:

- sie den Verlauf ihrer Krebserkrankung durch entsprechende Ernährungs- und Bewegungsmaßnahmen supportiv beeinflussen können,
- die Tumorerkrankung selbst aber durch Ernährung nicht heilbar ist.

Rolle der Ernährungsintervention bei onkologischen Patienten

Die Therapieverträglichkeit und damit auch die -ergebnisse lassen sich durch einen guten Ernährungszustand des Patienten wesentlich verbessern. Umgekehrt beeinflusst jedoch die Art der Therapie auch den Ernährungszustand. Nebenwirkungen der Therapie können z.B. den Allgemeinzustand verschlechtern, chronische Müdigkeit (Fatigue) und Appetitlosigkeit hervorrufen oder Bereiche des Gastrointestinaltrakts beeinträchtigen bzw. schädigen. Nach Sichtung der aktuellen Fachliteratur kam das »*European Palliative Care Research Collaborative*« (EPCRC) zum Schluss, dass genügend Evidenz für eine positive Korrelation zwischen Ernährungszustand, Ernährungsinterventionen und der Lebensqualität von Krebspatienten vorliegt. Das EPCRC bescheinigte außerdem eine ausreichende Evidenz für die Empfehlung, Krebspatienten mit einem Risiko für Gewichtsverlust einer Lebensstilintervention zuzuführen, die Maßnahmen sowohl im Bereich Ernährung als auch im Bereich körperliche Aktivität umfasst (Radbruch et al. 2010).

Während und oft auch im Anschluss an die Tumorbehandlung fokussiert sich die Ernährungsintervention auf die Bewältigung von Begleiterscheinungen der Therapie und versucht Gewichtsveränderungen gegenzusteuern. Je nach Krebserkrankung, Krankheitsstadium und Behandlungsmethoden können Krebspatienten ungewollt an Gewicht zunehmen, erleiden meist aber einen Gewichtsverlust.

Ernährungsrelevante Nebenwirkungen sind typischerweise solche, die eine orale Nahrungsaufnahme be- oder verhindern, dadurch Einfluss auf den Ernährungszustand haben und so zu ungewollten Gewichtsverlusten führen können. Die Nahrungsaufnahme kann zusätzlich durch eine verminderte körperliche Aktivität, Schmerzen, die psychische Befindlichkeit sowie den Tumor selbst ungünstig beeinflusst werden. Da zahlreiche Faktoren eine Rolle spielen und der Ernährungszustand sich ständig verändern kann, sollte dieser in allen Behandlungsphasen kontinuierlich überprüft werden (Fearon et al. 2012; Zürcher u. Arends 2010; Nichols et al. 2009; Whitney u. Rolfes 2008).

Exkurs

Bei der Beurteilung von Beschwerden können die vom »*National Health Institute*« (NCI) entwickelten **»Allgemeinen Terminologiekriterien von Unerwünschten Ereignissen«** (*Common Terminology Criteria of Adverse Events*, CTCAE) hilfreich sein, die zu international akzeptierten Kriterien für die Evaluation von behandlungsbedingten Begleiterscheinungen geworden sind. Die CTCAE-Kriterien werden auch in den folgenden Kapiteln zur Feststellung des Schweregrads der Begleiterscheinung einer onkologischen Therapie verwendet (U. S. Department Of Health And Human Services, NIH, National Cancer Institute 2010).

Systematische Ernährungstherapie mittels German-Nutrition Care Process (G-NCP)

»Beim German-Nutrition Care Process (G-NCP) handelt es sich um eine Methode der systematischen Problemlösung, die von Diätassistenten angewendet wird, um kritisch zu denken und

Entscheidungen treffen zu können, die es ermöglichen, ernährungsbezogene Probleme qualitätskontrolliert und sicher zu lösen.«

VDD[1] 2015

Der G-NCP stellt ein Prozessmodell zur Qualitätssicherung dar, das in der ernährungsbezogenen Gesundheitsförderung und Prävention sowie in der Ernährungstherapie bei Einzelpersonen wie auch bei Gruppen zur Anwendung kommt. Im G-NCP-Modell werden die 5 aufeinanderfolgenden Prozessschritte sowie die Kontextbedingungen für die Durchführung ernährungsbezogener Maßnahmen dargestellt.

Exkurs

Das Prozessmodell wurde ursprünglich 2003 in den USA entwickelt und wird dort inzwischen sehr erfolgreich angewendet. Durch den standardisierten Ablauf werden die von Diätassistenten (*Registered Dietitians*, RD) mittels Ernährungstherapie erzielten Ergebnisse vergleichbarer. Der G-NCP ist eine Modifikation dieses amerikanischen Modells und berücksichtigt die Erfordernisse in Deutschland. Eine ausführliche Beschreibung des Prozesses findet sich in den VDD-Leitlinien für die Ernährungstherapie und das prozessgeleitete Handeln in der Diätetik (VDD 2015).

Da das Vorgehen im Buch auf den Prozessschritten des German-Nutrition Care Process basiert, werden im Folgenden die einzelnen Schritte des G-NCP und ihre Bedeutung für die onkologische Ernährungstherapie exemplarisch vorgestellt. Auf der nächsten Seite sind diese Prozessschritte zur raschen Orientierung im Überblick (► Tab. 2) zusammengestellt.

---

1 Verband der Diätassistenten – Deutscher Bundesverband e. V./German Dietitian Association.

Tab. 2 Ernährungsintervention bei onkologischen Patienten im klinischen Setting; Empfehlung: Durchführung bei jedem regulären Arzttermin (VDD 2015; Elliott u. Kiyomoto-Kuey 2010; The American Dietetic Association 2009).

1. Sitzung: 45 Minuten mit Patientenkontakt, zuzüglich Vor- und Nachbereitungszeit
Schritt 1
• Ernährungsassessment *vor* dem Kontakt mit dem Patienten – Relevante Dokumente beschaffen und analysieren –– Patientenakte –– Ernährungsrelevante Nebenwirkungen –– Checkliste zur Ernährungsintervention –– Patientenschulungsmaterial – Erfassen der relevanten Krankheitsgeschichte und der Laborwerte –– Klinische Befunde/Diagnose –– Aktuelle Labordaten
• Ernährungsassessment *im* Kontakt mit dem Patienten – Erfassung der Ernährungsgewohnheiten und der Nährstoffaufnahme – Anthropometrische Daten/Messungen – Erheben ernährungsbezogener körperlicher Befunde – Befragen zu Symptomen, die durch die Therapie bedingt sind – Veränderungsbereitschaft abklären – Ressourcen, ggf. Hemmnisse in Erfahrung bringen
Schritt 2
• Ernährungsdiagnose: Identifikation von Ernährungsproblemen – Ernährungsproblem identifizieren, in Form einer kurzen Ernährungsdiagnose festhalten (PESR-Statement) – Ernährungsprobleme priorisieren (falls mehrere Ernährungsprobleme bestehen)
Schritt 3
• Behandlungsziele festsetzen und die Intervention planen – Gemeinsam mit dem Patienten, ggf. seinen Angehörigen, Ziele festlegen und dokumentieren (mithilfe der Checkliste zur Ernährungsintervention); Ziel ist es, die Ursache des Ernährungsproblems – wenn möglich – zu beseitigen – Planung der Intervention und Abstimmung im onkologischen Team und mit den Angehörigen

Tab. 2 Fortsetzung Ernährungsintervention bei onkologischen Patienten im klinischen Setting; Empfehlung: Durchführung bei jedem regulären Arzttermin.

1. Sitzung: 45 Minuten mit Patientenkontakt, zuzüglich Vor- und Nachbereitungszeit
Schritt 4
• Anbahnen/Beginnen der Ernährungsintervention – Beim ersten Termin können meist nur erste, sehr wichtige Informationen vermittelt werden, da nach den vorhergehenden Schritten nur noch wenig Zeit zur Verfügung steht (z. B. können Patienteninformationsblätter und Empfehlungen ausgegeben werden) – Ausgehändigte Informationen auflisten und ärztliche Anweisungen, ggf. Rezepte mitgeben
Schritt 5
• Monitoring und Evaluation der Ernährungsintervention – Keine Maßnahmen beim Ersttermin, bei der Planung von Folgeterminen aber berücksichtigen
Prozessbegleitend
• Dokumentation und Weitergabe relevanter Ergebnisse an das onkologische Team
2. und jeweils folgende Sitzungen (je nachdem wie gravierend die Ernährungsprobleme sind): je 30 Minuten mit Patientenkontakt, zuzüglich Vor- und Nachbereitungszeit
• Monitoring und Re-Assessment – Messen und Beurteilen der Veränderungen beim Patienten – Beurteilen, ob die angewendeten Maßnahmen zielführend waren und korrekt umgesetzt wurden
• Schritte 2–4 wiederholen und ggf. anpassen
• Intervention – Durchführen der nächsten Interventionsschritte anhand der Interventionsplanung
• Evaluation – Ergebnisse mit den gesetzten Zielen vergleichen, Effektivität beurteilen und ggf. Interventionen anpassen

Tab. 2 Fortsetzung Ernährungsintervention bei onkologischen Patienten im klinischen Setting; Empfehlung: Durchführung bei jedem regulären Arzttermin.

2. und jeweils folgende Sitzungen (je nachdem wie gravierend die Ernährungsprobleme sind): je 30 Minuten mit Patientenkontakt, zuzüglich Vor- und Nachbereitungszeit
– Grad der Adhärenz (Therapietreue) beurteilen – Mögliche Hemmnisse in der Umsetzung identifizieren und besprechen – Positive und negative Ergebnisse evaluieren
• Dokumentation und Weitergabe relevanter Ergebnisse an das onkologische Team

Schritt 1: Ernährungsassessment

Das Ernährungsassessment erfolgt initial und wird im Prozessverlauf durch ein kontinuierliches Re-Assessment ergänzt und ggf. erweitert (VDD 2015). Im Ernährungsassessment werden die nachfolgend aufgeführten Daten erhoben.

Krankheitsgeschichte

Alle erkrankungsbezogenen Faktoren, die einen Einfluss auf den Ernährungszustand haben könnten, sollten dokumentiert werden, dazu gehören z. B.:

- medizinische Diagnose (zusammen mit dem Krankheitsverlauf),
- Komorbiditäten,
- Familienanamnese,
- Medikationsschemata und Behandlungsmethoden,
- Tumorstadium und
- Art der antitumoralen Therapie.

Relevante Labordaten

Labordaten helfen dabei, ein präziseres Bild vom Ernährungszustand eines Patienten zu erhalten. Bei der Interpretation ist zu berücksichtigen, dass einzelne Parameter durch das akute Krankheitsstadium, durch Medikamente, die Therapie generell (z. B. steroid- bzw. therapieinduzierte erhöhte Glucosewerte) und weitere Faktoren beeinflusst werden können. Der Hydratationszustand des Patienten oder auch die Ausbreitung von Ödemen haben beispielsweise Einfluss auf die Serumproteinkonzentration (The American Dietetic Association 2010; Width u. Reinhard 2009; Fuhrman et al. 2004).

Durchführen einer spezifischen ernährungsbezogenen Diagnostik
Während des Ernährungsassessments ist es notwendig, mehrere, möglichst validierte diagnostische Methoden und/oder Instrumente systematisch anzuwenden, um Verdauungsleistung, Energiebedarf, aktuelle Nahrungszufuhr und weitere Faktoren, die Einfluss auf den Ernährungszustand haben, zu erfassen und zu beurteilen. In den nachfolgenden Kapiteln werden Vorschläge für geeignete Assessment-Parameter für jedes exemplarisch dargestellte Ernährungsproblem zu Anfang jeweils listenartig aufgeführt. Diese Aufzählungsliste dient der Orientierung, darüber hinaus können je nach Situation weitere Diagnostikmethoden und -instrumente Anwendung finden.

! Anthropometrische Messungen sind nur als *Verlaufsmessungen* aussagekräftig. Daher ist es wichtig, dass die Messungen immer am gleichen Ort und unter gleichen Bedingungen (gleiche Uhrzeit, nüchtern, gleiche Waage bzw. Messinstrumente etc.) stattfinden.

BMI und Gewichtsdaten sind insbesondere für Krebspatienten zur Bewertung und Verlaufserfassung von Gewichtsveränderungen allein nicht ausreichend, da diese Daten eine Unterscheidung zwischen Wassereinlagerung und Fett- bzw. Muskelmassenverlust oder -zunahme nicht zulassen. Die *bioelektrische Impedanzanalyse* (BIA) stellt eine alternative, kostengünstige Methode zur regulären Messung von fettfreier Masse und Fettmasse dar. Auch bei diesem Verfahren deuten neue Erkenntnisse darauf hin, dass eine BIA-Messung immer mit demselben Gerät durchgeführt werden sollte (Sekli et al. 2015).

! Der Einsatz der BIA führt tendenziell dazu, dass das Körperwasser von untergewichtigen Patienten (BMI < 19,6) systematisch überschätzt wird. Eine durch Tumorkachexie verursachte Wassereinlagerung könnte so zu einer Unterschätzung der Fettspeicher führen. Die BIA wird daher zur Bestimmung der fettfreien Masse bei Patienten mit Aszites oder Ödemen oder auch bei Patienten mit einer großen Tumormasse nicht empfohlen (Planas et al. 2011; Elliott u. Kiyomoto-Kuey 2010; Kyle et al. 2004a; Kyle et al. 2004b).

Weitere Methoden zur Bestimmung der Körperzusammensetzung sind unter anderem die Messung von Hautfaltendicke und/oder Taillenumfang sowie die Dual-Röntgen-Absorptiometrie (»dual energy X-ray absorptiometry«, DEXA).

Schritt 2: Ernährungsdiagnose

»Eine Ernährungsdiagnose identifiziert und benennt ein Ernährungsproblem, das durch Diätassistenten eigenverantwortlich und selbstständig gelöst werden kann.«

VDD 2015

Für die Ernährungsdiagnose werden die im Assessment ermittelten Informationen beurteilt und zur Bestimmung von Ernährungsproblemen genutzt.

Im G-NCP-Manual wird empfohlen die Ernährungsdiagnose mittels **PESR-Statement** zu erheben:

- Das ***Problem*** beschreibt die genauen Veränderungen im Ernährungsstatus und/oder die Ernährungssituation.
- Die ***Etiology*** (Ätiologie) beschreibt die Ursachen, die dem Ernährungsproblem zugrunde liegen oder zu seinem Fortbestehen

beitragen. Die Kenntnis der Ätiologie ist notwendig, um das Problem verstehen, lösen und/oder minimieren zu können.
- *Symptome* (oder »Werte«) liefern den Beweis für die Existenz des Ernährungsproblems. Sie können vom Patienten beschrieben werden oder aus den Beobachtungen eines geschulten Klinikers stammen. Auch Laborwerte, Analysen aus Ernährungsprotokollen o. Ä. werden hierfür genutzt.
- *Ressourcen* einzubeziehen – im Sinne der Nutzung von Förderfaktoren oder der Ausschaltung von hemmenden Einflüssen – kann die patientenspezifische Herangehensweise bei der Planung und Durchführung der ernährungsbezogenen Intervention unterstützen.

Durch die PESR-Erhebung kann eine kurze, präzise Aussage getroffen werden, die jedes einzelne Ernährungsproblem beschreibt. Existieren mehrere Ernährungsprobleme, sollten diese priorisiert werden und dementsprechend die Ernährungsintervention bestimmen. Die häufigsten Ernährungsprobleme, die bei Krebspatienten auftreten können, werden in den folgenden Kapiteln jeweils definiert und beispielhaft anhand eines PESR-Statements beschrieben. Diese Statements sind allerdings nur zur Orientierung gedacht und ersetzen die individuelle, von qualifizierten Fachkräften[2] zu erstellende Diagnose nicht (VDD 2015).

Schritt 3: Planen der Ernährungsintervention

Die Ernährungsintervention setzt in der Regel an der Ursache des Ernährungsproblems an. Das kann z. B. falsches oder unzu-

2 Diätassistenten, Diaetologen (A) bzw. gesetzlich anerkannte Ernährungsberater (CH) oder Ökotrophologen/Ernährungswissenschaftler mit inhaltlich vergleichbarer Ausbildung nach dem Diätassistentengesetz (DiätAssG).

reichendes Wissen über die Ernährung oder auch mangelndes Interesse sein – dann müssen die Wissensvermittlung, praktische Hinweise zur Umsetzung oder eine Förderung der Motivation im Vordergrund stehen. Speziell bei onkologischen Problemen kommt es häufig vor, dass die Ursache des Ernährungsproblems durch Nebenwirkungen der Therapie bedingt ist. In diesem Fall wird es nicht möglich sein, die Ursache zu beseitigen. Ernährungsinterventionen sollten dann auf *Minimierung* oder *Linderung der Symptome* ausgerichtet sein. Für alle in den folgenden Kapiteln genannten Therapiebegleiterscheinungen sind mögliche Strategien für eine Ernährungsintervention in Checklisten zusammengestellt. Diese Interventionschecklisten sind als Vorschlag zu sehen, die Interventionen müssen für jeden Patienten individuell und situationsgerecht angepasst werden.

! Erfahrungswerte zeigen, dass pro Interventionszyklus (3–4 Beratungseinheiten von 30–45 min) maximal *drei Ernährungsprobleme* detailliert besprochen werden können. Dabei sind die Ernährungsprobleme zu priorisieren, die das ernährungstherapeutische Ziel am besten unterstützen. Es sollten nur evidenzbasierte Maßnahmen angewendet und an die Bedürfnisse des jeweiligen Patienten angepasst werden (VDD 2015).

Schritt 4: Durchführen der Ernährungsintervention

»Bei der Durchführung der Ernährungsintervention wird von Diätassistenten anhand des Interventionsplans ein Komplex von Aktivitäten durchgeführt, um das Ernährungsproblem des Patienten zu lösen.«

VDD 2015

Es sind verschiedene Interventionsformen möglich, die jedoch zumeist in Kombination Anwendung finden.

Ernährungsmanagement Darunter werden alle Prozesse und Tätigkeiten zusammengefasst, die dazu beitragen, dass jeder Patient gemäß seinen Bedürfnissen und seiner gesundheitlichen Situation essen und trinken kann bzw. ernährt wird (Ohlrich u. Beyer-Reiners 2013; Academy of Nutrition and Dietetics 2013).

Sicherstellung der Ernährung bzw. Nährstoffversorgung Die Ernährung kann oral bzw. oral mit Supplementen und/oder enteral und/oder parenteral sichergestellt werden (Academy of Nutrition and Dietetics 2013). Welche Ernährungsform Anwendung findet, sollte – wenn möglich – mittels *partizipativer Entscheidungsfindung mit dem Patienten* bzw. dessen Angehörigen abgestimmt werden. Mit wem die Maßnahmen zur Ernährungsversorgung abgesprochen werden, muss je nach Situation entschieden werden. Lässt der Gesundheitszustand es zu, ist dies in erster Linie der Patient selbst. Seine Angehörigen oder auch (Fach-)Personen, die für seine Betreuung verantwortlich sind, werden ggf. hinzugezogen.
Hierbei ist das Stufenschema aus der Leitlinie der *»Deutschen Gesellschaft für Ernährungsmedizin«* (DGEM) zu beachten (vgl. DGEM-Terminologie in der Klinischen Ernährung). Nach diesem Schema sollte zunächst eine der vielen in der Praxis etablierten Allgemeinmaßnahmen wie z. B. Energieanreicherung durch handelsübliche Lebensmittel, Anreicherungspulver, hochkalorisches Fingerfood etc. zum Einsatz kommen, bevor künstliche Ernährung ergänzend zur oralen Ernährung oder – bei medizinischer Notwendigkeit – anstelle oraler Ernährung verabreicht wird (Valentini et al. 2013).

Ernährungskommunikation Hierzu zählen:
- Ernährungsinformation,
- Ernährungsaufklärung,
- Ernährungsedukation und
- Ernährungsberatung.

Üblicherweise werden die Maßnahmen zur Ernährungsversorgung (Ernährungsmanagement und Sicherstellung der Ernährung bzw. Nährstoffversorgung) immer mit den jeweiligen kommunikativen Maßnahmen verbunden. Wird z. B. für einen Patienten eine Energieanreicherung der normalen Nahrung vorgenommen, sollte dies immer in Verbindung mit einer Beratung des Patienten oder seiner Angehörigen erfolgen, damit die Energieanreicherung auch durchgeführt werden kann.

Praxistipp
Alle Maßnahmen sollten für jedes Ernährungsproblem anhand der »Prinzipien der evidenzbasierten Medizin« konzipiert werden. Ausführliche Informationen hierzu finden sich online unter http://www.ebm-netzwerk.de/. Kommunikationsmaßnahmen, Beratungsziele und alle ausgehändigten Informationsblätter sollten sorgfältig ausgewählt und aufeinander abgestimmt werden, um den Patienten optimal dabei zu unterstützen, sein Ernährungsziel zu erreichen.

Schritt 5: Monitoring und Evaluation

Aus einem standardisierter Prozess und einer Evaluation der Ernährungsintervention ergeben sich objektive Daten für die Ergebnisbeurteilung und -forschung.
Das Monitoring begleitet den *gesamten Prozess* und dient dazu, die Maßnahmen immer an die aktuelle Situation anzupassen. Dabei wird anhand festgelegter Überwachungsparameter überprüft, ob die Maßnahmen erfolgreich oder ggf. nicht erfolgreich sind – daraus ergibt sich dann ggf. eine Anpassung der Intervention.
Bei der Evaluation wird der erreichte Status des Patienten in Bezug auf den beabsichtigten Status (z. B. eine Gewichtszunahme von x kg als Ziel der Ernährungstherapie) beurteilt (VDD 2015). Ebenso wird geprüft, ob der Patient in der Lage ist, die eingeleiteten Maßnahmen

eigenständig oder mithilfe von Bezugspersonen weiterzuführen. Werden beide Aspekte abschließend positiv bewertet, endet der Prozess. Ergibt sich bei der weiteren Betreuung bzw. Überwachung, dass das Ernährungsproblem erneut auftritt oder sich ein weiteres ergibt, beginnt der Prozess(ablauf) von neuem.

Der Fokus der onkologischen Forschung hat sich geändert: Während früher das Verlängern der Überlebenszeit im Vordergrund stand, steht nun das Ziel mehr Lebens- und Versorgungsqualität zu gewährleisten im Blickpunkt. Da die Ernährungstherapie beide Ziele beeinflusst, ist es zunehmend wichtiger geworden, Qualität und Effektivität standardisiert zu messen.

Die meisten Ernährungsprobleme können nicht in einer Sitzung gelöst werden. Daher müssen Folgetermine vereinbart werden, um das Ernährungsproblem schrittweise zu lösen. Daraus ergeben sich Anzahl, Dauer und Frequenz der Termine für die gesamte Ernährungstherapie.

Exkurs

Große, kontrollierte klinische Studien, die praxisorientierte Ernährungsinterventionen aussagekräftig untersuchen, sind selten – sie sind auch nur schwer durchzuführen. Ethische Aspekte (z. B. unbekannte Gesundheitsrisiken einer bestimmten Diät) verhindern oft die Durchführung solcher Studien. Daher basieren Ernährungsempfehlungen vielfach auf klinischen Erfahrungen und Ergebnissen epidemiologischer Studien.

Literatur

Die Literatur zu diesem Kapitel ist online verfügbar unter www.schattauer.de/3074

1 Allgemeines Befinden

Das Allgemeinbefinden eines Tumorpatienten ist mit seinem Ernährungszustand eng verbunden. Appetitverlust/Anorexie, Völlegefühl oder Fatigue/chronische Müdigkeit können mit gezielten Ernährungsinterventionen und ausreichender Energiezufuhr sowie angepasster Mahlzeiteneinteilung signifikant vermindert oder sogar behoben werden (▸ Abb. 2).

! Essen und Trinken ist, insbesondere bei onkologischen Patienten, mehr als nur Nahrungsaufnahme. Viele emotionale und soziale Aspekte spielen dabei eine Rolle. Deshalb sollten gewohnte und liebgewonnene Essensrituale (z. B. gemeinsame Mahlzeiten zu bestimmten Zeiten) soweit als möglich beibehalten werden. Auch wenn der Patient nur kleine Nahrungsmengen zu sich nehmen kann und selbst dann, wenn die Grundversorgung nur durch künstliche Ernährung gesichert ist, sollte innerhalb des familiären Umfelds der Blick weiterhin auf Geselligkeit und nicht nur auf die verzehrte Menge gerichtet sein.

1.1 Subjektive Symptome

Subjektive Symptome werden von den Patienten selbst oft als unangenehm bzw. störend oder auch als zusätzliche Belastung wahrgenommen. Zu den subjektiven Symptomen gehören unter anderem Beschwerden wie Appetitverlust, Völlegefühl und Fatigue. Diese subjektiv oft in unterschiedlicher Intensität empfundenen Symptome können zwar durch den Arzt oder Psychologen als Befund erfasst werden, häufig werden sie aber im Rahmen einer Ernährungsberatung vom Patienten als Beschwerde geäußert. Subjek-

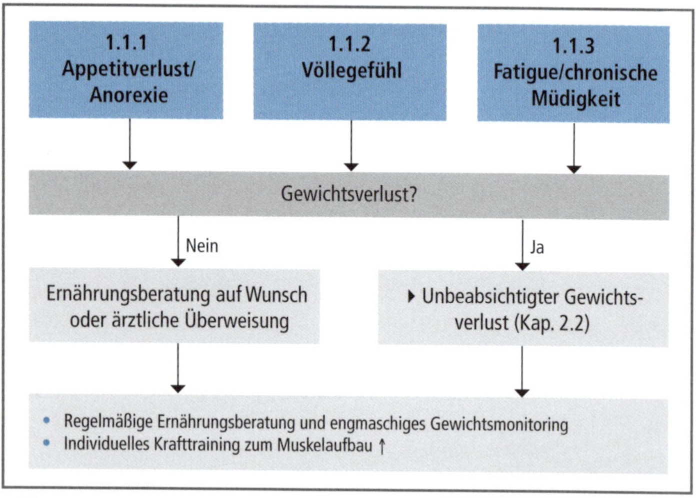

Abb. 2 Allgemeines Befinden: subjektive Symptome (nach Roman-Herzog-Krebszentrum – Comprehensive Cancer Center am Klinikum rechts der Isar, Standards of Practice »Ernährungstherapie bei onkologischen Erkrankungen«).

tive Symptome können, anders als objektive Symptome, meist nur schwer durch klinische Daten beschrieben oder bestätigt werden. Trotzdem empfiehlt es sich, die von den Patienten angegebenen subjektiven Beschwerden innerhalb des klinischen Settings möglichst immer durch objektive Daten (z. B. Laborwerte wie Serumferritin oder C-reaktives Protein als Inflammationsmarker) zu ergänzen (Robien et al. 2010). Subjektive Symptome können die Nahrungsaufnahme einschränken. Auch Schmerz kann die Nahrungsaufnahme beeinflussen – hierfür gibt es aber kaum eine geeignete Ernährungsintervention. Daher sollte auf Schmerzen immer durch eine geeignete medikamentöse Intervention oder durch Entspannungsübungen Einfluss genommen werden. Dagegen kann eine gezielte Ernährungsintervention bei Symptomen wie Appetitverlust, Völlegefühl oder Fatigue durchaus sehr positiv wirken.

Die folgenden Parameter sollten bei der Anamnese eines Patienten mit subjektiven Symptomen mit berücksichtigt werden:

- **grundsätzlich:** relevante Begleiterscheinungen und Symptome notieren und priorisieren;
- **Laborwerte:** Serumalbumin, Serumferritin, Hämoglobin[1], Nüchternblutzucker, C-reaktives Protein, Elektrolyte[2];
- **Medikamente:** Abführmittel, Enzyme, Antiemetika, Chemotherapeutika[3], appetitanregende Medikamente, Wirkstoffe zur Magenentleerung wie Metoclopramid, Opioide, Antidepressiva, β-Rezeptoren-Blocker, Steroide sowie Antikonvulsiva[4];
- **relevante anthropometrische Messungen** vornehmen und Veränderungen (in %) festhalten: Körpergewicht, BMI, Taillenumfang, Hautfaltendicke, BIA;
- **Hydrationsstatus** und **Flüssigkeitszufuhr** evaluieren bzw. abklären;
- **Lebensstil** und **Essgewohnheiten** evaluieren:
  - mind. 3-Tage-Ernährungstagebuch (Menge, Vielfalt und Energieträger),
  - Gewichtsverlauf,
  - Energie- und Proteinaufnahme (quantitativ),

---

1 Besteht eine Anämie, können unter Umständen geeignete Ernährungsstrategien zu einer Verbesserung führen, z. B. der Verzehr eisenreicher Lebensmittel und/oder die Einnahme von Nahrungsergänzungsmitteln (Mitchell et al. 2007).

2 Ein adäquater Flüssigkeits- und Elektrolythaushalt sind wesentliche Faktoren, die bei der Behandlung einer Fatigue mitberücksichtigt werden müssen (Berger et al. 2014).

3 Carboplatin, Cytarabin, Dacarbazin, Fluoruracil, Hydroxyurea, Methotrexat, Bleomycin und Sulfate sind beispielsweise sehr häufig mit Anorexie assoziiert (Fearon et al. 2012; Adams et al. 2009; Pronsky 2008).

4 Viele dieser Medikamente wirken entweder als Sedativa oder auf das zentrale Nervensystem und können dadurch zur Fatigue beitragen – aber: Serotonin-Wiederaufnahmehemmer (SSRI) wirken positiv gegen Fatigue (Mitchell et al. 2007).

  - Vermeidung von Lebensmitteln bzw. Abneigung gegen bestimmte Nahrungsmittel sowie Lebensmittelallergien und -unverträglichkeiten abklären,
  - körperliche Aktivität (Art, Umfang, Dauer und Intensität; z. B. MET-h/Woche),
  - sonstige Faktoren, die das Essensumfeld betreffen (z. B. Präsentation des Essens, Temperatur, Herstellung etc.);
- **Beurteilung von Depression/Angst** mittels Fragebogen (z. B. HADS, SF-36).

1.1.1 Appetitverlust/Anorexie

Definition Als Appetitlosigkeit oder Anorexie bezeichnet man einen Verlust von Appetit und/oder die Abnahme der oralen Nahrungsaufnahme.

Anorexie ist eine häufig auftretende Begleiterscheinung bei verschiedenen Antitumortherapien. Die Folgen der Anorexie können rasch fortschreiten. Da die Anorexie eine häufige Nebenwirkung bestimmter antineoplastischer Medikamente ist, kann sie die *alleinige Ursache* der reduzierten Nahrungsaufnahme sein. Das Ausmaß dieser therapiebedingten Anorexie ist von der primären Toxizität der verabreichten Substanz, der Höhe der Gewichtsabnahme und auftretenden Nährstoffmängeln abhängig (Lasheen u. Walsh 2010; Goebel 2010).

Eine Anorexie kann aber auch *zusammen* mit anderen ernährungsabhängigen Begleiterscheinungen auftreten oder sogar durch Letztere bedingt sein. Deshalb sollten diese Beschwerden immer gleichzeitig angesprochen und mitbehandelt werden. Im Folgenden sind die häufigsten Faktoren genannt, die eine Anorexie auslösen können (Adams et al. 2009):

- tumorinduzierter Appetitverlust,
- Kachexie,
- Obstruktion des Magen-Darm-Trakts,
- Übelkeit und Erbrechen,

- Geschmacks- und Geruchsveränderungen,
- Aversionen gegen bestimmte Lebensmittel,
- Schmerzen,
- Angst und Depression[5],
- orale Infekte (z. B. Mucositis, Mundsoor, Herpes simplex),
- Verstopfung[6],
- familiäres Umfeld sowie soziale und kulturelle Erwartungen in Bezug auf Lebensmittel, Ernährung und Körpergewicht,
- reduzierte Bewegung,
- Malabsorption.

Anamnese Appetitverlust ist nur schwer wieder rückgängig zu machen. Darum ist eine frühzeitige Diagnose mit Feststellung des Schweregrads und anschließender Intervention sehr wichtig (Baldwin et al. 2012; Calixto-Lima et al. 2012; Goebel 2010; Adams et al. 2009). Hier – wie bei allen anderen Diagnosen – ist das Stufenschema (► S. 16) zu beachten. Die »*Common Terminology Criteria of Adverse Events*« (CTCAE) legen den Schweregrad der Anorexie folgendermaßen fest (U. S. Department Of Health And Human Services, NIH, National Cancer Institute 2010):

- **Schweregrad 1:** Appetitverlust ohne veränderte Essgewohnheiten;
- **Schweregrad 2:** orale Nahrungsaufnahme reduziert, aber nicht mit einem signifikanten Gewichtsverlust oder Mangelernährung (► S. 70) assoziiert; eine orale Nahrungssupplementation und/oder Zusatznahrung ist bei Bedarf indiziert;

---

5 Bei Anorexie können auch Angstzustände oder andere psychische Faktoren wie Stress mit der Erkrankung zusammenhängen, daher kann es notwendig sein, die Patienten einer psychologischen Intervention zuzuführen (Radbruch et al. 2010; Dy u. Apostol 2010).

6 Verstopfung kann zu vermindertem Appetit und anschließend verringerter Nährstoffaufnahme führen.

- **Schweregrad 3:** Appetitverlust assoziiert mit signifikantem Gewichtsverlust oder einer Mangelernährung (z. B. unzureichende Energie- oder Flüssigkeitsaufnahme); eine Ernährungsintervention ist indiziert;
- **Schweregrad 4:** lebensbedrohlich; eine medizinische Intervention ist dringend notwendig.

Die nachfolgenden Parameter sollten in der Anamnese eines anorektischen Patienten mit abgeklärt werden:
- **Medikamente:** Chemotherapeutika, Opioide;
- **Beurteilung von Depression/Angst** mittels Fragebogen oder Abklärung durch einen Psychoonkologen.

Beispielhafte Ernährungsdiagnose/PESR-Statement:
- **P (Problem):** deutlich verminderte Energie- und Nährstoffaufnahme;
- **E (Etiology):** Appetitlosigkeit verbunden mit klinischer Depression;
- **S (Symptome):** die protokollierte Nahrungsaufnahme entspricht 55 % des errechneten Bedarfs, der Patient schildert eine Abnahme seiner Esslust;
- **R+ (Ressourcen):** Betreuung des Patienten durch einen Psychoonkologen.

Ernährungswissenschaftlicher Hintergrund:
- Es existiert gute Evidenz, dass eine Ernährungsintervention mit oder ohne Zusatznahrung (z. B. Trinknahrung) eine wirksame Methode zur Erhöhung der Energieaufnahme darstellt und zusätzlich eine Verbesserung der Lebensqualität bewirkt (*Evidenzgrad B*) (Arends et al. 2015; Academy of Nutrition and Dietetics Evidence Analysis Library 2014; Baldwin u. Weekes 2012).
- Darüber hinaus zeigen Krebspatienten eine gute Adhärenz für ärztlich verschriebene orale Nahrungsergänzungsmittel (*Evidenzgrad B*) (Academy of Nutrition and Dietetics Evidence Ana-

lysis Library 2014; Poulsen et al. 2014; Ligthart-Melis et al. 2013; Platek 2012; Hubbard et al. 2012).

Empfehlungen aus der Praxis:

- Der Fokus der Ernährungsintervention sollte auf den vorhandenen *Gewichtsverlust* (Ausmaß und Dauer) und auf den *BMI* (Erhalt bzw. Steigerung) gerichtet werden.
- Da die Anorexie früh am Tag oft weniger intensiv ausfällt, kann es hilfreich sein, Speisen mit einer hohen Energiedichte[7] *zum Frühstück* anzubieten.
- Kleine *Veränderungen im Essensumfeld* des Patienten können sehr viel zur Appetitsteigerung beitragen.
- *Motivationsfaktoren* (wie z. B. die Mahlzeiten mit Freunden einzunehmen) helfen besonders Patienten mit vermindertem Hungergefühl (Arends et al. 2015; Baldwin et al. 2012; Stratton u. Elia 2010; Dy u. Apostol 2010; Davies et al. 2006).

Empfehlungen zu Bewegung und körperlicher Aktivität, die auch bei Anorexie Gültigkeit haben, finden sich in nachfolgenden Kapiteln (► Kap. 2.2, ► Kap. 6.3).

! Das Ausmaß der Anorexie hängt vom Krankheitsstadium, der Höhe und dem Zeitraum des Gewichtsverlusts sowie vom Alter des Patienten ab (Fearon et al. 2012; Bozzetti et al. 2009).
Bei Krebspatienten im fortgeschrittenen Stadium ist eine reduzierte Nahrungsaufnahme als natürlicher Teil des Krankheits- bzw. Sterbeprozesses zu erwarten. In solchen Fällen sollte sich die Ernährungstherapie palliativ auf die Steigerung der Lebensqualität, den Komfort und die Linderung der Symptome richten (Arends et al. 2015; August u. Huhmann 2009).

---

7 Die Energiedichte eines Lebensmittels bezeichnet die Kalorienmenge pro Gramm dieses Lebensmittels.

Behandlungsziele:

- Gewicht stabilisieren,
- Muskelmasse erhalten,
- Essensmenge anpassen und Energiedichte maximieren,
- Aufklärung bzgl. der körperlichen Folgen einer zu niedrigen Energieaufnahme.

Mögliche Ressourcen:

- Zusätzliche interdisziplinäre unterstützende Maßnahmen (z. B. psychoonkologische Begleitung, Sport- und Bewegungstherapie, Selbsthilfegruppen etc.),
- Unterstützung durch Familie und Angehörige (liebevolles Zubereiten von Mahlzeiten, keinen Druck beim Essen bzw. bei der Menge des Verzehrs ausüben),
- Eigenmotivation, um den körperlichen Folgen einer zu niedrigen Energieaufnahme vorzubeugen.

1.1.2 Völlegefühl

Definition Völlegefühl ist ein subjektives, unangenehmes Empfinden eines überfüllten Magens bzw. Darms und wird als Unfähigkeit definiert, eine ausreichende Nahrungszufuhr aufgrund einer vorzeitigen Sättigung sicherzustellen. Ein Völlegefühl kann mit oder getrennt von einer Appetitlosigkeit auftreten.

Völlegefühl (durch vorzeitige Sättigung) ist oft mit Appetitverlust verbunden und genauso von einer Abnahme der oralen Nahrungsaufnahme gekennzeichnet. Motilitätsstörungen im Gastrointestinaltrakt sowie Malabsorption und/oder eine Darmatrophie spielen häufig eine größere Rolle in der Ätiologie der vorzeitigen Sättigung (Berger et al. 2014).

Die folgenden Symptome und Gegebenheiten können ebenfalls zur vorzeitigen Sättigung beitragen:

- Obstruktion des Gastrointestinaltrakts,

- Tumoren[8],
- behandlungsbedingte autonome Neuropathie, die zu einer verzögerten Magenentleerung führt,
- Änderungen des Wasserhaushalts, z. B. durch vermehrte Flüssigkeitsansammlungen, bedingt durch Tumoren oder therapeutische Behandlungen,
- Schmerz,
- Angststörung und Depression,
- Übelkeit,
- Verstopfung,
- Blähungen,
- reduzierte sportliche Aktivität.

Anamnese Da ein Völlegefühl eng mit einem Appetitverlust verbunden ist, gibt es für dieses keine separate Einteilung in Schweregrade. Die gleichen »*Common Terminology Criteria of Adverse Events*« (CTCAE) (► S. 23) können daher auch hier angewendet werden (U. S. Department Of Health And Human Services, NIH, National Cancer Institute 2010).
Die nachfolgend genannten Parameter sollten bei der Anamnese eines Patienten mit Völlegefühl ebenfalls abgeklärt werden:

- **Medikamente:** Prokinetika wie Cisaprid, Metoclopramid und Domperidon sowie Opioide;
- **sonstige Faktoren:** u. a. eine Obstruktion des Gastrointestinaltrakts (z. B. durch Tumoren).

Beispielhafte Ernährungsdiagnose/PESR-Statement:

- **P (Problem):** unzureichende Nahrungsaufnahme aufgrund von Völlegefühl;

---

8 Tumoren der Lunge, der Leber, des Pancreas, der Eierstöcke oder Lymphome sind häufiger mit vorzeitigem Sättigungsgefühl verbunden (Davis et al. 2006).

- **E (Etiology):** Flüssigkeitseinlagerung durch abdominalen Aszites;
- **S (Symptome):** gemäß Tellerprotokoll werden durchschnittlich nur 45 % einer Mahlzeit verzehrt bzw. 1–2 Mahlzeiten pro Tag völlig ausgelassen;
- **R+ (Ressourcen):** Unterstützung des Patienten durch Angehörige bei der Zubereitung energiedichter Speisen.

Ernährungswissenschaftlicher Hintergrund:

- *Supportive Medikamente* wie beispielsweise Prokinetika, Laxanzien, Antiemetika oder Antidepressiva können dabei helfen, das Völlegefühl zu mindern (*Evidenzgrad B–C*) (Arends et al. 2015; Adams et al. 2009).
- Weitere Evidenz für Ernährungsempfehlungen bei Völlegefühl existiert bisher nur im Hinblick auf die begleitende Therapie der Anorexie.
- In der Literatur hat sich eine multidisziplinäre Behandlung bewährt, allerdings ist deren Umsetzung bisher nur ungenau beschrieben (*Evidenzgrad C–D*) (Fearon et al. 2012; Robien et al. 2010; Davis et al. 2006).
- *Sättigungssignale* werden durch Magenvolumen und -dehnung erzeugt, Energie- und Nährstoffgehalt des Essens spielen lediglich eine untergeordnete Rolle (bei der Darmpassage). In einer Studie von 2002 konnte keine Korrelation zwischen der autonomen Dysfunktion im Magenbereich und der Intensität des Völlegefühls festgestellt werden. Patienten sollten sich daher nicht zu sehr auf ihr »Hungergefühl« oder ihren »Appetit« fokussieren, sondern mehr auf eine *positive Essensatmosphäre* und *kleine Fortschritte* (*Expertenkonsensus*) (Adams et al. 2009; Walsh u. Nelson 2002).

Empfehlungen aus der Praxis Da Völlegefühl wie auch Anorexie in erster Linie zu einem Gewichtsverlust führen, sollte über eine

Ernährungsintervention vor allem der Versuch unternommen werden, durch möglichst *energiedichte Lebensmittel* und ggf. eine *Energieanreicherung* eine höhere Kalorienzufuhr über mehrere kleine Mahlzeiten zu erzielen (Camilleri et al. 2012; Robien et al. 2010).

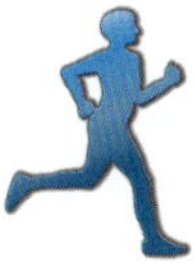

Körperliche Aktivität bei Völlegefühl

Körperliche Aktivität in Form von moderatem Ausdauersport trägt zur Regulierung der Magen-Darm-Aktivität bei und kann so die Linderung eines Völlegefühls bewirken. Bei Gesunden empfiehlt sich nach einer ausgiebigen Mahlzeit ein Spaziergang, um die Muskulatur des Verdauungstraktes anzuregen und dadurch die Verdauung zu fördern. Auch kann regelmäßige Bewegung den Appetit fördern. Daher könnte ein ergänzendes Bewegungsprogramm unter professioneller Anleitung möglicherweise auch Tumorpatienten helfen, einem Völlegefühl entgegenzuwirken (Vaughan et al. 2013; Albrecht u. Taylor 2012; Wolin et al. 2012; Baumann et al. 2012; Del et al. 2011).

Behandlungsziele:

- Portionsgröße anpassen, ggf. Mahlzeitenfrequenz steigern und Energiedichte maximieren,
- Gewicht stabilisieren,
- Erhalt von Muskelmasse.

Mögliche Ressourcen:

- Unterstützung durch Familie und Angehörige (z. B. bei der Zubereitung des Essens),
- ggf. spezifische Schulungen von Patienten und Familien (Anpassung der Mahlzeitenfrequenz, keine Getränke vor dem Essen, Energieanreicherung der Speisen etc.).

1.1.3 Fatigue/chronische Müdigkeit

Definition Unter Fatigue versteht man ein beständiges Gefühl von Müdigkeit oder Erschöpfung, das sich körperlich, emotional und kognitiv manifestiert und zu unverhältnismäßigen Einschränkungen in Alltag und allgemeinem Befinden führen kann (Berger et al. 2014).

Die tumorassoziierte Fatigue unterscheidet sich damit von einer normalen Müdigkeit, die gesunde Menschen erleben können. Fatigue kann eine Nebenwirkung des Tumors oder aber der antitumoralen Behandlung sein und gehört zu den häufigsten Symptomen bei onkologischen Patienten. Zudem ist sie mit einer erhöhten emotionalen Belastung assoziiert. Obwohl Fatigue allgemein als subjektiv empfundener Zustand gilt, ist ihre Ätiologie in Wirklichkeit ein komplexer Prozess, der auch biologische und physiologische Faktoren umfasst (National Cancer Institute at the National Institutes of Health 2012; Rao u. Cohen 2008; Mustian et al. 2007; Prue et al. 2006; Bower et al. 2006).

Ernährung und Fatigue sind eng miteinander verbunden, vor allem durch zwei wesentliche Faktoren:

- erhöhter Energiebedarf (aufgrund des Krankheitszustands und der Behandlung),
- verminderte Energieaufnahme, signifikanter Gewichtsverlust oder Mangelernährung (z. B. unzureichende Kalorien- oder Flüssigkeitsaufnahme) aufgrund von Erschöpfung und/oder begleitenden Ernährungsproblemen.

Die Nahrungszufuhr kann sich sowohl aufgrund einer Fatigue reduzieren wie auch umgekehrt eine reduzierte Nahrungsaufnahme zu Fatigue führen kann. Daher sind gezielte und frühe Ernährungsinterventionen, z. B. die Erhöhung der Energiedichte, ein idealer Weg, Fatigue zu verhindern – oder zumindest zu minimieren (Berger et al. 2014; Mitchell et al. 2007).

Anamnese Alle relevanten Begleiterscheinungen und Symptome, vor allem solche, die die Nahrungsaufnahme mitbeeinflussen, sollten notiert und müssen mitbehandelt werden. Fatigue kann auch durch Komorbiditäten beeinflusst werden. Dies sollte immer mit bedacht werden[9].

Bisher hat sich noch kein allgemein akzeptierter Standard für die Feststellung des Schweregrads einer Fatigue etabliert. Es gibt jedoch eine Vielzahl von Methoden, die für die klinische Anwendung validiert wurden (Robien et al. 2010; Escalante u. Manzullo 2009; Minton u. Stone 2009; Jean-Pierre et al. 2007). Um eine einheitliche Einstufung vorzunehmen, wird hier die Bewertung der Fatigue mit den »*Common Terminology Criteria of Adverse Events*« (CTCAE) vorgenommen (U.S. Department Of Health And Human Services, NIH, National Cancer Institute 2010):

- **Schweregrad 1:** milde Fatigue, die durch Ruhe und Erholung erleichtert wird;
- **Schweregrad 2:** allgemeine Fatigue, die nicht durch Erholung behoben werden kann; die Alltagsaktivitäten sind leicht eingeschränkt.
- **Schweregrad 3:** starke Fatigue, die nicht durch Erholung behoben werden kann; die Alltagsaktivitäten sind deutlich bis stark eingeschränkt;
- **Schweregrad 4:** schwere Fatigue, die nicht durch Erholung behoben werden kann; der Patient ist nicht in der Lage, Alltagsaktivitäten nachzugehen.

9 Die häufigsten mit Fatigue verbundenen Komorbiditäten sind Hypothyreose (führt häufig zu Verstopfung und Inappetenz), schlecht einzustellender Diabetes, Anämie sowie Herz-, Nieren- oder Lebererkrankungen.

Folgende Parameter sollten bei der Anamnese eines Patienten mit Fatigue ergänzend mit abgeklärt werden:

- **Laborwerte:** Elektrolyte[10], Hämoglobin/Serumferritin[11], Nüchternblutzucker;
- **Medikamente:** Antidepressiva, β-Rezeptoren-Blocker, Antiemetika, Steroide, Antikonvulsiva[12];
- **Beurteilung der Fatigue** mittels Fragebogen (z. B. HADS, SF-36).

Beispielhafte Ernährungsdiagnose/PESR-Statement:

- **P (Problem):** defizitäre Energie- und Eiweißaufnahme bei gleichzeitig höherem Bedarf durch eine Stresssituation infolge Fatigue;
- **E (Etiology):** Auswirkungen der onkologischen Therapie;
- **S (Symptome):** Gewichtsabnahme, Abnahme der muskulären Belastbarkeit (ermittelt durch Handkraftmessung), erhöhter „Stresslevel" (lt. HADS-Fragebogen), Proteinzufuhr 50 % unter dem errechneten Bedarf (anhand 3-Tage-Protokoll);
- **R+ (Ressourcen):** Unterstützung des Patienten durch ein intaktes familiäres Umfeld und eine Selbsthilfegruppe, zusätzlich hat der Patient Zugang zu einer psychoonkologischen Beratung.

Ernährungswissenschaftlicher Hintergrund:

- Aktuelle Strategien zur Linderung einer Fatigue basieren meist auf Kombinationstherapien, wobei die Ernährung hierbei nur

---

10 Ein adäquater Flüssigkeits- und Elektrolythaushalt sind wesentliche Faktoren, die bei der Behandlung einer Fatigue mitberücksichtigt werden müssen (Berger et al. 2014).

11 Besteht eine Anämie, können unter Umständen geeignete Ernährungsstrategien zu einer Verbesserung führen, z. B. der Verzehr eisenreicher Lebensmittel und/oder die Einnahme von Nahrungsergänzungsmitteln (Mitchell et al. 2007).

12 Viele dieser Medikamente wirken entweder als Sedativa oder auf das zentrale Nervensystem und können dadurch zur Fatigue beitragen – aber: Serotonin-Wiederaufnahmehemmer (SSRI) wirken positiv gegen Fatigue (Mitchell et al. 2007).

eine untergeordnete Rolle spielt. Aus diesem Grund gibt es keine aussagekräftige Evidenz, die die Auswirkungen bestimmter Diät- oder ernährungstherapeutischer Maßnahmen auf eine Fatigue im Einzelnen quantifiziert (Berger et al. 2014).

- Wichtig ist, dass eine bedarfsdeckende Nahrungszufuhr erfolgt, um einer Mangelernährung vorzubeugen. Daher werden Diät- und ernährungstherapeutische Maßnahmen zur Symptomlinderung bei Fatigue nur unterstützend angewandt – sofern sie innerhalb eines interdisziplinären Behandlungskonzepts und in Kombination mit anderen Lebensstil- und psychologischen Interventionen umgesetzt werden können (*Evidenzgrad B–C*) (Arends et al. 2015; Berger et al. 2014; Dy et al. 2008).
- Die derzeitigen klinischen Leitlinien unterstützen insbesondere diätetische Maßnahmen, die auf eine erhöhte Energie- und Proteinaufnahme und/oder Abklärung und Korrektur von möglichen Makro- und Mikronährstoffmängeln abzielen und in Kombination mit einem Bewegungsprogramm empfohlen werden (Arends et al. 2015; Berger et al. 2014; Radbruch et al. 2010; Bozzetti et al. 2009).

Empfehlungen aus der Praxis *Bewegungsinterventionen* zur Linderung oder Vorbeugung von Fatigue sind mit guter Evidenz belegt (*Evidenzgrad B*). Entscheidend dabei ist, die Intensität der körperlichen Aktivität an das Ausmaß des Fatigue-Empfindens anzupassen. Hierbei ist eine Betreuung unter fachkundiger Anleitung empfehlenswert (Larun et al. 2015; Tomlinson et al. 2014; Cramp u. Byron-Daniel 2012; Mishra et al. 2012; Albrecht u. Taylor 2012).

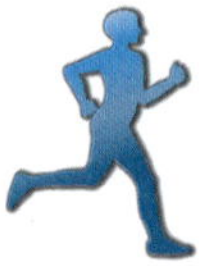

Körperliche Aktivität bei Fatigue

Wer sich regelmäßig bewegt, fühlt sich weniger erschöpft. Zu diesem Ergebnis kamen Forscher in wissenschaftlichen Studien. Dabei ist die Intensität der körperlichen Aktivität entscheidend. Je ausgeprägter das Erschöpfungssyndrom ist, desto moderater und angepasster muss das Bewegungsprogramm ausfallen. Aktuell werden 3–5 Trainingseinheiten pro Woche empfohlen, die je nach Intensität 15–30 Minuten dauern sollten. Zusätzlich ist ein Krafttraining zum Erhalt der Muskelmasse empfehlenswert. Wie viel Bewegung und welche Art von körperlicher Aktivität geeignet ist, sollte sich grundsätzlich am individuellen Status und an den Vorlieben des Fatigue-Patienten orientieren (Baumann et al. 2013; Baumann et al. 2012).

Behandlungsziele:

- Energiedichte maximieren,
- Vor- und Zubereitung von Mahlzeiten vereinfachen (z. B. Einsatz von Fertig- oder Halbfertigprodukten oder Trinknahrung),
- Erhalt von Muskelmasse,
- Gewicht stabilisieren.

Mögliche Ressourcen:

- Unterstützung durch Familie und Angehörige (z. B. bei der Essenszubereitung, beim Einkaufen etc.),
- Einbindung eines Lieferservices (z. B. Essen auf Rädern, Online-Supermärkte),
- zusätzliche interdisziplinäre unterstützende Maßnahmen (z. B. psychoonkologische Begleitung, Sport- oder Bewegungstherapie, Selbsthilfegruppen etc.).

Interventions-Checkliste

Die nachfolgend genannten Empfehlungen basieren auf Erfahrungsberichten und/oder etablierten Protokollen, die sich im Umgang mit Appetitverlust, Völlegefühl und Fatigue gut bewährt haben (Arends et al. 2015; Bertz u. Zürcher 2014; Elliott u. Kiyomoto-Kuey 2010; Radbruch et al. 2010; Dy u. Apostol 2010; Adams et al. 2009; Mitchell et al. 2007, Ravasco et al. 2007). Es muss jedoch darauf geachtet werden, dass die individuelle Verträglichkeit bei allen Maßnahmen Vorrang hat.

✓	**Interventionsziele bei Appetitverlust/Anorexie, Völlegefühl und Fatigue/chronischer Müdigkeit**
	Relevante individuelle Begleiterscheinungen priorisieren und im Hinblick auf das erwünschte Ziel behandeln
	Wünschenswerten Gewichtsbereich definieren (____________ kg)
	Ernährungsintervention
	Mehrere kleine energiereiche Mahlzeiten über den Tag verteilt anbieten (alle 2–3 Stunden)
	Über energiedichte Lebensmittel informieren und diese empfehlen (Protein ↑, Kalorien ↑)
	Diätetische Maßnahmen vermitteln, um die Nahrungszubereitung zu vereinfachen (z. B. durch Anwendung von tiefgekühlten Produkten) und/oder Zubereitungs- und Garzeiten zu verkürzen
	Flexibilität anbieten bei Art, Quantität und Einteilung der Mahlzeiten
	Nahrungsaufnahme auf die Tageszeiten legen, an denen sich der Patient am besten fühlt
	Diätetische Maßnahmen vermitteln, wie Mahlzeiten und Getränke am besten energieangereichert werden können
	Essensumfeld optimieren (z. B. Präsentation des Essens, Temperatur, Herstellung, Kräuter und Gewürze kreativ verwenden); kleine Portionen auf großen Tellern anrichten (wirkt motivierend)
	Dem Patienten empfehlen, Mahlzeiten vorzukochen oder Lebensmittelvorräte anzulegen bzw. ihn dazu ermutigen, hierfür Hilfe anzunehmen (z. B. Essen auf Rädern, Tiefkühlkost etc.)

✓	**Interventionsziele bei Appetitverlust/Anorexie, Völlegefühl und Fatigue/chronischer Müdigkeit**
	Orale Nahrungssupplementation (z. B. Trinknahrung oder Anreicherung mit Pulver) (______ Flasche/Messlöffel ______ mal pro Tag)
	Bisherige diätetische Einschränkungen reduzieren oder aufheben (soweit dies medizinisch möglich ist)
	Lebensstilintervention
	Individuell angepasstes Programm zur körperlichen Aktivität erstellen mit dem Ziel: • die Ausdauer zu verbessern und Muskelmasse zu erhalten • das Erschöpfungssyndrom zu lindern • den Stoffwechsel zu aktivieren und Appetitverlust/Völlegefühlen entgegenzuwirken
	Darauf hinweisen, Rauchen und Kautabak zu vermeiden
	Medizinische Intervention
	Enterale oder parenterale Ernährung: unterstützende oder ausschließliche Verabreichung einleiten (s. ESPEN-Leitlinien zu Indikationen bzw. Kontraindikationen; http://www.dgem.de/espen.htm)
	Appetitanreger bzw. medikamentöse Unterstützung mit dem behandelnden Arzt besprechen

Die **Interventions-Checkliste** finden Sie auch zum bequemen Download unter www.schattauer.de/3074. Bei dieser ausdruckbaren Liste haben Sie die Möglichkeit, auch eigene Ergänzungen oder Anmerkungen mit aufzunehmen – erstellen Sie sich damit Ihre eigene, individuelle Interventions-Checkliste.

1.2 Flüssigkeitshaushalt/Hydratationsstatus

Ein ausgeglichener Hydratationsstatus oder Flüssigkeitshaushalt ist unabdingbar zur Aufrechterhaltung des Gesundheitszustands. Eine adäquate Flüssigkeitsversorgung ist von zentraler Bedeutung für eine gesunde Zellfunktion und spielt eine bedeutende Rolle bei der Regulation von wichtigen physiologischen Funktionen wie Körpertemperatur, Blutdruck oder auch bei der Verdauung[13].
Störungen des Flüssigkeitshaushalts beruhen nicht nur auf einer unausgeglichenen Flüssigkeitszufuhr, sondern können auch durch eine vermehrte Ausscheidung, Störungen des Gefäß- oder Herz-Kreislauf-Systems, der Nierenfunktion oder durch Elektrolytentgleisungen bedingt sein. Onkologische Patienten leiden entweder unter krankheitsbedingten vermehrten Flüssigkeitsansammlungen (Ödeme und Aszites) oder unter Dehydratation (▸ Abb. 3), die durch verminderte Flüssigkeitaufnahme und/oder durch Flüssigkeitsverluste (z. B. durch Erbrechen, Diarrhoe etc.) bedingt ist (Armstrong 2007; Berk u. Rana 2006).
Die folgenden zusätzlichen Parameter sollten in der Anamnese eines Patienten mit gestörtem Flüssigkeitshaushalt mit abgefragt werden:

- **Laborwerte:** Serumalbumin, Leberwerte, Glucose, Nierenfunktion sowie Serum- und Urinelektrolyte;
- **Medikamente:** Diuretika, Steroide, NSAR, Diabetes-Medikamente (z. B. Thiazolidinedione), Calciumkanalblocker, Östrogen bzw. Progesteron[14];

---

13 Wasser ist erforderlich, um Nährstoffe zu lösen, die so in das Blut absorbiert und zu den Zellen transportiert werden können. Eine unzureichende Flüssigkeitszufuhr kann daher die Verdauungstätigkeit verlangsamen und chronifiziert zusätzlich auch zu Verstopfung führen. Verstopfung ist ein wesentliches Problem vieler Tumorpatienten (▸ Kap. 4.2.3).

14 Die Einnahme von Östrogenen bzw. Progesteron im Rahmen einer Therapie kann zu Ödemen führen.

1.2.1 Ödeme/Aszites

Bedarfsdeckende Nahrungszufuhr?
(**cave:** bei Überwässerung sind Völlegefühl, Appetitverlust und/oder Resorptionsstörungen möglich)

Chylöser Aszites/ gestörter Lymphabfluss?

Nein:
Protein-, Natrium- und Flüssigkeitszufuhr an klinische Parameter anpassen und nach ärztlicher Verordnung beraten

Ja:
- Fett↓
- Protein↑
- MCTs (stufenweise steigern)

1.2.2 Dehydratation

Ausreichende orale Flüssigkeitszufuhr möglich?

Ja:
- Flüssigkeitszufuhr an klinische Parameter anpassen (ärztliche Rücksprache, Gewicht, Hautturgor, Zungenfeuchte etc.)
- Geschmack und Bekömmlichkeit berücksichtigen
- Betonen, dass Trinken wichtiger Bestandteil der Therapie ist, auch bei nicht vorhandenem Durstgefühl
- Regelmäßig zum Trinken auffordern, evtl. Trinkplan erstellen
- Medikamente mit erhöhten Mengen von Flüssigkeit verabreichen
- Lebensmittel mit hohem Wassergehalt (z. B. Suppen, Eis, Geleespeisen, Obst, Gemüse) auswählen
- Eiswürfel bzw. Eis wiederholt anbieten

Nein:
- I.v. Flüssigkeitszufuhr, ggf. stationäre Aufnahme
- Additive Ernährungstherapie

- Regelmäßige Ernährungsberatung und engmaschiges Gewichtsmonitoring
- Ernährungstherapie anhand klinischer Parameter
- Elektrolyte kontrollieren
- Mikronährstoffe bei Bedarf supplementieren

Regelmäßige Kontrolle/Nachsorge

◂ **Abb. 3** Allgemeines Befinden: Flüssigkeitshaushalt/Hydratationsstatus (nach Roman-Herzog-Krebszentrum – Comprehensive Cancer Center am Klinikum rechts der Isar, Standards of Practice »Ernährungstherapie bei onkologischen Erkrankungen«).

- **relevante anthropometrische Messungen** vornehmen und tägliche Veränderungen des Körpergewichts (in %) festhalten – v. a. bei Aszites wichtig;
- **Hydrationsstatus** und **Flüssigkeitszufuhr** evaluieren bzw. abklären;
- **Lebensstil** und **Essgewohnheiten** evaluieren: körperliche Aktivität (Art, Umfang, Dauer und Intensität; z. B. MET-h/Woche)[15].

1.2.1 Ödeme/Aszites

Definition Mit dem Begriff »Ödeme« sind Flüssigkeitsansammlungen im Gewebe gemeint, die oft mit einer sichtbaren Schwellung einhergehen. Ödeme können sowohl am ganzen Körper (generalisiertes Ödem) auftreten als auch nur in bestimmten Körperregionen oder auch Organen entstehen. Je nach Ursache teilt man Ödeme in vier verschiedene Kategorien ein:

- **hydrostatisches Ödem** (erhöhter Druck innerhalb der Blutgefäße),
- **onkotisches Ödem** (reduzierter kolloidosmotischer Druck, verursacht durch Proteinmangel),
- Ödembildung aufgrund **entzündlicher Prozesse** (die eine erhöhte Durchlässigkeit der Zellwände fördern),
- Ödembildung aufgrund **mechanischer Störungen** (Störung des Lymphabflusses).

15 Vermehrte körperliche Aktivität kann zu Flüssigkeitsverlusten führen.

Bei Tumorpatienten kommen Ödeme häufig in Form eines Aszites vor: einer Flüssigkeitsansammlung im Bauchraum (Abdominal- bzw. Peritonealbereich).

Man differenziert beim Aszites folgende Formen:

- **Maligner Aszites (MA):** Darunter versteht man durch einen Tumor bedingte freie Flüssigkeit im Bauchraum. Der MA findet sich häufig bei metastasierten Karzinomen von Mamma, Ovar, Pancreas sowie des gesamten Magen-Darm-Traktes, speziell auch des Colon. Ein MA kann die Lebensqualität und den Appetit signifikant beeinträchtigen. Zusätzlich kann er zu Entgleisungen im Flüssigkeits- und Elektrolythaushalt führen. In seltenen Fällen kann Aszites bei einer spontan bakteriellen Peritonitis oder nach einer Punktion auch Ursache einer lebensbedrohlichen Sepsis sein (Becker et al. 2006).
- **Chylöser Aszites:** In eher seltenen Fällen kann ein Tumor auf den Hauptabflussweg der Lymphe im Peritoneum drücken oder sich eine Lymphfistel bilden. Dadurch sammelt sich Lymphflüssigkeit im Peritoneum an. Eine Zufuhr *langkettiger Fettsäuren* kann zu einem gesteigerten Lymphfluss führen und einen Aszites so begünstigen. Eine Verabreichung von *mittelkettigen Triglyceriden* (MCTs) hilft dagegen, weil MCTs nicht über die Lymphe, sondern die Pfortader abtransportiert werden und so zu einer Entlastung des Lymphdrucks führen. Maligne Erkrankungen und portale Hypertension sind die häufigsten Ursachen des chylösen Aszites (Gerbes et al. 2011; Becker et al. 2006).
- **Aszites bei Lebermetastasen und -tumoren:** Lebermetastasen und/oder -tumoren können einen erhöhten Druck auf die Pfortader ausüben, was zu einer mechanischen Störung des Lymphabflusses führen kann. Lebermetastasen oder primäre Leberzellkarzinome können auch die Funktion der Leber beeinträchtigen und eine Abnahme der Albuminproduktion bewirken. Dadurch kommt es zu Proteinmangel und Muskelatrophie. Dies wiederum hat eine Hypoalbuminämie zur Folge, führt zum Absinken des

onkotischen Drucks und einem Überschuss an extrazellulärer Flüssigkeit. Daraus resultiert ein Aszites, kombiniert mit einer Mangelernährung, wobei die BMI-Werte meist im Normbereich liegen (Gerbes et al. 2011; Becker et al. 2006; Smith u. Jayson 2003).

Die Aszitesbildung ist ein multifaktorieller Prozess mit unterschiedlichen Ursachen und Auswirkungen und demzufolge verschiedenen Behandlungsoptionen. Parazentesen werden häufig durchgeführt, um zu klären, ob es sich um einen malignen oder benignen oder um einen infizierten oder nicht infizierten Aszites handelt.
Eine Flüssigkeits- und Proteinansammlung im intraperitonealen Raum resultiert häufig sekundär als Folge einer Kombination aus gestörtem Lymphabfluss und erhöhter Gefäßpermeabilität. In 80 % der Fälle ist eine Leberzirrhose Hauptursache für Ödeme und/oder einen Aszites, 10 % lassen sich auf einen malignen Aszites zurückführen. Weitere Ursachen für Ödeme und/oder Aszites sind Herzversagen (3 %), Nierenversagen (3 %), Tuberkulose (2 %), Pancreatitis (2 %) und sonstige Diagnosen (1 %) (Gerbes et al. 2011). Insbesondere bei Tumorpatienten können auch folgende *Ursachen* einer Ödem- bzw. Aszitesbildung zugrunde liegen (Becker et al. 2006):

- Bei **milden Ödemen:**
  - langes Sitzen und/oder Liegen[16],
  - monatliche hormonelle Veränderungen (z. B. Menstruation);
- bei **stärkeren Ödemen oder Aszites:**
  - Medikamente und medizinische Therapien (z. B. Cortison),
  - Störungen des Lymphabflusses,
  - Entzündungen,

---

16 Bewegung führt über die »Muskelpumpe« zu einer Förderung des lymphatischen Abflusses.

- erhöhter Pfortaderdruck,
- Proteinverlust oder Hypoalbuminämie[17],
- Herz- und Leberschäden, inkl. Metastasen,
- nephrotisches Syndrom oder Nierenerkrankungen,
- bakterielle (sekundäre) Peritonitis,
- Fisteln (Lymphfistel, Gallenfistel, Pancreasfistel),
- Pancreatitis.

Die folgenden Symptome sind mit Ödemen und Aszites assoziiert und können die Nahrungszufuhr beeinflussen:

- Kurzatmigkeit,
- Schmerzen im abdominalen Bereich,
- Fatigue,
- Zunahme des Bauchumfangs,
- Refluxösophagitis,
- verminderter Appetit, Anorexie, vorzeitiges Sättigungsgefühl,
- Übelkeit, Erbrechen,
- eingeschränkte körperliche Aktivität.

Anamnese Alle relevanten Begleiterscheinungen und Symptome, vor allem solche, die mit einem gestörten Flüssigkeitshaushalt in Zusammenhang stehen (z. B. erheblicher Proteinmangel, operative Eingriffe und/oder Tumoren im abdominalen Bereich), sollten notiert und ggf. mitbehandelt werden.

---

17 Albumin und andere Proteine wirken im Blut wie ein Schwamm, der Flüssigkeit in den Blutgefäßen festhält, statt diese durch die Gefäßwände entweichen zu lassen. Wird in der Leber aufgrund eines Proteinmangels zu wenig Albumin gebildet, kann daher Flüssigkeit aus den Gefäßen in die Bauchhöhle strömen und einen Aszites verursachen. Eine niedrige Albuminkonzentration im Blut oder eine geringe Proteinzufuhr führen zwar zu Ödemen, sind aber häufig nicht deren alleinige Ursache.

Die »*Common Terminology Criteria of Adverse Events*« (CTCAE) hat den Schweregrad von Ödemen in mehreren Kategorien festgelegt. Da Aszites die häufigste Form von Ödemen bei Tumorpatienten darstellt, wird nachfolgend die Einteilung und Beschreibung der Schweregrade für Aszites vorgestellt (U.S. Department Of Health And Human Services, NIH, National Cancer Institute 2010):

- **Schweregrad 1:** asymptomatisch; eine klinische Diagnostik liegt vor, eine Intervention ist jedoch nicht notwendig;
- **Schweregrad 2:** symptomatisch; eine medizinische Intervention ist indiziert;
- **Schweregrad 3:** hochgradig symptomatisch; eine invasive Intervention ist indiziert;
- **Schweregrad 4:** lebensbedrohlich; eine medizinische Intervention ist dringend notwendig.

! Das Körpergewicht wird sehr stark durch eine Flüssigkeitsansammlung beeinflusst. Daher sollte eine Gewichtzu- oder -abnahme vor oder nach einer Flüssigkeitsdrainage gesondert bewertet werden.

Beispielhafte Ernährungsdiagnose/PESR-Statement:

- **P (Problem):** vorübergehendes Unvermögen langkettige Fettsäuren zu assimilieren;
- **E (Etiology):** Zustand nach tumorbedingter Lymphfistel;
- **S (Symptome):** Fettnachweis in der Aszitesflüssigkeit (chylöser Aszites);
- **R+ (Ressourcen):** Unterstützung des Patienten durch hochmotivierte Angehörige, diese und das Pflegepersonal sind hinsichtlich der speziellen Ernährungsanforderungen (MCT-Kost) gut geschult.

Ernährungswissenschaftlicher Hintergrund:

- Eine *alleinige Kochsalzrestriktion* ist nur bei einer ausreichenden Natriumausscheidung über den Urin hilfreich. Klinische Studien zeigen keinen signifikanten Unterschied einer alleinigen Kochsalzrestriktion im Vergleich zu einer diuretischen Therapie. Dagegen können Patienten von einer *Kochsalzrestriktion in Kombination mit Diuretika* profitieren. Die Empfehlungen zur Kochsalzrestriktion fallen jedoch unterschiedlich aus: Lediglich eine randomisiert-kontrollierte Studie ergab keine zusätzliche Wirkung einer extremen Kochsalzrestriktion (10 mmol Na^+/Tag) bei Einsatz von Diuretika, wobei eine weitere Studie dieses Ergebnis bestätigte. Generell wird daher eine Kochsalzrestriktion auf 500 mg pro Tag (22 mmol/Tag) empfohlen (*Evidenzgrad C*) (Gerbes et al. 2011; Becker et al. 2006).

! Bevor eine Kochsalzrestriktion empfohlen wird, sollte ein Arzt die medizinische Notwendigkeit hierfür feststellen, da eine strenge Kochsalzeinschränkung von manchen Patienten mit zunehmender Inappetenz aufgenommen wird und möglicherweise mit einem Energie- und Proteindefizit einhergeht (Gerbes et al. 2011; Becker et al. 2006).

! Während einer diuretischen Therapie ist eine tägliche Gewichtskontrolle erforderlich. Leitlinienkonform sollte bei einer diuretischen Therapie ein Gewichtsverlust von mind. 1 000 g in der 1. Woche und von jeweils 2 000 g in den folgenden Wochen erreicht werden. Zusätzlich sollte der Gewichtsverlust bei Patienten *ohne* periphere Ödeme nicht mehr als 500 g pro Tag und bei Patienten *mit* peripheren Ödemen nicht mehr als 1 000 g pro Tag betragen (*Evidenzgrad C*) (Gerbes et al. 2011).
Diuretika können außerdem Laborparameter beeinflussen und zum Verlust von Makronährstoffen führen: Diuretika wie Furosemid, Aldosteronantagonisten und Spironolacton erhöhen die Magnesiumausscheidung und hemmen gleichzeitig die passive Magnesiumabsorption. Verluste an Calcium, Kalium, Natrium, Vitamin B_1, Vitamin B_6, Vitamin C und Zink können ebenfalls durch Diuretika induziert werden. Falls medizinisch notwendig, sollte daher ein Ausgleich durch Supplementierung erfolgen (*Evidenzgrad C*) (Pronsky 2008).

- Bei einer nachgewiesenen Hyponatriämie ($Na^+ < 120$–125 mmol/l)[18] ist eine *Flüssigkeitsrestriktion* (von 1–1,5 l/Tag) in Betracht zu ziehen. Diese ist jedoch meist schwer einzuhalten, geht häufig mit einer signifikanten Einschränkung der Lebensqualität einher und sollte daher nur bei medizinischer Notwendigkeit angeordnet werden. Es gibt keine ausreichende Evidenz, ob natriumreiche Getränke in solchen Fällen hilfreich sind (*Evidenzgrad C*) (Gerbes et al. 2011).

Empfehlungen aus der Praxis:

- Je nach Ursache der Flüssigkeitseinlagerungen können die Ernährungsempfehlungen sehr differieren. Ob eine Flüssigkeits- oder Natriumrestriktion, eine proteinreiche oder MCT-basierte Kost indiziert ist, muss der behandelnde Arzt nach entsprechender Diagnose entscheiden und verordnen.
- Da eine alleinige Ernährungstherapie nicht zum vollständigen Verschwinden der Flüssigkeitseinlagerungen führt, ist die *Kontrolle der Symptome* ihr eigentliches Ziel. Eine Ernährungsintervention sollte daher immer auf das Symptommanagement und eine Minimierung ernährungsrelevanter Nebenwirkungen abzielen. Eine *Ernährungsberatung* sollte ordnungsgemäß daher wie folgt durchgeführt werden:
  - **Maligner Aszites:** Hier ist eine proteinreiche Kost notwendig (1,2–2,0 g Protein pro kg Körpergewicht pro Tag). Hinzu kommen manchmal Entgleisungen im Flüssigkeits- und Elektrolythaushalt, die entsprechend ausgeglichen werden müssen.
  - **Aszites bei Lebertumoren und -metastasen:** Durch den oft erheblichen Proteinverlust ist eine proteinreiche Kost (1,2–

18 Der Normalwertbereich der Natriumkonzentration im Serum liegt zwischen 135 und 145 mmol/l.

1,5 g Protein pro kg Körpergewicht pro Tag) auch in dieser Situation indiziert, da ein Proteinmangel die Aszitesbildung begünstigt. Eine Proteinrestriktion bei hepatischer Enzephalopathie ergab dagegen keinen belegten Vorteil, jedoch eine verschlechterte Proteinbilanz und wird daher in aktuellen Leitlinien nicht empfohlen (Gerbes et al. 2011).

- **Chylöser Aszites:** Da langkettige Fettsäuren den Lymphfluss steigern können, sollte bei einem chylösen Aszites das Nahrungsfett weitgehend über Fette mit mittelkettigen Fettsäuren (MCTs) zugeführt werden. Mittelkettige Fettsäuren werden – im Gegensatz zu anderen Fettsäuren – vollständig über die Pfortader abtransportiert und haben somit keinen Einfluss auf den Lymphdruck. Allerdings geht eine MCT-Kost mit geschmacklichen Einschränkungen einher und sollte stufenweise eingeführt werden, um ihre Verträglichkeit zu verbessern und unerwünschte Nebenwirkungen wie Durchfall zu vermeiden. Zu Beginn sollten 10–20 g pro Tag, im Verlauf langsam steigend aufgenommen werden. Eine Tagesmenge von 80 g MCTs – über den Tag verteilt – wird im Bedarfsfall gut toleriert. Langkettige Fettsäuren (z. B. in Fleisch, Wurst, fetten Käsesorten, Sahne, fettreichen Fertiggerichten, Süßspeisen etc.) sollten dagegen soweit als möglich reduziert und Streich- und Kochfette durch MCTs ersetzt werden.

! Bei einem langfristigen Einsatz von MCTs sollte zudem auf eine ausreichende Versorgung mit essenziellen Fettsäuren geachtet werden, evtl. ist auch eine medikamentöse Supplementierung der fettlöslichen Vitamine (A, D, E, K) notwendig (Baiocchi et al. 2010).

- Es existieren kaum Daten zum Einfluss *körperlicher Aktivität bei Aszites*, insbesondere nicht bei Tumorpatienten. Da die spezifischen Effekte von körperlicher Aktivität in Hinsicht auf

Aszites nicht ausreichend untersucht sind, lässt sich eine generelle Empfehlung nicht ableiten (Gerbes et al. 2011; Becker et al. 2006).

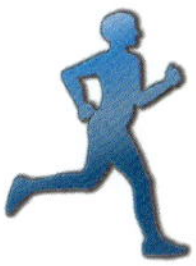

Körperliche Aktivität bei Ödemen

Bei einem Lymphödem besteht die Möglichkeit, diesem durch Bewegung im Wasser (z. B. Wassergymnastik, Schwimmen etc.) entgegenzuwirken bzw. dadurch dessen Entstehung zu vermeiden. Zusätzlich kann durch gezielte Funktionsgymnastik und Aktivierung der Muskelpumpe der lymphatische Abfluss gefördert werden.

Je nach Region der Ödembildung können bestimme Bewegungsformen auch *kontraindiziert* sein. Dazu gehören z. B. statische/isometrische Übungen, die den Druck in der betroffenen Region erhöhen und eine Ödembildung begünstigen können. Betroffene sollten unter professioneller Anleitung ein individuell angepasstes Bewegungsprogramm absolvieren (Stuiver et al. 2015; Baumann et al. 2013; Cormie et al. 2013; Schmitz et al. 2010a; Schmitz et al. 2010b).

Behandlungsziele:

- Flüssigkeitsbedarf an klinische Parameter anpassen,
- Symptombehandlung bzw. -linderung,
- LCTs durch MCTs ersetzen.

Mögliche Ressourcen:

- Betreuung und Motivation des Patienten durch Angehörige,

- Unterstützung durch Pflegekräfte und eine angepasste Kostanforderung bei stationärem Aufenthalt.

Interventions-Checkliste

Die nachfolgend genannten Empfehlungen basieren auf Erfahrungsberichten und/oder etablierten Protokollen, die sich im Umgang mit Ödemen und Aszites gut bewährt haben (Arends et al. 2015; Gerbes et al. 2011; Baiocchi et al. 2010; Schmitz et al. 2010b). Es muss jedoch darauf geachtet werden, dass die individuelle Verträglichkeit bei allen Maßnahmen Vorrang hat.

✓	**Interventionsziele bei Ödemen und Aszites**
	Relevante individuelle Begleiterscheinungen priorisieren und im Hinblick auf das erwünschte Ziel behandeln
	Ernährungsintervention
	Bedarfsdeckende Nahrungszufuhr sichern
	Diätetische Maßnahmen vermitteln, um Protein-, Natrium-, Fett- und Flüssigkeitszufuhr an die ärztliche Verordnung anzupassen
	Flexibilität anbieten bei Art, Quantität und Präsentation des Essens
	Lebensstilintervention
	Aktivierung der »Muskelpumpe« zur Reduktion von Ödemen und Förderung des lymphatischen Abflusses durch gezielte körperliche Aktivität
	Medizinische Intervention
	Elektrolyte regelmäßig kontrollieren
	Mikronährstoffe kontrollieren und bei Bedarf supplementieren

@ Die **Interventions-Checkliste** finden Sie auch zum bequemen Download unter www.schattauer.de/3074. Bei dieser ausdruckbaren Liste haben Sie die Möglichkeit, auch eigene Ergänzungen oder Anmerkungen mit aufzunehmen – erstellen Sie sich damit Ihre eigene, individuelle Interventions-Checkliste.

1.2.2 Dehydratation

Definition Unter Dehydratation versteht man einen Wassermangelzustand, bei dem eine unzureichende Menge an Körperwasser vorhanden ist, um die normale Zellfunktion sicherzustellen.
Zu einer Dehydratation bei Krebspatienten kommt es entweder aufgrund übermäßiger Flüssigkeitsverluste oder durch eine verminderte Flüssigkeitsaufnahme. Folgende Ursachen können zur Dehydratation beitragen (Berk u. Rana 2006; Dalal u. Bruera 2004):

- unzureichende Flüssigkeitszufuhr (oral, enteral, Infusionen),
- orale Probleme (Halsschmerzen, wunde Stellen im Mund/ Mucosititis),
- Übelkeit,
- Appetitlosigkeit,
- Gewichtsabnahme[19],
- erhöhter Wasserverlust (Durchfall, Erbrechen, verstärktes Schwitzen),
- Flüssigkeitsverluste durch Magensonde, Fistel oder Stoma,
- Störungen der Verdauung und Resorption,
- chirurgische Wunden,
- Medikamente und medizinische Therapien.

Die nachfolgend aufgelisteten Symptome kommen auch bei einer Dehydratation vor (Shimizu et al. 2012; Berk u. Rana 2006; Dalal u. Bruera 2004):

- Fatigue (eine der früh erkennbaren Zeichen von Dehydratation),
- trockene Schleimhäute,

19 Fettgewebe dient auch als Wasserspeicher, daher erhöht sich bei einem Abbau von Fettgewebe auch die Wahrscheinlichkeit eines Wasserverlusts. Ein rapider Gewichtsverlust ist aus diesem Grund oft mit einem Flüssigkeitsverlust verbunden (Armstrong 2007).

- vermindertes Gewicht,
- Hypotonie und Erhöhung der Pulsfrequenz,
- verminderte Urinausscheidung,
- veränderter Hautturgor,
- verminderte Speichelproduktion,
- eingesunkenes, trockenes Auge,
- Völlegefühl, vorzeitige Sättigung.

Anamnese Relevante Begleiterscheinungen und Symptome, vor allem solche, die den Hydratationsstatus beeinflussen (wie z. B. unzureichende Flüssigkeitszufuhr, Veränderungen im oralen Bereich, gastrointestinale Probleme), sollten notiert und mitbehandelt werden.

Derzeit gibt es keine evidenzbasierten klinischen und/oder biochemischen Parameter für die Beurteilung des Hydratationsstatus onkologischer Patienten. Anthropometrische Messungen zur Abschätzung des gesamten Flüssigkeitshaushalts liegen nur für bestimmte Kohorten vor, in die onkologische Patienten bisher selten mit eingeschlossen waren. Biochemische Parameter werden zwar oft genutzt, um eine Änderung im Hydratationsstatus anzuzeigen, jedoch sind diese Biomarker häufig schwierig zu interpretieren (*Evidenzgrad C*) (Armstrong 2007; Dalal u. Bruera 2004).

Jüngere Daten zeigen allerdings signifikante Korrelationen zwischen erhöhten Serumkonzentration von Natrium und Kalium bei dehydratisierten Patienten im Vergleich zu nicht dehydratisierten Patienten. Die körperlichen Anzeichen von Dehydratation weisen innerhalb der Studien eine gute Spezifität, aber eine schlechte Sensitivität auf (*Evidenzgrad C*) (Armstrong et al. 2012; European Food Safety Authority 2010).

Die »*Common Terminology Criteria of Adverse Events*« (CTCAE) legen den Schweregrad der Dehydratation folgendermaßen fest (U. S. Department Of Health And Human Services, NIH, National Cancer Institute 2010):

- **Schweregrad 1:** milde Dehydratation, Austrocknung der Schleimhaut, trockene Haut und/oder herabgesetzter Hautturgor; orale Flüssigkeitsgabe indiziert;
- **Schweregrad 2:** moderate Dehydratation; i.v. Flüssigkeitsgabe indiziert;
- **Schweregrad 3:** schwere Dehydratation; i.v. Flüssigkeitsgabe ambulant oder stationär indiziert;
- **Schweregrad 4:** lebensbedrohlich; eine medizinische Intervention ist dringend notwendig.

Die folgenden zusätzlichen Parameter sollten in die Anamnese eines Patienten mit Dehydratation mit einbezogen werden:

- **geschätzte Flüssigkeitszufuhr** mit **geschätztem Flüssigkeitsbedarf** vergleichen[20];
- **Laborwerte:** Serumelektrolyte, v. a. Natrium und Kalium;
- **Abnahme körperlicher und geistiger Leistungen** erfragen:
  - beide Leistungsbereiche werden durch eine Dehydratation negativ beeinflusst,
  - ein Flüssigkeitsverlust von 1–2 % des Körpergewichts (entspricht etwa 0,5–2 l) kann zu Konzentrationsverlust, Kopfschmerzen und Müdigkeit führen, eine hypovolämische Hyponatriämie (ab Serumnatriumwerten zwischen 125–130 mmol/l) kann Übelkeit, Fatigue und Kopfschmerzen bis hin zu ausgeprägten neurologischen Zeichen (bei Serumnatriumwerten zwischen 115–120 mmol/l) hervorrufen; da viele

---

20 Vorschläge zur Berechnung des grob geschätzten täglichen Flüssigkeitsbedarfs liegen von verschiedenen Seiten vor: The European Food Safety Authority (EFSA) empfiehlt diesbezüglich für Frauen 2 l pro Tag, für Männer 2,5 l pro Tag (EFSA Panel on Dietetic Products 2010). Die Deutsche Gesellschaft für Ernährung (DGE) empfiehlt eine Gesamtwasserzufuhr von etwa 1,0 ml/kcal für *junge Erwachsene* und von etwa 1,1 ml/kcal für *ältere Erwachsene* (https://www.dge.de/wissenschaft/referenzwerte/wasser/).

dieser Symptome aber auch durch andere Folgen der Krebserkrankung verursacht sein können, werden sie oft im Sinne eines Hinweises auf eine Dehydratation nicht mit berücksichtigt – andererseits könnte eine Behandlung der Hyponatriämie auch zu einer Symptomlinderung führen (Shimizu et al. 2012; Berk u. Rana 2006; Dalal u. Bruera 2004);

- **Medikamente:** Diuretika;
- **körperliche Aktivität** (Dauer und Intensität) evaluieren[21].

Beispielhafte Ernährungsdiagnose/PESR-Statement:

- **P (Problem):** unzureichende und unregelmäßige Flüssigkeitszufuhr;
- **E (Etiology):** Durchfall und Erbrechen nach Chemotherapie, Vermeiden größerer Trinkmengen;
- **S (Symptome):** klinische Exsikkosezeichen, trockene Schleimhäute und veränderte Laborwerte (Na^+ ↑, K^+ ↓);
- **R+ (Ressourcen):** intensive Unterstützung durch die Ehefrau des Patienten, die seine Flüssigkeitsaufnahme überwacht, ihm Eiswürfel bereit stellt und ihn regelmäßig auffordert, kleine Mengen zu trinken.

Ernährungswissenschaftlicher Hintergrund:

- Die Ernährungsintervention zielt auf eine Minimierung reversibler, ernährungsbedingter Symptome ab, die zur Dehydratation beitragen. Die Ergebnisse wissenschaftlicher Arbeiten zeigen, dass 20–30 % unserer Flüssigkeitszufuhr aus der Nahrung und 70–80 % aus dem Konsum von Getränken stammen. Daher können Patienten mit verminderter Nahrungszufuhr leichter und schneller dehydratisieren.

---

21 Vermehrte körperliche Aktivität kann zu Flüssigkeitsverlusten führen.

- Die Bereitstellung eines *vielfältigen Getränkeangebots* steigert nachweislich die Flüssigkeitszufuhr. Diese Intervention gilt als besonders wirksam bei speziellen Patientenkohorten, die besondere Risiken einer Dehydratation mit sich bringen, z. B. bei älteren Menschen (*Evidenzgrad C*) (Manz et al. 2012).

Empfehlungen aus der Praxis:

- Bei onkologischen Patienten sollte immer auf eine bedarfsgerechte Flüssigkeitszufuhr geachtet werden, da Symptome wie Übelkeit, Erbrechen, Durchfälle und verminderter Appetit hier häufig auftreten.
- Im Gegensatz zu einem weitverbreiteten Glauben müssen *Getränke mit einem niedrigen Alkoholgehalt* sowie *coffeinhaltige Getränke* bei der Getränkezufuhr mit berücksichtigt werden. Sie können sogar als Flüssigkeitsquelle dienen – falls der Patient solche Getränke schon vorher regelmäßig getrunken hat. Zudem gibt es nur unzureichende Evidenz, Patienten von Tee, Kaffee und/oder anderen coffeinhaltigen Getränken abzuraten (Manz et al. 2012; EFSA Panel on Dietetic Products 2010; Gardner et al. 2007; Maughan u. Griffin 2003).

Praxistipp

Der Flüssigkeitsbedarf und daher auch die empfohlene Flüssigkeitszufuhr sind altersabhängig und geschlechtsspezifisch. Auf der Homepage der *»Deutschen Gesellschaft für Ernährung«* (DGE; https://www.dge.de/wissenschaft/referenzwerte/wasser/) finden sich hierzu ausführliche Informationen.

Auch das *»European Hydration Institute«* (http://www.europeanhydrationinstitute.org) ist eine hervorragende evidenzbasierte Quelle für weitere Informationen rund um den Flüssigkeitshaushalt.

- Da die empfohlene Behandlung einer Dehydratation ab Schweregrad 2 medizinische Interventionen wie z. B. Infusionen umfasst, sind Ernährungsinterventionen weitgehend *unterstützend* und richten sich mehr auf die *Linderung anderer ernährungsrelevanter Symptome* – sofern solche vorhanden sind. Ernährungsinterventionen sollten daher zur Steigerung der oralen Flüssigkeitsaufnahme mit beitragen und dem Patienten diese auch ermöglichen. Orale Elektrolytlösungen nach WHO-Angabe[22] oder eine parenterale Flüssigkeitsgabe mittels geeigneter Infusionslösungen können ebenfalls zum Einsatz kommen.
- *Soziale Faktoren* sind unter Umständen von wesentlicher Bedeutung für einen ausgeglichenen Flüssigkeitshaushalt. Daher sollte eine Ernährungstherapie auch diesen Umstand berücksichtigen und Strukturen schaffen, die das Trink- und Esserlebnis fördern (z. B. das Bereitstellen von Getränken am Patientenbett). Wichtig ist auch die Zuständigkeiten in der Patientenbetreuung im Vorfeld zu klären (Manz et al. 2012; EFSA Panel on Dietetic Products 2010), beispielsweise:
  - Wer sorgt dafür, dass der Patient tatsächlich an das Trinken denkt?
  - Wer kann auf abwechslungsreiche Quellen für die Flüssigkeitszufuhr achten?

! Die Höhe des Flüssigkeitsbedarfs von Krebspatienten im palliativen Endstadium ist umstritten und kann sehr viel geringer sein als bei anderen Patienten. Das Ziel der Behandlung palliativer Patienten sollte auf deren Lebensqualität gerichtet sein (AWMF et al. 2015; Day et al. 2012; Hospice Palliative Care 2006).

---

22 Zusammensetzung der Lösung nach WHO: 3,5 g NaCl, 2,5 g Natriumbicarbonat, 1,5 g Kaliumchlorid, 20 g Glucose (bzw. 40 g Saccharose) in 1 l Wasser aufgelöst.

Behandlungsziele:

- Ausreichende Flüssigkeitszufuhr erreichen und aufrechterhalten,
- Flüssigkeitsbedarf an die Behandlung und deren Folgen anpassen,
- Flüssigkeitsbedarf an die körperliche Aktivität und Umgebungsfaktoren (z. B. Wetter) anpassen,
- psychologische Maßnahmen (Trinkerlebnis) mit einbeziehen, die zum Trinken motivieren.

Mögliche Ressourcen:

- Betreuung und Motivation des Patienten durch Angehörige (z. B. durch die Bereitstellung des Lieblingsgetränks),
- Unterstützung durch Pflegekräfte bei stationärem Aufenthalt (z. B. stets Getränke bereitstellen, ständige Ermunterung zum Trinken, ggf. Hilfestellung hierfür anbieten).

Interventions-Checkliste

Die nachfolgend genannten Empfehlungen basieren auf Erfahrungsberichten und/oder etablierten Protokollen, die sich im Umgang mit Dehydratation gut bewährt haben (Arends et al. 2015; Ruxton u. Hart 2011; Schmitz et al. 2010b; Berk u. Rana 2006). Es muss jedoch darauf geachtet werden, dass die individuelle Verträglichkeit bei allen Maßnahmen Vorrang hat.

✓	**Interventionsziele bei Dehydratation**
	Relevante individuelle Begleiterscheinungen priorisieren und im Hinblick auf das erwünschte Ziel behandeln
	Ernährungsintervention
	Bedarfsgerechte Flüssigkeitszufuhr ausrechnen und sicherstellen
	Eiswürfel, Wasser- oder Milcheis lutschen lassen (falls dies nicht z. B. durch eine Mucositis kontraindiziert ist)
	Bereitstellung eines vielfältigen Getränkeangebot und/oder Zugang dazu sicherstellen (z. B. Getränke stets griffbereit hinstellen)
	Ggf. Hilfsmittel anbieten (u. a. geeignete Trinkbecher etc.)

✓	**Interventionsziele bei Dehydratation**
	Diätetische Maßnahmen vermitteln, damit flüssigkeitsreiche Lebensmittel bevorzugt werden
	Flexibilität bieten in Art und Quantität der Flüssigkeitszufuhr
	Betonen, dass Trinken ein wichtiger Bestandteil der Therapie ist – auch bei fehlendem Durstempfinden
	Patienten instruieren, Flüssigkeit in kleinen Schlucken in regelmäßigen Abständen zu sich zu nehmen
	Getränke hinsichtlich Geschmack, Temperatur und Bekömmlichkeit anpassen
	Lebensmittel mit hohem Wassergehalt auswählen und Patienten darauf hinweisen, diese zu bevorzugen (z. B. Suppe, Eis, bestimmtes Obst und Gemüse)
	Lebensstilintervention
	Dem Patienten empfehlen, Getränkeflaschen ständig mit sich zu führen
	Dem Patienten empfehlen, zu jeder Mahlzeit mindestens 0,2 l zu trinken
	Medizinische Intervention
	Medikamente mit reichlich Flüssigkeit verabreichen
	I. v. Flüssigkeitsgabe
	Notwendigkeit von Diuretika überprüfen

@ Die **Interventions-Checkliste** finden Sie auch zum bequemen Download unter www.schattauer.de/3074. Bei dieser ausdruckbaren Liste haben Sie die Möglichkeit, auch eigene Ergänzungen oder Anmerkungen mit aufzunehmen – erstellen Sie sich damit Ihre eigene, individuelle Interventions-Checkliste.

Literatur

Die Literatur zu diesem Kapitel ist online verfügbar unter www.schattauer.de/3074

2 Gewichtsveränderungen

Gewichtsveränderungen begleiten fast jede Krebserkrankung. Unabhängig davon, ob es sich um eine Gewichtszunahme oder eine Gewichtsabnahme handelt, bringen solche ungewollten Veränderungen meist Folgeerkrankungen oder -beeinträchtigungen (z. B. Muskelverlust, allgemeine Energiedefizite, ein vermindertes Wohlbefinden oder sogar ein erhöhtes Rezidivrisiko) mit sich. Die Gewichtsveränderung ist sehr stark mit der Art und Lokalisation des Tumors und mit der jeweiligen Therapie verbunden. Selbst wenn sich ein Patient über die ungewollte Gewichtsveränderung freut, sollte sie von professioneller Seite immer kritisch betrachtet werden.

! Eine Gewichtsveränderung von +/–5 % oder mehr, bezogen auf das übliche Körpergewicht, sollte immer angesprochen werden, sofern ausgeschlossen werden kann, dass sie Folge einer Wassereinlagerung ist.

Die folgenden Parameter sollten in die Anamnese eines Patienten mit Gewichtsveränderungen mit einbezogen werden:

- **Laborwerte:** Nüchternblutzucker, C-reaktives Protein;
- **Hydratationsstatus** und **Flüssigkeitsaufnahme** evaluieren bzw. abklären und vor kurzem aufgetretene Wassereinlagerungen, Ödeme bzw. Aszites berücksichtigen;
- **Medikamente:** v. a. Wirkstoffe, die zu einer Gewichtsveränderung führen können (▸ Kap. 2.1 u. 2.2);
- **relevante anthropometrische Messungen** vornehmen und Veränderungen (in %) festhalten: Körpergewicht, BMI, Taillenumfang, Hautfaltendicke;

- **Lebensstil** und **Essgewohnheiten** evaluieren:
  - mind. 3-Tage-Ernährungstagebuch (Menge, Vielfalt und Energieträger),
  - Gewichtsverlauf,
  - Energie- und Proteinaufnahme (quantitativ und qualitativ),
  - Kostformverordnungen prüfen,
  - Vermeidung von Lebensmitteln bzw. Abneigung gegen bestimmte Nahrungsmittel sowie Lebensmittelallergien und -unverträglichkeiten abklären,
  - körperliche Aktivität (Art, Umfang, Dauer und Intensität; z. B. MET-h/Woche),
  - sonstige Faktoren, die das Essensumfeld betreffen (z. B. Mahlzeitenhäufigkeit, Lebensmittelauswahl, Portionsgröße);
- **Beurteilung von Depression/Angst** mittels Fragebogen (z. B. HADS, SF-36);
- **Bereitschaft, eine Veränderung vorzunehmen**, evaluieren und berücksichtigen (z. B. anhand des Transtheoretischen Modells) (Haseen et al. 2010; Barrera u. Demark-Wahnefried 2009; Rooney u. Wald 2007).

Primärprävention

Im Hinblick auf die Primärprävention wird vom *World Cancer Research Fund* (WCRF) mit ausreichender Evidenz durch die Literatur beschrieben, dass ein hoher Körperfettanteil und hier v. a. das abdominale Fett (Bauchfett) mit als Ursache für verschiedene Tumorarten gilt (World Cancer Research Fund/American Institute for Cancer Research 2007) (► Tab. 3).

Tab. 3 Zusammenhang zwischen Körperfettanteil und Tumorrisiko.

Erhöhter Körperfettanteil als Risikofaktor für die Krebsentstehung	
Evidenzgrad	**Tumorlokalisation**
Überzeugend	Ösophagus, Pancreas, Colon u. Rectum, Brust (postmenopausal), Ovarien, Nieren
Wahrscheinlich	Gallenblase
Erhöhter abdominaler Fettanteil als Risikofaktor für die Krebsentstehung	
Evidenzgrad	**Tumorlokalisation**
Überzeugend	Colon, Brust (postmenopausal)
Wahrscheinlich	Brust (prämenopausal)

Grundsätzlich existiert für alle Tumorarten eine überzeugende Evidenz, dass die Wahrscheinlichkeit, an Krebs zu erkranken, mit einem höheren Körperfettanteil steigt. Anhand der Daten von 5,24 Millionen Briten konnten Bhaskaran und seine Mitarbeiter zeigen, dass das Krebsrisiko für 10 verschiede Krebsarten[1] mit dem BMI steigt (Bhaskaran et al. 2014). Daher empfiehlt der WCRF, dass Fehl- oder Überernährung, mangelnde Bewegung und auch andere Faktoren, die zu einer Gewichtszunahme führen, als krebsfördernd angesehen werden müssen. Regelmäßige Bewegung, kombiniert mit einer ausgewogenen bedarfsgerechten Ernährung und einer Bevorzugung von Lebensmitteln mit niedriger Energiedichte, wirkt daher nicht nur präventiv gegen viele chronische Krankheiten, sondern auch gegen Krebserkrankungen und ihre Rezidive (World Cancer Research Fund/American Institute for Cancer Research 2007).

1 Leber-, Colon-, Ovarial-, Mamma- (postmenopausal), Gebärmutter-, Gallenblasen-, Nieren-, Schilddrüsenkarzinom, Leukämie und Cervixkarzinom.

Identifikation von Gewichtsveränderungen

Bei Krebspatienten korrelieren sowohl Gewichtsverlust als auch -zunahme maßgeblich mit einem deutlich schlechteren Therapieverlauf und haben zudem einen negativen Einfluss auf Lebensqualität und -dauer (Bradshaw et al. 2012; Ravasco et al. 2012; Baldwin u. Weekes 2011; Yaw et al. 2011; Levin 2010; Genton u. Pichard 2009; Saquib et al. 2007; Baldwin et al. 2006). Daher ist es wichtig, Gewichtsveränderungen in *beide Richtungen* mit gleicher Priorität zu behandeln (► Kap. 2.1 u. 2.2).

Das Gewicht sollte bei jedem Arztbesuch mittels derselben kalibrierten Waage erfasst und in eine Gewichtstabelle eingetragen werden.

Die Identifikation von Gewichtsveränderungen beginnt mit der Ermittlung des aktuellen Body-Mass-Index[2] (BMI). Außerdem müssen Gewichtsverlauf bzw. -veränderungen unbedingt mit erfasst werden.

! Der BMI spiegelt nur Größe und Gewicht wider und berücksichtigt nicht die Körperzusammensetzung und den Gewichtsverlauf.

Gewichtsveränderungen und -verlauf können schnell und einfach erhoben werden, indem man das übliche Gewicht des Patienten (»*usual body weight*«, UBW) mit dem aktuellen (»*actual body weight*«, ABW) vergleicht (Width u. Reinhard 2009; Whitney u. Rolfes 2008). Das UBW entspricht dem letzten stabilen Gewicht des Patienten und darf nicht mit dem »Wohlfühlgewicht« verwechselt werden. Aus den beiden Werten kann die prozentuale Gewichtsveränderung dann mit folgender Formel berechnet werden:

$$\text{Gewichtsveränderung (in \%)} = \text{UBW–ABW/UBW} \times 100$$

2 Body-Mass-Index (BMI) = Körpergewicht in kg/(Körpergröße in m)².

Nach aktuellen Leitlinien und internationalem Konsens wird eine *ungewollte Gewichtsveränderung* von 5 % als klinisch signifikant bezeichnet und ist mit einer reduzierten Prognose assoziiert (Arends et al. 2015; Valentini et al. 2013; Rock et al. 2012; Fearon et al. 2011; Bozetti et al. 2009).

Fallbeispiel
Ein Patient wiegt aktuell 72 kg, vor zwei Wochen wog er noch 76 kg. 76 kg ist auch sein übliches Gewicht, sein Wohlfühlgewicht liegt allerdings bei 68 kg.
Gewichtsveränderung des Patienten (in %) = 76–72/76 × 100; dies entspricht einem Gewichtsverlust von 5,2 % innerhalb von 2 Wochen und bedarf daher einer Ernährungsintervention, um dem Grund der Gewichtveränderung nachzugehen.

2.1 Unbeabsichtigte Gewichtszunahme

Definition Nach aktuellem Stand der Wissenschaft wird eine *unbeabsichtigte Gewichtszunahme* von mehr als 5 % des üblichen Körpergewichts bei Tumorpatienten mit einem BMI über 24,5 kg/m^2 als behandlungsrelevant erachtet (World Health Organisation 2012).

! Eine Gewichtszunahme, die durch Wassereinlagerung bzw. Aszites bedingt ist, gilt nicht als Gewichtszunahme wie nachfolgend beschrieben und sollte anders behandelt werden (▸ Kap. 1.2.1).

Eine unbeabsichtigte Gewichtszunahme (▸ Abb. 4) kommt bei hormonabhängigen Tumorarten wie z. B. bei Brust- oder Prostatakarzinom oft vor. Darüber hinaus sind Tumorerkrankungen des zentralen Nervensystems sowie gynäkologische Tumorarten (z. B. Eierstockkrebs) je nach Stadieneinteilung ebenfalls mit einer Ge-

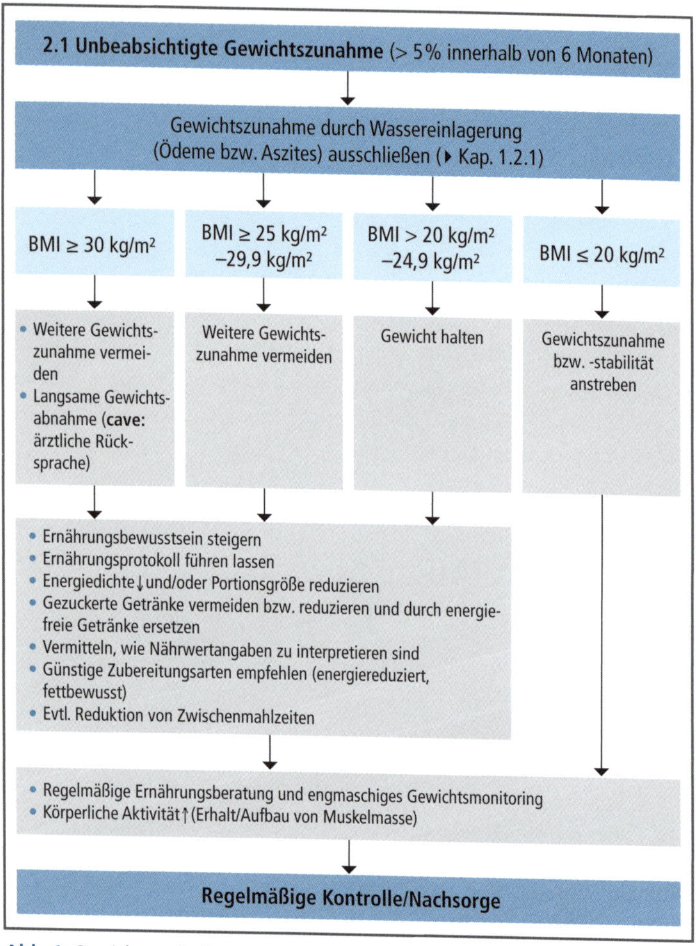

Abb. 4 Gewichtsveränderungen: unbeabsichtigte Gewichtszunahme (nach Roman-Herzog-Krebszentrum – Comprehensive Cancer Center am Klinikum rechts der Isar, Standards of Practice »Ernährungstherapie bei onkologischen Erkrankungen«).

wichtszunahme verbunden (Dieterich et al. 2014; Villarini et al. 2012; Gielda et al. 2011; Yaw et al. 2011; Vance et al. 2011; McTiernan et al. 2010; Hernandez et al. 2009; Hess et al. 2007; Saquib et al. 2007; Wright et al. 2007; Demark-Wahnefried et al. 2001). Die *Folgen* einer Gewichtszunahme unterscheiden sich je nach Art und Lokalisation des Tumors und sind sehr komplex, da die zugrunde liegenden Mechanismen multifaktoriell sind. Hormonelle und physiologische Veränderungen können hierbei eine Rolle spielen: Ein veränderter hormoneller Status (z. B. Menopause, Änderungen des Testosteron- oder Östrogenspiegels) sowie eine Insulinresistenz können im Hinblick auf eine Gewichtszunahme von Bedeutung sein (Dieterich et al. 2014; Aune et al. 2012; Druesne-Pecollo et al. 2012; Kant u. Hull 2011; Larsson u. Wolk 2011; Freedland u. Platz 2007). Auch ein hoher Körperfettanteil (vor allem Bauchfett) wirkt sich auf den Tumor, den Entzündungsstatus und den gesamten Stoffwechsel aus. Bei einer Gewichtszunahme während einer Krebserkrankung spielen häufig ebenfalls mehrere Faktoren zusammen. Folgende *Ursachen* können zu einer unbeabsichtigten Gewichtszunahme beitragen (Dieterich et al. 2014; Gadea et al. 2012; Villarini et al. 2012; Demark-Wahnefried et al. 2001):

- übermäßiges Essen[3],
- Abnahme der körperlichen Aktivität, bedingt durch die Krankheit und deren Therapie,
- veränderte metabolische Faktoren,
- Depression (und Angstzustände),
- niedriger bzw. veränderter Östrogen- oder Testosteronspiegel,

3 Gründe hierfür sind z. B. Corticosteroideinnahme, Stressessen oder andere emotional-psychische Ursachen, Gewohnheit oder auch Angst vor einem krebsassoziierten zukünftigen Gewichtsverlust.

- bestimmte Chemo- oder Immuntherapien und anti-östrogene Therapien (wie z. B. eine Tamoxifenmedikation oder polypharmazeutische Langzeitbehandlung[4]),
- Steroidgabe.

Anamnese Derzeit gibt es leider noch keine evidenzbasierten S3-Leitlinien zur Behandlung einer unerwünschten Gewichtszunahme im Rahmen einer Krebserkrankung. Deshalb sollte in diesem Fall nach einer modifizierten Version der allgemeinen Empfehlungen zum Gewichtsmanagement vorgegangen werden.
Die Einteilung der Schweregrade einer Gewichtszunahme wird nach dem »*Common Terminology Criteria of Adverse Events*«-System vorgenommen, jedoch ohne bisher mit einer Empfehlung verbunden zu sein. Eine Gewichtszunahme – ausgehend vom üblichen Körpergewicht – wird danach wie folgt kategorisiert:

- **Schweregrad 1:** 5 bis < 10 % Gewichtszunahme;
- **Schweregrad 2:** 10 bis < 20 % Gewichtszunahme;
- **Schweregrad 3:** > 20 % Gewichtszunahme.

Der folgende Parameter sollte bei der Anamnese eines Patienten mit Gewichtszunahme zusätzlich mit berücksichtigt werden:

- **Medikamente**: Wirkstoffe, die zu einer Gewichtszunahme führen können (z. B. Steroide, Tamoxifen etc.).

Beispielhafte Ernährungsdiagnose/PESR-Statement:

- **P (Problem):** übermäßige Energieaufnahme und hieraus resultierende unbeabsichtigte Gewichtszunahme;

---

4 Wissenschaftliche Studien weisen zunehmend auf eine Assoziation zwischen langzeitiger multipler Medikamenteneinnahme und ungewollter Gewichtszunahme hin (Villarini et al. 2012).

- **E (Etiology):** Tamoxifen-Therapie kombiniert mit Stresszuständen führt zu einem erhöhten Konsum energiedichter Lebensmittel;
- **S (Symptome):** dokumentierte stetige Gewichtszunahme (1 kg pro 14 Tage) seit Beginn der Medikation vor 6 Wochen, die Patientin berichtet von geänderten Lebensmittelvorlieben (lt. Protokoll sind mehr als 3 energiedichte Lebensmittel pro Tag dazugekommen);
- **R+ (Ressourcen):** Interesse und Bereitschaft der Patientin, neue Rezepte auszuprobieren und an einem interdisziplinären Ernährungsprogramm teilzunehmen, Motivation durch Angehörige an unterstützenden Maßnahmen zur Verhaltens- und Bewegungstherapie teilzunehmen.

Ernährungswissenschaftlicher Hintergrund:

- Während einer Krebstherapie sollte eher eine *Gewichtsstabilisierung* angestrebt werden. Allenfalls bei einem BMI über 30 kg/m^2 wird von verschiedenen Fachgesellschaften eine geringfügige Gewichtsabnahme empfohlen – *nach Beendigung der akuten Therapiephase und unter strenger ärztlicher Kontrolle.*
- In dem 2012 erschienenen Leitfaden für Brustkrebspatientinnen von Rock und Mitarbeitern wird dagegen eine langsame und streng kontrollierte *Gewichtsabnahme* bereits *während der Therapie* angeregt – allerdings mit dem Hinweis, dass eine langfristige Gewichtsabnahme und ein effektives Gewichtsmanagement selbst von gesunden Menschen nur schwer zu erreichen sind (*Evidenzgrad C*) (Demark-Wahnefried et al. 2012; Rock et al. 2012).

! Unter Berücksichtigung dieser Aspekte darf eine eingeleitete Gewichtsabnahme bei onkologischen Patienten *auf keinen Fall* zusätzlichen Stress mit sich bringen und/oder zu einer Mangelernährung führen.

Empfehlungen aus der Praxis:

- Patienten, die während einer Krebstherapie an Gewicht zunehmen, nehmen üblicherweise an Fett-, nicht an Muskelmasse zu. Daher sollten energiedichte Lebensmittel möglichst reduziert und unter Berücksichtigung der geschmacklichen Vorlieben durch energiearme Lebensmittel ersetzt werden. Mit einer *schrittweisen Ernährungsumstellung* ohne Verzicht und Verbot können Patienten so ihr Normalgewicht (wieder) erreichen, langfristig stabilisieren und – falls notwendig – weiterhin kontrolliert abnehmen (Bechthold 2014; Schusdziarra et al. 2011).

Exkurs

Bisher gibt es nur wenige Studien, die evidenzbasierte Interventionsstrategien zur Gewichtsabnahme bei Krebspatienten untersucht haben. Jedoch existieren für die allgemeine Bevölkerung zahlreiche gut belegte Ernährungs- und Bewegungsempfehlungen, die im Rahmen eines Gewichtsmanagements beachtet werden sollten. Im Mittelpunkt dieser Empfehlungen steht immer eine Änderung des Lebensstils (*Evidenzgrad A*) (Pownall et al. 2015; Stevens et al. 2015; van Gemert et al. 2015; Irwin et al. 2015; Jensen et al. 2014; Lin et al. 2013; Mathus-Vliegen 2012).

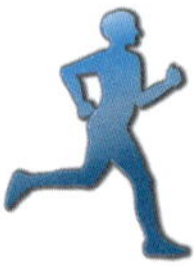

Körperliche Aktivität bei unbeabsichtigter Gewichtszunahme

Ein Gewichtsverlust sollte durch eine *Reduktion der Körperfettmasse* erreicht werden. Auf jeden Fall sind ein *Verlust von Muskelmasse* und die daraus resultierende Gewichtsabnahme zu vermeiden. Ideal ist eine Kombination aus moderatem Ausdauersport mit ergänzendem Krafttraining. Voraussetzung hierfür ist, dass das Training immer an die individuellen Voraussetzungen und den aktuellen Zustand des Patienten angepasst wird.

- Patienten sollten parallel zur Ernährungsintervention ein individuell an sie angepasstes *Bewegungsprogramm* erhalten, das neben der Ernährungsumstellung immer auch fester Bestandteil einer Intervention sein sollte. Nur so wird es Patienten gelingen, dauerhaft abzunehmen, ihr Gewicht zu stabilisieren und gleichzeitig die Muskelmasse zu erhalten bzw. sogar deren Aufbau herbeizuführen (Wolin et al. 2010; Demark-Wahnefried et al. 2001).
- Eine Gewichtsabnahme kann nur durch eine negative Energiebilanz erzielt werden; dies entspricht in der Regel einem Energiedefizit von ca. 300–500 kcal pro Tag. Erfolgreiche Gewichtsmanagementprogramme sind *interdisziplinär* zusammengesetzt und beinhalten die Komponenten Ernährung, körperliche Aktivität und psychologische Begleitung bzw. Verhaltenstherapie. Eine Ernährung, die reich an Obst, Gemüse und Vollkornprodukten ist, und eine insgesamt fettbewusste Lebensmittelauswahl werden auch der gesunden Bevölkerung für eine langsame Gewichtsreduktion empfohlen. Diese allgemeinen Empfehlungen sind durch große epidemiologische Studien hinreichend belegt. Die Gültigkeit dieser generellen Empfehlungen ist zwar auch für Tumorpatienten anzunehmen, wird aber noch kontrovers bzw. spezifisch je nach Tumorentität diskutiert (► Kap. 5). Daher sollte eine klassische Tumorbehandlung (Operation, Chemo-, Strahlentherapie) idealerweise von Empfehlungen für eine Lebensstilveränderung (körperliche Aktivität, Ernährung) begleitet werden, die langfristig zu einer Gewichtsabnahme und/oder Gewichtsstabilisierung führen (Jensen et al. 2014; DAG et al. 2014; Meyerhardt et al. 2012; Miller et al. 2012; Genton et al. 2009; World Cancer Research Fund/American Institute for Cancer Research 2007; Chlebowski et al. 2006; Davies et al. 2006; Chlebowski et al. 2002).

Behandlungsziele:

- Generell für **alle Patienten:** einen gesunden Lebensstil (körperliche Aktivität, individuelle Ernährungsumstellung) anstreben;
- Patienten mit einem **BMI ≥ 30 kg/m²:** weitere Gewichtszunahme vermeiden; langsame Gewichtsabnahme (*cave*: ärztliche Rücksprache); Erhalt bzw. Aufbau von Muskelmasse durch angepasste Energie- und Proteinzufuhr bei gleichzeitiger Reduktion der Körperfettmasse durch körperliche Aktivität; regelmäßige Termine zur Gewichtskontrolle sowie zur Diät- und Ernährungsberatung;
- Patienten mit einem **BMI ≥ 25 kg/m²–29,9 kg/m²:** weitere Gewichtszunahme vermeiden; Erhalt bzw. Aufbau von Muskelmasse durch angepasste Energie- und Proteinzufuhr, kombiniert mit körperlicher Aktivität zur Reduktion des Körperfettanteils; regelmäßige Termine zur Gewichtskontrolle sowie zur Diät- und Ernährungsberatung;
- Patienten mit einem **BMI > 20 kg/m²–24,9 kg/m²:** Gewicht halten; Erhalt bzw. Aufbau von Muskelmasse durch angepasste Energie- und Proteinzufuhr, kombiniert mit körperlicher Aktivität; regelmäßige Termine zur Gewichtskontrolle sowie zur Diät- und Ernährungsberatung;
- Patienten mit einem **BMI ≤ 20 kg/m²:** Gewichtszunahme bzw. -stabilität erwünscht; Erhalt bzw. Aufbau von Muskelmasse durch angepasste Energie- und Proteinzufuhr, kombiniert mit körperlicher Aktivität; regelmäßige Termine zur Gewichtskontrolle sowie zur Diät- und Ernährungsberatung.

Mögliche Ressourcen:

- Unterstützung durch Familie und Angehörige (z. B. bei der Essenszubereitung, beim Einkaufen etc.),
- Einsatz von Apps zur Ermittlung und Kontrolle der Energiezufuhr und des Bewegungsumfangs,

- zusätzliche interdisziplinäre unterstützende Maßnahmen (z. B. psychoonkologische Begleitung, Sport- und Bewegungstherapie, Selbsthilfegruppen etc.).

Interventions-Checkliste

Die nachfolgend genannten Empfehlungen basieren auf Erfahrungsberichten und/oder etablierten Protokollen, die sich bei einer unbeabsichtigten Gewichtszunahme gut bewährt haben (Bechthold 2014; Jensen et al. 2014; Rock et al. 2012; Schusdziarra et al. 2011; The American Dietetic Association 2010; Rooney u. Wald 2007). Es muss jedoch darauf geachtet werden, dass die individuelle Verträglichkeit bei allen Maßnahmen Vorrang hat.

✓	**Interventionsziele bei unbeabsichtigter Gewichtszunahme**
	Relevante individuelle Begleiterscheinungen priorisieren und im Hinblick auf das erwünschte Ziel behandeln
	Wünschenswerten Gewichtsbereich definieren (______________ kg)
	Ernährungsintervention
	Lebensmittel mit niedriger Energiedichte empfehlen
	Darauf hinweisen, zuckerhaltige Getränke zu reduzieren bzw. zu vermeiden
	Empfehlen, vor den Mahlzeiten energiefreie Getränke (z. B. Wasser) zu sich zu nehmen
	Bewusstsein für normale Portionsgrößen vermitteln (z. B. über das Handmodell des aid infodienstes; http://www.aid.de/inhalt/wie-gross-ist-eine-portion-985.html)
	Energie- und Nährwertangaben auf Verpackungen und Etiketten erläutern
	Fettarme Zubereitungsmethoden (z. B. Dämpfen, Garen etc.) vermitteln
	Ein Ernährungsprotokoll führen lassen
	Essgewohnheiten bewusst machen

✓ Interventionsziele bei unbeabsichtigter Gewichtszunahme
Lebensstilintervention
Empfehlen, die körperliche Aktivität zu steigern, mit dem Ziel Muskelmasse zu erhalten und den Körperfettanteil zu reduzieren
Darauf hinweisen, Rauchen und Kautabak zu vermeiden
Medizinische Intervention
Möglichkeiten einer Medikamentenumstellung mit dem behandelnden Arzt besprechen

@ Die **Interventions-Checkliste** finden Sie auch zum bequemen Download unter www.schattauer.de/3074. Bei dieser ausdruckbaren Liste haben Sie die Möglichkeit, auch eigene Ergänzungen oder Anmerkungen mit aufzunehmen – erstellen Sie sich damit Ihre eigene, individuelle Interventions-Checkliste.

2.2 Unbeabsichtigter Gewichtsverlust

Definition Unbeabsichtigter oder **krankheitsassoziierter Gewichtsverlust** (▶ Abb. 5) wird häufig auch als **Mangelernährung** bezeichnet, da für beide Begrifflichkeiten noch keine einheitliche Definition existiert. Dabei ist eine Mangelernährung – unter der Patienten sogar häufig bereits vor der Diagnose leiden – eine der häufigsten Komplikationen einer Krebserkrankung. Je nach Art und Lokalisation des Tumors liegt die Inzidenz der Mangelernährung

Abb. 5 Gewichtsveränderungen: unbeabsichtigter Gewichtsverlust (nach Roman-Herzog-Krebszentrum – Comprehensive Cancer Center am Klinikum rechts der Isar, Standards of Practice »Ernährungstherapie bei onkologischen Erkrankungen«). ▶

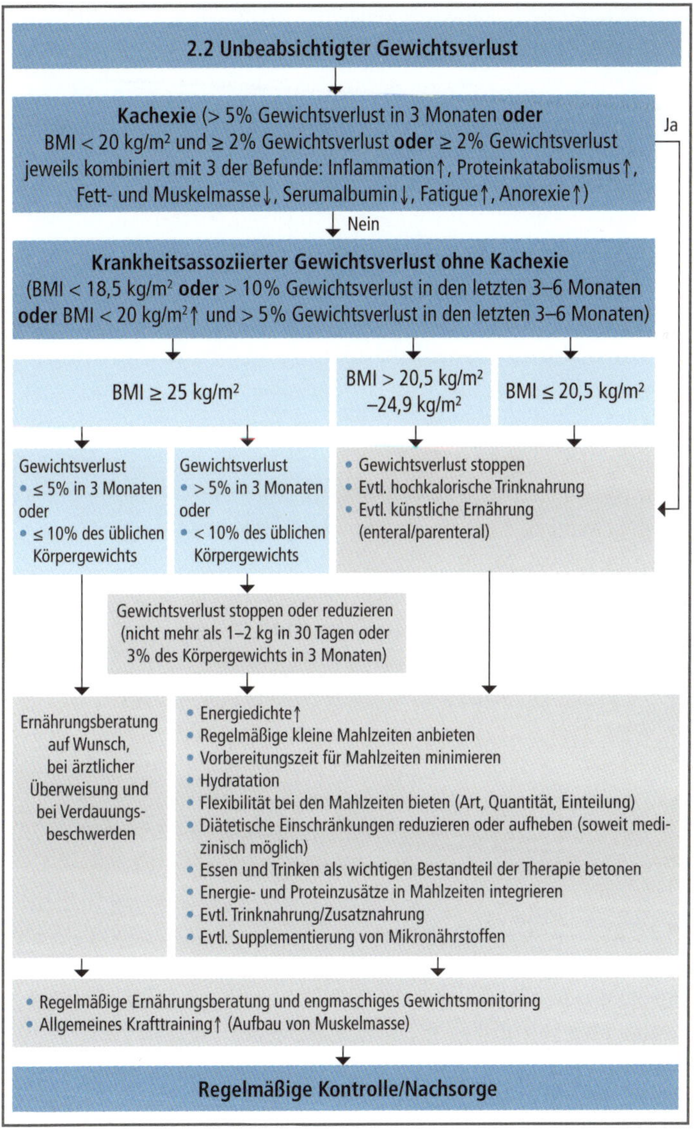
2.2 Unbeabsichtigter Gewichtsverlust
Kachexie (> 5% Gewichtsverlust in 3 Monaten oder BMI < 20 kg/m² und ≥ 2% Gewichtsverlust oder ≥ 2% Gewichtsverlust jeweils kombiniert mit 3 der Befunde: Inflammation↑, Proteinkatabolismus↑, Fett- und Muskelmasse↓, Serumalbumin↓, Fatigue↑, Anorexie↑)
Ja
Nein
Krankheitsassoziierter Gewichtsverlust ohne Kachexie (BMI < 18,5 kg/m² oder > 10% Gewichtsverlust in den letzten 3–6 Monaten oder BMI < 20 kg/m²↑ und > 5% Gewichtsverlust in den letzten 3–6 Monaten)
BMI ≥ 25 kg/m²
BMI > 20,5 kg/m² –24,9 kg/m²
BMI ≤ 20,5 kg/m²
Gewichtsverlust • ≤ 5% in 3 Monaten oder • ≤ 10% des üblichen Körpergewichts
Gewichtsverlust • > 5% in 3 Monaten oder • < 10% des üblichen Körpergewichts
• Gewichtsverlust stoppen • Evtl. hochkalorische Trinknahrung • Evtl. künstliche Ernährung (enteral/parenteral)
Gewichtsverlust stoppen oder reduzieren (nicht mehr als 1–2 kg in 30 Tagen oder 3% des Körpergewichts in 3 Monaten)
Ernährungsberatung auf Wunsch, bei ärztlicher Überweisung und bei Verdauungsbeschwerden
• Energiedichte↑
• Regelmäßige kleine Mahlzeiten anbieten
• Vorbereitungszeit für Mahlzeiten minimieren
• Hydratation
• Flexibilität bei den Mahlzeiten bieten (Art, Quantität, Einteilung)
• Diätetische Einschränkungen reduzieren oder aufheben (soweit medizinisch möglich)
• Essen und Trinken als wichtigen Bestandteil der Therapie betonen
• Energie- und Proteinzusätze in Mahlzeiten integrieren
• Evtl. Trinknahrung/Zusatznahrung
• Evtl. Supplementierung von Mikronährstoffen
• Regelmäßige Ernährungsberatung und engmaschiges Gewichtsmonitoring
• Allgemeines Krafttraining↑ (Aufbau von Muskelmasse)
Regelmäßige Kontrolle/Nachsorge

bei onkologischen Patienten zwischen 30 und 80 %. Ein krankheitsassoziierter Gewichtsverlust oder eine Mangelernährung ist immer durch einen multifaktoriellen Prozess verursacht – zum einen durch die Krebserkrankung selbst, zum anderen durch ernährungsrelevante Faktoren (wie eine verminderte Nahrungsaufnahme oder -resorption oder auch eine veränderte bzw. ineffiziente Verstoffwechslung). Die zusätzlichen Belastungen einer Strahlen- oder Chemotherapie gehen ebenfalls meist mit Nebenwirkungen einher, die eine Nahrungsaufnahme vermindern können (Arends et al. 2015; Hebuterne et al. 2014; Pressoir et al. 2010).
Bei vielen onkologischen Erkrankungen kommt es sogar zu einem *signifikanten Gewichtsverlust* der Patienten.

Exkurs

Um die Diagnose einer krankheitsspezifischen *Mangelernährung* stellen zu können, muss eines der nachfolgenden Kriterien erfüllt sein (Valentini et al. 2013):

- BMI < 18,5 kg/m² *oder*
- unbeabsichtigter Gewichtsverlust > 10 % (bezogen auf das Ausgangsgewicht) in den letzten 3–6 Monaten *oder*
- BMI < 20 kg/m² mit einem unbeabsichtigten Gewichtsverlust > 5 % (bezogen auf das Ausgangsgewicht) in den letzten 3–6 Monaten.

Als zusätzliches Kriterium für ein *Mangelernährungsrisiko* gilt: Nahrungskarenz > 7 Tage.

Wissenschaftliche Ergebnisse bestätigen immer wieder, dass eine Mangelernährung die Prognose verschlechtert und mit einem oder mehreren der folgenden Faktoren einhergeht (Arends et al. 2015; Academy of Nutrition and Dietetics Evidence Analysis Library 2014; Baldwin et al. 2012; Gupta et al. 2011; Koletzko et al. 2009):

- Toleranz der Chemotherapie ↓,
- ungeplante Krankenhausaufenthalte ↑,
- Rezidive ↑,
- Aussetzen der Behandlung (aufgrund von Nebenwirkungen) ↑,
- dosislimitierende Toxizität der Behandlung ↑,
- Müdigkeit ↑,
- Infektionen ↑ und Fieber ↑,
- Lebensqualität ↓,
- Neutropenie ↑.

Exkurs

In einer multizentrischen Studie mit 1 545 onkologischen Patienten von Pressoir und Mitarbeitern zeigte sich bei 30,9 % der Patienten eine Mangelernährung und 60,4 % dieser Patienten berichteten von einem Gewichtsverlust in den letzten 6 Monaten. Bei den mangelernährten Patienten konnte zudem ein signifikant verlängerter Krankenhausaufenthalt konstatiert werden: Sie blieben durchschnittlich 19,4 Tage im Krankenhaus, wohingegen gut ernährte Patienten durchschnittlich nur 13,3 Tage Aufenthalt benötigten. Im Gegensatz zur allgemeinen Erwartung ergab die gleiche Studie eine noch höhere Prävalenz der Mangelernährung bei den übergewichtigen Patienten. Zudem ergab sich, dass der BMI als alleiniger Parameter eine sehr geringe Sensitivität für die Identifikation einer Mangelernährung aufwies. Allein mittels BMI wurde in dieser Studie nur ein Drittel der Mangelernährten identifiziert (Pressoir et al. 2010). Daher werden *Früherkennung* und *Risikoerfassung* einer Mangelernährung durch geeignete Screening-Maßnahmen, gefolgt von einem umfassenden Ernährungsassessment, zunehmend als wichtige Bestandteile in der Entwicklung von Therapiestandards in onkologischen Praxen und Kliniken angesehen (Baldwin et al. 2012; Balogun et al. 2012; Levin 2010; Planas et al. 2011; Ravasco et al. 2007; Ryan et al. 2012; Santarpia et al. 2011; Tong et al. 2009; Width u. Reinhard 2009).

Das Screening kann sowohl von Diätassistenten, Pflegepersonal und Ärzten als auch von Mitarbeitern eines klinischen Ernährungsteams durchgeführt werden. **Validierte Screening-Tools**, die bereits in deutscher Sprache existieren, sind z. B.

- der NRS (Nutritional Risk Score),
- das MUST (Malnutrition Universal Screening Tool),
- das SGA (Subjective Global Assessment) oder
- das speziell für onkologische Patienten entwickelte und validierte PG-SGA (Patient-Generated Subjective Global Assessment).

Wird dabei ein Risiko für Mangelernährung erkannt, sollte eine der Situation angepasste Ernährungsintervention[5] erfolgen, bei der die Zusammenarbeit mit einer Diätassistentin erforderlich ist.
Die wesentlichen Merkmale einer **Kachexie** sind ein progressiver und beschleunigter Gewichtsverlust *in Kombination* mit einer systemischen Inflammation. Diese Entzündungsprozesse sind die ausschlaggebenden Kriterien, die eine Kachexie von einer klassischen krankheitsbedingten Mangelernährung unterscheiden (Argiles et al. 2014). In einem internationalen Expertenkonsensus teilten Fearon et al. (2011) die Kachexie zudem in 3 Phasen ein:

- Präkachexie,
- Kachexie und
- refraktäre Kachexie.

Angelehnt an die Definition der DGEM-Leitlinien zur Terminologie in der Klinischen Ernährung von Valentini et al. (2013) wird eine Kachexie im vorliegenden Buch folgendermaßen definiert:

- Gewichtsverlust ≥ 5 % in 3 Monaten *oder*

---

5 Die im Buch beschriebenen Interventionen setzen voraus, dass eine dieser validierten Methoden zur Identifikation des Ernährungsrisikos bei Krebspatienten bereits angewendet wurde und einen Interventionsbedarf ergab.

- BMI < 20 kg/m^2 – *jeweils kombiniert* mit 3 der folgenden Kriterien:
  - klinische Merkmale einer Inflammation, eines Proteinkatabolismus oder einer reduzierten Fett- und Muskelmasse, niedrigem Serumalbumin (< 32 g/l), Fatigue, Anorexie.

Hinzu kommen Appetitlosigkeit oder ähnliche Symptome sowie metabolische Veränderungen. Ein Gewichtsverlust < 5 % ist als *Präkachexie* anzusehen. Eine *refraktäre Kachexie* ist als ein extrem fortgeschrittenes Stadium definiert, das mit einem katabolen Zustand und häufig einer verkürzten Lebenserwartung einhergeht. Eine refraktäre Kachexie ist laut Literatur durch Ernährungsmaßnahmen kaum noch positiv zu beeinflussen (Fearon et al. 2012).

! Die Ernährungstherapie spielt eine bedeutende Rolle bei der Bewältigung und Minderung einer Mangelernährung wie auch der Vermeidung einer Kachexie. Zahlreiche wissenschaftliche Arbeiten beschreiben ein großes Spektrum an ernährungstherapeutisch relevanten Symptomen, die mit einem Gewichtsverlust einhergehen.

Im Folgenden sind die häufigsten Symptome genannt, die einen Gewichtsverlust bei Tumorpatienten kennzeichnen können:

- **reduzierte Fett- bzw. Körpermagermasse** (nachweisbar anhand anthropometrischer Messungen, z. B. Hautfaltendicke; BIA, DEXA, CT);
- **reduzierte Proteinwerte**
  - Albumin ≤ 3,5 g/dl,
  - Präalbumin/Transthyretin ≤ 150 mg/dl,
  - Transferrin (TTR) ≤ 2,5 g/dl;
- **verminderte Energie- und Proteinaufnahme** (nachweisbar z. B. anhand des Tellerprotokolls);

- **reduzierter Gesamtenergieumsatz** (*total energy expenditure*, TEE) kombiniert mit einem **erhöhten Ruheumsatz** (*resting energy expenditure*, REE);
- **erhöhte inflammatorische Marker** (z. B. C-reaktives Protein);
- weitere **eher unspezifische Befunde**, die mit zu berücksichtigen sind:
  - Schmerz und Fatigue können die Nahrungsaufnahme negativ beeinflussen,
  - Flüssigkeitsansammlungen können Zeichen einer Mangelernährung sein, ein Gewichtsverlust kann durch ein Ödem »überlagert« und damit leichter übersehen werden; eine *differenzierte Anamnese* ist daher wichtig, um all diese Gegebenheiten in die Gesamtbetrachtung einbeziehen zu können;
- **alle ernährungsrelevanten Symptome**, die in Kap. 1 bis 4 aufgeführt sind: diese sollten in der Anamnese systematisch abgefragt und entsprechend ihrem Schweregrad, den Bedürfnissen des Patienten und der klinischen Situation priorisiert werden.

Anamnese Die Einteilung und Bewertung der Schweregrade des Gewichtsverlusts nach dem »*Common Terminology Criteria of Adverse Events*«-System wird wie folgt vorgenommen:
- **Schweregrad 1:** 5 bis < 10 % Gewichtsverlust (auf das Ausgangsgewicht bezogen); eine Intervention ist nicht indiziert – dagegen empfehlen die DGEM und Expertengruppen eine Ernährungstherapie bereits bei einem Gewichtsverlust von < 5 % (Bertz u. Zürcher 2014; Valentini et al. 2013; Elliott u. Kiyomoto-Kuey 2010);
- **Schweregrad 2:** 10 bis < 20 % Gewichtsverlust; eine supportive Ernährungstherapie ist indiziert;
- **Schweregrad 3:** > 20 % Gewichtsverlust; eine enterale oder parenterale Ernährung ist indiziert.

Die folgenden zusätzlichen Parameter sollten in die Anamnese eines Patienten mit Gewichtsverlust mit einbezogen werden:

- **Laborwerte:** Serumalbumin, Hämoglobin, Nüchternblutzucker, C-reaktives Protein;
- **Medikamente:** appetitanregende Medikamente, Abführmittel, Enzyme, Antiemetika, Chemotherapeutika, Substanzen, die üblicherweise mit Anorexie assoziiert sind (z. B. Carboplatin, Cytarabin, Dacarbazin, Fluorouracil, Hydroxyurea, Methotrexat, Bleomycin) (Fearon et al. 2012; Adams et al. 2009; Pronsky 2008).

! Das sogenannte *»Refeeding-Syndrom«* ist eine unterschätzte, mögliche Komplikation bei Patienten mit einem stark verminderten Körpergewicht und/oder verminderter Nahrungsaufnahme, lang anhaltendem Erbrechen und/oder Diarrhoe sowie bei Patienten, die mehr als sieben Tage nahrungskarent sind. Der Begriff beschreibt eine Reihe von lebensbedrohlichen Komplikationen, die bei erneuter Nahrungszufuhr auftreten (v. a. Hypophosphatämie, Hypomagnesiämie und Hypokaliämie sowie Ödeme). Um ein Refeeding-Syndrom zu vermeiden, ist es daher wichtig, die Energiezufuhr vorsichtig, langsam und unter engem Monitoring zu steigern. Experten empfehlen mit 10 kcal pro kg Körpergewicht pro Tag (50–60 % Kohlenhydrate, 30–40 % Fett und 15–20 % Protein) zu beginnen, danach kann – je nach Verträglichkeit – eine schrittweise Steigerung um 5 kcal pro kg Körpergewicht pro Tag erfolgen. Dabei müssen die Blutwerte täglich kontrolliert werden, nach Bedarf ist eine Zugabe von Phosphat, Kalium und Magnesium indiziert (Stanga et al. 2008; Winter 2006).

Beispielhafte Ernährungsdiagnose/PESR-Statement:

- **P (Problem):** unzureichende Energie- und Nährstoffaufnahme mit nachfolgend unbeabsichtigtem Gewichtsverlust;
- **E (Etiology):** gesteigerter tumorassoziierter Energiebedarf, tumorassoziierte Inappetenz;

- **S (Symptome):** abnehmende Körperfett- und Muskelmasse (Abnahme der Hautfaltendicke, Phasenwinkel von 4,2 % lt. BIA-Messung, reduzierte Energie- und Proteinaufnahme um 60 % lt. Ernährungsprotokoll, Präalbumin-Werte ≤ 130 mg/dl, CRP ↑);
- **R+ (Ressourcen):** Unterstützung des Patienten durch Angehörige und Mitglieder einer Selbsthilfegruppe.

Ernährungswissenschaftlicher Hintergrund Ziel einer Ernährungsintervention bei einem Gewichtsverlust ist zunächst eine *Gewichtsstabilisierung*. Diese korreliert signifikant mit verbesserten Behandlungsergebnissen und einer erhöhten Lebensqualität (Carson et al. 2014; Baldwin et al. 2012). Für eine Gewichtsstabilisierung sollte die Energiedichte stufenweise gesteigert werden, entweder über die normale orale Kost, über den Einsatz von Trinknahrung oder über eine enterale bzw. parenterale Ernährung, die eine ausgewogene Nährstoffversorgung mit Kohlenhydraten, Protein und Fett sicherstellt. Darauf aufbauend kann dann in Kombination mit körperlicher Aktivität eine langsame Steigerung des Körpergewichts erfolgen (Arends et al. 2015; Valentini et al. 2013; Baldwin et al. 2012; Ravasco et al. 2012; Baldwin 2011; Stratton u. Elia 2010; Bozzetti et al. 2009; Bosaeus 2008).

! Bei einem Gewichtsverlust zielt die Ernährungsintervention auf die bei den Patienten aktuell im Vordergrund stehenden ernährungsrelevanten Symptome. Diese werden an anderer Stelle (► Kap. 1 bis 4) besprochen und sollten abgestimmt auf den aktuellen Zustand des Patienten nach den jeweils dafür zusammengestellten Interventions-Checklisten behandelt werden.

Empfehlungen aus der Praxis:

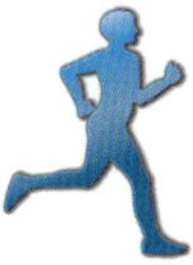

Körperliche Aktivität bei unbeabsichtigtem Gewichtsverlust

Ein *hoher Energieumsatz* durch körperliche Aktivität sollte *vermieden* werden, um den Gewichtsverlust nicht weiter zu begünstigen. Hingegen ist der *Erhalt der Muskelmasse* durch ein moderates Krafttraining *essenziell*. Hierbei ist eine enge individuelle und fachgerechte Betreuung und Anleitung unerlässlich (Arends et al. 2015; Zürcher u. Arends 2010).

- Neben den rein krankheitsbedingten Gründen müssen auch alle weiteren Ursachen des Gewichtsverlusts erkannt und berücksichtigt werden. Manche Patienten unterziehen sich beispielsweise populären *Krebsdiäten* oder *Fastenkuren*, in der Hoffnung, den Krebs damit »auszuhungern«. Dadurch kann sich der Gewichtsverlust jedoch noch weiter erhöhen (▶ Kap. 6.1). Auch sind bei vielen Tumorpatienten die natürlichen Mechanismen *Hunger*, *Appetit* und *Sättigung*, die das Essverhalten steuern, gestört. So klagen viele Patienten über mangelnden Appetit und verminderten oder keinen Hunger. Selbst bei einer verlockenden Mahlzeit können sie wegen eines vorzeitig einsetzenden Sättigungsgefühls nicht sonderlich viel essen. Dies führt nicht nur zur Frustration bei den Patienten, sondern auch bei deren Angehörigen. So entsteht ein oft erheblicher psychologischer Druck, Essen zu müssen, der den Teufelskreis weiter antreibt. Daher ist es wichtig, Wege zu finden, den Druck vom Essen zu nehmen – dies kann beispielsweise über die Verabreichung von Zusatznahrung oder durch künstliche Ernährung erfolgen.
- Auch das *Essensumfeld* spielt eine wichtige Rolle: Faktoren wie Präsentation der Speisen, kleinere Portionsgrößen oder ein liebevoll gedeckter Tisch können zur Steigerung der oralen Essens-

zufuhr beitragen. Auch die Motivation, die ein Patient dadurch erfährt, dass er in einer »Wohlfühlumgebung«, mit Freunden oder Familienmitgliedern oder auch ein besonderes Gericht isst, fördert die Freude am Essen.

- Bei Patienten mit einer *fortgeschritten Erkrankung* oder einer *refraktären Kachexie* ist eine Gewichtsstabilisierung nicht immer ein realistisches Ziel. In solchen Fällen sollte der Fokus der Intervention auf Lebensqualität und Symptomlinderung abzielen. Die Interventionsziele orientieren sich zudem am BMI:
  - **BMI >25 kg/m²:** Gewichtsverlust stoppen bzw. reduzieren (Ziel: nicht mehr als 1–2 kg in 14 Tagen oder 3 % des Körpergewichts in 3 Monaten); Erhalt bzw. Aufbau der Muskelmasse durch eine Sicherung der Energie- und Proteinzufuhr, kombiniert mit körperlicher Aktivität.
  - **BMI ≤24,9 kg/m²:** weitere Gewichtsabnahme vermeiden; stufenweiser Einsatz von hochkalorischer Trinknahrung und/oder künstlicher Ernährung (enteral oder parenteral); Erhalt bzw. Aufbau der Muskelmasse durch ausreichende Energie- und Proteinzufuhr, kombiniert mit körperlicher Aktivität.

Behandlungsziele:

- Gewicht stabilisieren,
- Muskelmasse erhalten,
- Essensmenge anpassen, Energiedichte maximieren und Ernährungsunterstützung stufenweise steigern.

Mögliche Ressourcen:

- Zusätzliche interdisziplinäre unterstützende Maßnahmen (z. B. psychoonkologische Begleitung, Sport- und Bewegungstherapie, Selbsthilfegruppen etc.),
- Unterstützung durch Familie und Angehörige.

Interventions-Checkliste

Die nachfolgend genannten Empfehlungen basieren auf Erfahrungsberichten und/ oder etablierten Protokollen, die sich bei unbeabsichtigtem Gewichtsverlust gut bewährt haben (Arends et al. 2015; Payne et al. 2012; Elliott u. Kiyomoto-Kuey 2010; Adams et al. 2009). Es muss jedoch darauf geachtet werden, dass die individuelle Verträglichkeit bei allen Maßnahmen Vorrang hat.

✓	**Interventionsziele bei unbeabsichtigtem Gewichtsverlust**
	Relevante individuelle Begleiterscheinungen priorisieren und im Hinblick auf das erwünschte Ziel behandeln
	Wünschenswerten Gewichtsbereich definieren (________________ kg)
	Ernährungsintervention
	Kleine, energiereiche Mahlzeiten über den Tag verteilt (alle 2–3 Stunden) verabreichen
	Über energiedichte Lebensmittel informieren und diese empfehlen (Protein ↑, Energie ↑)
	Diätetische Maßnahmen vermitteln, wie Energie- und Proteinzusätze in Mahlzeiten und Getränke integriert werden können
	Betonen, dass Essen und Trinken wichtige Bestandteile der Therapie sind
	Flexibilität anbieten bei Art, Quantität und Einteilung der Mahlzeiten
	Bisherige diätetische Einschränkungen reduzieren oder aufheben (soweit dies medizinisch möglich ist)
	Diätetische Maßnahmen vermitteln, um die Nahrungszubereitung zu vereinfachen und/oder Zubereitungs- und Garzeiten zu verkürzen; den Patienten überzeugen, Hilfe anzunehmen
	Nahrungsaufnahme auf die Tageszeiten legen, an denen sich der Patient am besten fühlt
	Empfehlen, energiereiche Getränke bevorzugt zu trinken

✓	**Interventionsziele bei unbeabsichtigtem Gewichtsverlust**
	Orale Nahrungssupplementation (z. B. Trinknahrung oder Anreicherung mit Pulver) (____ Flasche/Messlöffel ____ mal pro Tag)
	Essensumfeld optimieren (z. B. Präsentation des Essens, Temperatur, Herstellung, Kräuter und Gewürze kreativ verwenden); kleine Portionen auf großen Tellern anrichten (wirkt motivierend)
	Lebensstilintervention
	Empfehlen, die körperliche Aktivität zu steigern, mit dem Ziel Muskelmasse zu erhalten
	Darauf hinweisen, Rauchen und Kautabak zu vermeiden
	Medizinische Intervention
	Enterale oder parenterale Ernährung: unterstützende oder ausschließliche Verabreichung einleiten (s. ESPEN-Leitlinien zu Indikationen bzw. Kontraindikationen; http://www.dgem.de/espen.htm)
	Appetitanreger bzw. medikamentöse Unterstützung mit dem behandelnden Arzt besprechen

@ Die **Interventions-Checkliste** finden Sie auch zum bequemen Download unter www.schattauer.de/3074. Bei dieser ausdruckbaren Liste haben Sie die Möglichkeit, auch eigene Ergänzungen oder Anmerkungen mit aufzunehmen – erstellen Sie sich damit Ihre eigene, individuelle Interventions-Checkliste.

Literatur

Die Literatur zu diesem Kapitel ist online verfügbar unter www.schattauer.de/3074

3 Oropharyngeale Beschwerden

Der oropharyngeale Bereich besteht aus der Mundhöhle inkl. der Mundschleimhaut, aus der Zunge, dem Gaumen und dem Rachen (Pharynx). Letzterer beginnt hinter der Nase und führt nach unten hin zum Kehlkopf, zur Luft- (Trachea) und zur Speiseröhre (Oesophagus). Der Rachen wird in den Nasen- (Nasopharynx), den Mund- (Oropharynx) sowie den Schlundrachen (Laryngopharynx) untergliedert. Bei onkologischen Patienten können Beschwerden im *oropharyngealen Bereich* entweder von einem dort lokalisierten Tumor stammen oder auch durch Neben- bzw. Folgewirkungen einer antitumoralen Therapie (z. B. Chemo- oder Strahlentherapie) bedingt sein.

Da oropharyngeale Beschwerden meist zu einer verminderten Nahrungsaufnahme führen, sollten die folgenden Parameter in die Anamnese eines Patienten unbedingt mit einbezogen werden:

- **grundsätzlich:** relevante Begleiterscheinungen und Symptome notieren und priorisierten, insbesondere dann, wenn die Nahrungsaufnahme dadurch bereits eingeschränkt ist;
- **Laborwerte:** ▸ Kap. 2.2;
- **Medikamente:** ▸ Kap. 2.2;
- **relevante anthropometrische Messungen** vornehmen und Veränderungen (in %) festhalten: Körpergewicht, BMI, Taillenumfang, Hautfaltendicke, BIA;
- **Hydratationsstatus** und **Flüssigkeitszufuhr** evaluieren bzw. abklären;
- **Lebensstil** und **Essgewohnheiten** evaluieren:
  - mind. 3-Tage-Ernährungstagebuch (Menge, Vielfalt und Energieträger),
  - Gewichtsverlauf,
  - Energie- und Proteinaufnahme (quantitativ),

  - Vermeidung von Lebensmitteln bzw. Abneigung gegen bestimmte Nahrungsmittel sowie Lebensmittelallergien und -unverträglichkeiten abklären,
  - Funktionalität von Mund und Mundhöhle prüfen (z. B. Zahnprothese? Reizstellen vorhanden? Kaufunktion regelgerecht? etc.),
  - Hinweise zur Mundhygiene (Mundhygieneprotokoll) und Anleitung zu Mundspülungen,
  - sonstige Faktoren, die das Essensumfeld betreffen (z. B. Präsentation des Essens, Temperatur, Herstellung etc.);
- **Beurteilung von Depression/Angst** mittels Fragebogen (z. B. HADS, SF-36).

3.1 Beschwerden im oralen Bereich

Die häufigsten Probleme, die bei onkologischen Patienten im Mundbereich auftreten können, sind Veränderungen des Geschmacksempfindens (▸ Abb. 6), Eindicken des Speichels (▸ Abb. 7), Mundtrockenheit (Xerostomie) (▸ Abb. 7) und Entzündungen der Mundschleimhaut (orale Mukositis) (▸ Abb. 7). Auch Kau-, aber auch Schluckstörungen (▸ Kap. 3.2.2) nehmen bereits im oralen Bereich ihren Ausgang (z. B. aufgrund eines schlechten Zahnstatus).

3.1.1 Geschmacksveränderungen

Die 5 Hauptgeschmacksrichtungen sind süß, bitter, salzig, sauer und umami[1] (herzhaft). Der Geschmackssinn entsteht aus einem hochkomplexen Wechselspiel zwischen dem Geruchssinn und

---

1 Umami: japanischer Begriff für eine vollmundige Geschmacksrichtung, die als herzhaft, fleischig, pikant oder wohlschmeckend bezeichnet werden kann.

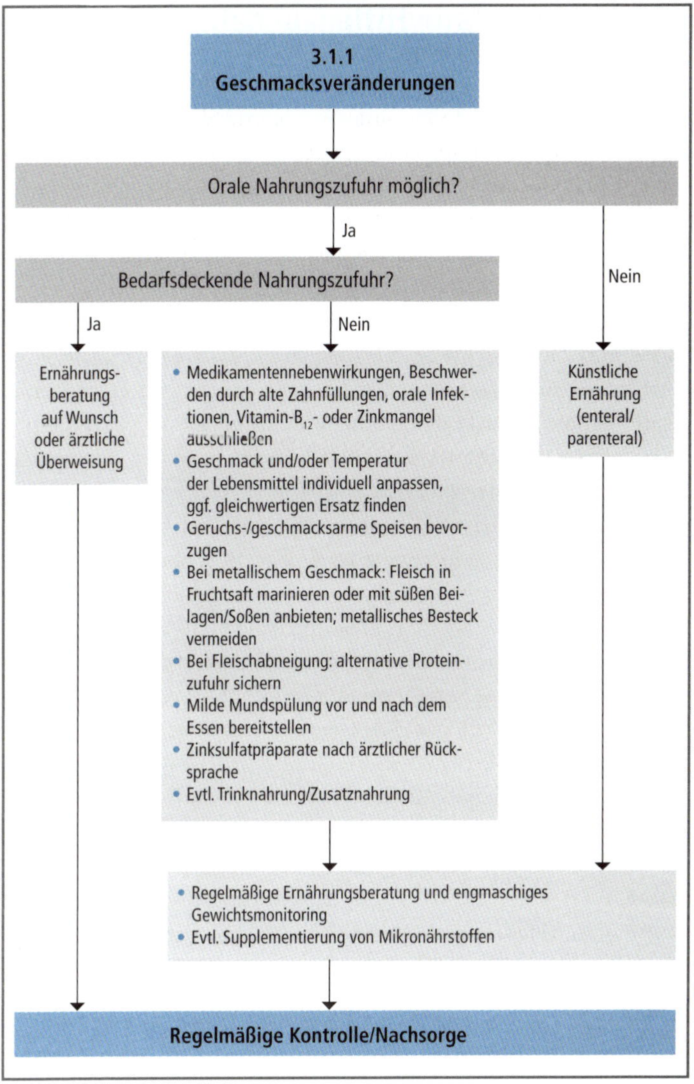

Abb. 6 Oropharyngeale Beschwerden: oraler Bereich I (nach Roman-Herzog-Krebszentrum – Comprehensive Cancer Center am Klinikum rechts der Isar, Standards of Practice »Ernährungstherapie bei onkologischen Erkrankungen«).

Sinneseindrücken, die über die Zunge wahrgenommen werden. Vermutlich sind bis zu 80 % der sensorischen Wahrnehmung beim Essen auf den Geruchssinn zurückzuführen. Darüber hinaus beeinflussen auch psychisch-emotionale Aspekte wie Assoziationen, Erwartungshaltungen und visuelle Reize den Geschmackssinn. Daher kann es vorkommen, dass Patienten mit bestimmten Lebensmitteln ein negatives Gefühl verbinden oder eine unangenehme Geschmacksempfindung assoziieren und diese dann auf unbestimmte Zeit ablehnen (Mainland u. Sobel 2006).

Der Geschmackssinn kann sich in verschiedene Richtungen verändern:

- **Hypogeusie/Ageusie:** sehr gedämpftes (Hypogeusie) bis hin zu gar keinem (Ageusie) Geschmacksempfinden,
- **Hypergeusie:** sehr starkes, übernormales Geschmacksempfinden,
- **Dysgeusie:** verändertes Geschmacksempfinden; die Lebensmittel weisen eine unangenehme oder komplett andere Geschmacksrichtung auf.

Definition Geschmacksstörungen kommen bei onkologischen Patienten häufig vor und werden meist als dominant metallisch, bitter, süß, pappig oder auch salzig beschrieben (Hong et al. 2009). In der Folge kommt es zu Lebensmittelaversionen, insbesondere gegen Fleisch und Fisch, die schließlich zu einer eingeschränkten Energie- und Proteinaufnahme führen. Daher sollte das »Aufspüren« von für die Patienten akzeptablen Protein- und Energiequellen im Mittelpunkt einer Ernährungsintervention stehen. Um den Geschmacksveränderungen mit gezielten und individuell angepassten Ernährungsmaßnahmen begegnen zu können, ist es wichtig, eine gründliche Anamnese durchzuführen, um ein möglichst detailliertes Bild von allen Ursachen zu erhalten.

Geschmacksveränderungen sind auf eine Vielzahl von Faktoren zurückzuführen. Zu den häufigsten *Ursachen*, die eine veränderte

Geschmacksempfindung bei Tumorpatienten auslösen können, zählen (Ganzer et al. 2012; Imoscopi et al. 2012; McLaughlin u. Mahon 2012; Sanchez-Lara et al. 2010; Zürcher u. Arends 2010; Epstein u. Barasch 2010; Hong et al. 2009; Hutton et al. 2007):

- Medikamenteneinnahme oder Polypharmazie,
- Zink- und/oder Kupfer- und/oder Vitamin-B_{12}-Mangel,
- orale bzw. systemische Erkrankungen,
- Tumoren[2],
- orale Entzündungen (Mukositis),
- Mundtrockenheit (Xerostomie) und/oder veränderte Speichelproduktion,
- Radio- und Chemotherapie (die Rezeptorzellen, die für die Reizaufnahme von Geschmacks- und Geruchsempfindungen zuständig sind, können leicht infolge der Therapie geschädigt werden),
- Stammzelltransplantation[3],
- Dämpfung oder Veränderung des Geruchssinns,
- schlechte oder ungenügende oralhygienische Maßnahmen,
- orale Infektionen (z. B. durch Candida albicans, Herpes-simplex-Viren),
- alte Zahnfüllungen/Parodontitis/Karies.

Anamnese Die folgenden Punkte sollten ergänzend zu den anfangs (► S. 83) aufgeführten anamnestischen Parametern mit abgeklärt werden:

- **Laborwerte:** Serumalbumin, Vitamin B_{12}, Serumferritin;

---

2 Nicht nur Tumoren im oralen Bereich, auch Tumoren an Hirnnerven können zu einer Beeinträchtigung des Geschmackssinns führen. Man vermutet, dass Tumoren Stoffwechselprodukte erzeugen können, die ebenfalls zu einem veränderten Geschmacksempfinden beitragen könnten (McLaughlin u. Mahon 2012).

3 Eine hochdosierte Chemo- oder Radiotherapie vor einer hämatopoetischen Stammzelltransplantation wird mit einer Hypo- und Ageusie assoziiert.

- **Medikamente:** Zytostatika wie Capecitabin, Cisplatin, Cyclophosphamid, Doxorubicin, 5-Fluorouracil, Methotrexat und Paclitaxel sind am häufigsten mit Geschmacksstörungen assoziiert (Epstein u. Barasch 2010).

Die Beurteilung des Schweregrads einer Geschmacksstörung lässt sich aus den Kriterien des »*Common Terminology Criteria of Adverse Events*«-Systems für Dysgeusie ableiten:

- **Schweregrad 1:** veränderter Geschmackssinn ohne veränderte Essgewohnheiten;
- **Schweregrad 2:** veränderter Geschmackssinn (unangenehmes Geschmacksempfinden oder kompletter Geschmacksverlust) mit veränderten Essgewohnheiten.

Da Veränderungen im Geschmack nachweislich die Nahrungsaufnahme beeinträchtigen und somit zu einer Gewichtsreduktion führen können, sollte die Schweregrad-Skala mit den gleichen Kriterien fortgesetzt werden, die auch bei Anorexie (▶ Kap. 1.1.1) Anwendung finden:

- **Schweregrad 3:** Appetitverlust assoziiert mit signifikantem Gewichtsverlust oder einer Mangelernährung (z. B. unzureichende Energie- oder Flüssigkeitsaufnahme); eine Ernährungsunterstützung ist indiziert;
- **Schweregrad 4:** lebensbedrohlich; eine medizinische Intervention ist dringend notwendig.

Beispielhafte Ernährungsdiagnose/PESR-Statement:

- **P (Problem):** unzureichende Energie- und Proteinaufnahme aufgrund von Geschmacksveränderungen;
- **E (Etiology):** Nebenwirkung der Cisplatin-Infusion;
- **S (Symptome):** deutlich verminderte Nahrungsaufnahme von 50–60 % des errechneten Soll-Energiebedarfs (ca. 1 950 kcal/Tag), verminderte Aufnahme von lediglich 60 % des Proteinbedarfs

über tierische Proteinträger (wie z. B. Fleisch, Fisch, Käse), Schilderung des Patienten über ein metallisches Geschmacksempfinden;

- **R+ (Ressourcen):** Modifikation von Zubereitung und Darreichung der Mahlzeiten (z. B. süße Soßen, Plastikbesteck), die Motivation des Patienten neue Geschmacksrichtungen und Kochtechniken auszuprobieren wird durch seine Familie unterstützt.

Ernährungswissenschaftlicher Hintergrund:

Exkurs

Der Geschmackssinn nimmt nicht nur mit dem Alter ab, sondern verändert sich auch im Lauf des Lebens. Wissenschaftliche Ergebnisse zeigen, dass die Empfindlichkeit für die einzelnen Grundgeschmacksarten im Alter nicht gleich stark abnimmt – salzig und umami werden zum Beispiel zunehmend schwächer empfunden, während sich die Wahrnehmung von süß kaum verändert. Diese Befunde erklären, warum gerade von älteren Menschen süßere Gerichte bevorzugt werden (*Evidenzgrad C*) (Imoscopi et al. 2012; McLaughlin u. Mahon 2012).

- In mehreren Beobachtungsstudien wurden Geschmackveränderungen als eine der wichtigsten Ursachen für eine verminderte Energie- und Proteinaufnahme identifiziert. Allerdings gibt es bis heute nur wenige Studien, die geeignete Ernährungsinterventionen gut beschreiben. Entsprechende Maßnahmen sollten auf jeden Fall eine bedarfsgerechte Energie- und Proteinzufuhr sicherstellen (*Evidenzgrad D*).
- *Zink* ist bei der Bildung von Proteinen in den Geschmacksrezeptoren beteiligt. Die zusätzliche Gabe von Zinkgluconat wurde daher in einigen wenigen Studien untersucht, jedoch nur mit inkonsistenten Ergebnissen. Daher sollte die Gabe von Zinkprä-

paraten nicht empfohlen werden (*Evidenzgrad C*) (Arends et al. 2015; Yagi et al. 2013).

Empfehlungen aus der Praxis:

- Kleine *Änderungen bei der Speisenzubereitung* können altersunabhängig eine große Hilfe für Patienten sein, die unter einer Geschmacksveränderung leiden. Der Geschmack von Speisen kann z. B. durch Verwendung von Kräutern, Gewürzen, Salz, oder Zucker intensiviert werden. Auch können Veränderungen in der Textur des Essens vorgenommen werden, die zu mehr Abwechslung und Gestaltungsvielfalt führen und damit das Esserlebnis insgesamt verbessern können.
- Das *Auge isst mit*: Nicht nur die Speisen selbst, sondern auch deren Präsentation, das Anrichten, die Tischdekoration oder die räumliche Essensumgebung, spielen eine große Rolle beim Genießen der Mahlzeiten. Dieser Aspekt sollte insbesondere bei jenen Patienten berücksichtigt werden, die durch die Geschmacksveränderung, Freude und Lust am Essen verloren haben.
- Der Schwerpunkt der Ernährungsinterventionen richtet sich in der Regel nach der *Ursache* und der *Art* der Geschmacksveränderungen.

Behandlungsziele:

- Sicherung einer bedarfsgerechten Protein- und Energiezufuhr,
- individuelle Anpassung der Lebensmittelauswahl, ggf. Ersatz durch gleichwertige Lebensmittel.

Mögliche Ressourcen:

- Unterstützung durch Familie und Angehörige bei der Zubereitung der Mahlzeiten,
- Inanspruchnahme von unterstützenden, motivationsfördernden Maßnahmen (Gruppenangebote zum gemeinsamen Kochen, Kurse zu neuen Zubereitungstechniken, Angebote für neue Ge-

schmacksrichtungen, Bewusstsein für Esskultur und Esserlebnis schaffen etc.).

Interventions-Checkliste

Die nachfolgend genannten Empfehlungen basieren auf Erfahrungsberichten und/oder etablierten Protokollen, die sich im Umgang mit Geschmacksveränderungen gut bewährt haben (Epstein u. Barasch 2010; Hovan et al. 2010; Sanchez-Lara et al. 2010; Hong et al. 2009). Es muss jedoch darauf geachtet werden, dass die individuelle Verträglichkeit bei allen Maßnahmen Vorrang hat.

✓ Interventionsziele bei Geschmacksveränderungen

Relevante individuelle Begleiterscheinungen priorisieren und im Hinblick auf das erwünschte Ziel behandeln

Ernährungsintervention

Empfehlungen:

- geruchsarme Speisen bevorzugen, z. B. Naturjoghurt, Rühreier etc.
- Nahrungsmittel mit wenig Eigengeschmack bevorzugen, z. B. Reis, Teigwaren, Kartoffeln, Weißbrot etc.
- Gewürze und Soßen kreativ einsetzen, um die Geschmacksrichtung anzupassen, z. B. süße Marinaden, milde Kräuter und Salatsoßen
- kompletten oder starken Geschmacksverlust durch abwechslungsreiche Bisserlebnisse kompensieren, z. B. weich, knackig, körnig, flüssig etc.
- Geschmack und/oder Temperatur der Lebensmittel individuell anpassen, ggf. gleichwertigen Ersatz finden, z. B.:
  - bei metallischem Geschmack: Fleisch in Fruchtsaft marinieren oder mit süßer Beilage/Soße essen und metallisches Besteck vermeiden
  - bei Fleischabneigung: alternative Proteinzufuhr sichern (z. B. Tofu)
  - bei Hypogeusie: verstärkt Gewürze wie Curry, Ingwer oder Zimt einsetzen

Essensumfeld und Präsentation der Speisen optimieren (z. B. Essengerüche minimieren, dadurch dass in gut belüfteten Räumen serviert wird)

✓	**Interventionsziele bei Geschmacksveränderungen**
	Lebensmittel immer wieder neu anbieten und ausprobieren
	Zu den Mahlzeiten immer wieder kleine Mengen trinken, um den Geschmack wegzuspülen
	Bisherige diätetische Einschränkungen reduzieren oder aufheben (soweit dies medizinisch möglich ist)
	Diätetische Maßnahmen vermitteln, um eine bedarfsgerechte Energie- und Proteinzufuhr zu sichern (▸ Kap. 1 u. 2)
	Lebensstilintervention
	Gründliche Zahn- und Mundhygiene betonen
	Verwendung einer milden Mundspülung vor, nach und/oder während des Essens empfehlen; Lösung zum Selbstherstellen: 1 TL Salz mit 1–2 TL Natron in 250 ml Wasser auflösen (das Salz kann ggf. weggelassen werden)
	Darauf hinweisen, Rauchen und Kautabak zu vermeiden
	Medizinische Intervention
	Vitamine und Mikronährstoffe nach Bedarf supplementieren (z. B. Zink, Vitamin B_{12})
	Enterale oder parenterale Ernährung: unterstützende oder ausschließliche Verabreichung einleiten (s. ESPEN-Leitlinien zu Indikationen bzw. Kontraindikationen; http://www.dgem.de/espen.htm)
	Appetitanreger bzw. medikamentöse Unterstützung mit dem behandelnden Arzt besprechen

@ Die **Interventions-Checkliste** finden Sie auch zum bequemen Download unter www.schattauer.de/3074. Bei dieser ausdruckbaren Liste haben Sie die Möglichkeit, auch eigene Ergänzungen oder Anmerkungen mit aufzunehmen – erstellen Sie sich damit Ihre eigene, individuelle Interventions-Checkliste.

3.1.2 Veränderter Speichelfluss

Bei onkologischen Patienten manifestiert sich ein veränderter Speichelfluss (▸ Abb. 7) am häufigsten in Form einer Mundtrockenheit (Xerostomie), als verminderter oder auch als verstärkter Speichelfluss.

Definition Als **Xerostomie** (gr. ausgedörrter, trockener Mund) wird eine subjektiv empfundene Mundtrockenheit bezeichnet, die durch eine ungewöhnlich niedrige oder nachlassende Speichelsekretion bedingt ist. Der Begriff Xerostomie beschreibt üblicherweise alle Schweregrade eines verminderten Speichelflusses, von niedrig bis hin zu völlig fehlend. Patienten klagen üblicherweise erst über Mundtrockenheit, wenn die unstimulierte Speichelflussrate weniger als die Hälfte des Normalwerts beträgt. Da der normale Speichelfluss ein wichtiges Schutzsystem für die Erhaltung der oralen und pharyngalen Gesundheit darstellt, kann eine Speichelflussabnahme zu einer geröteten und schmerzempfindlichen Schleimhaut im gesamten oralen Bereich führen (Jensen et al. 2010).
Eine viskös-schleimige, säuerliche Speichelbeschaffenheit zeichnet den **dickflüssigen Speichel** aus. Diese Speichelbeschaffenheit tritt am häufigsten bei Patienten auf, die sich einer Operation oder Bestrahlung im Kopf-Hals-Bereich unterziehen mussten. Darüber hinaus kann eine dickflüssige Speichelkonsistenz oft als Begleitsymptom einer Mukositis oder Stomatitis auftreten. Abhängig von Menge, Konsistenz und Häufigkeit der Sekretion kann dies zu Übelkeit, Erbrechen, Dysphagie und/oder zu einer eingeschränkten oralen Nahrungszufuhr führen.
Verstärkter Speichelfluss wird klinisch als Hypersalivation bezeichnet und beschreibt einen relativ hohen, übermäßigen Speichelfluss. Ein verstärkter Speichelfluss kann häufig Begleitsymptom einer Übelkeit (▸ Kap. 4.1) sein.

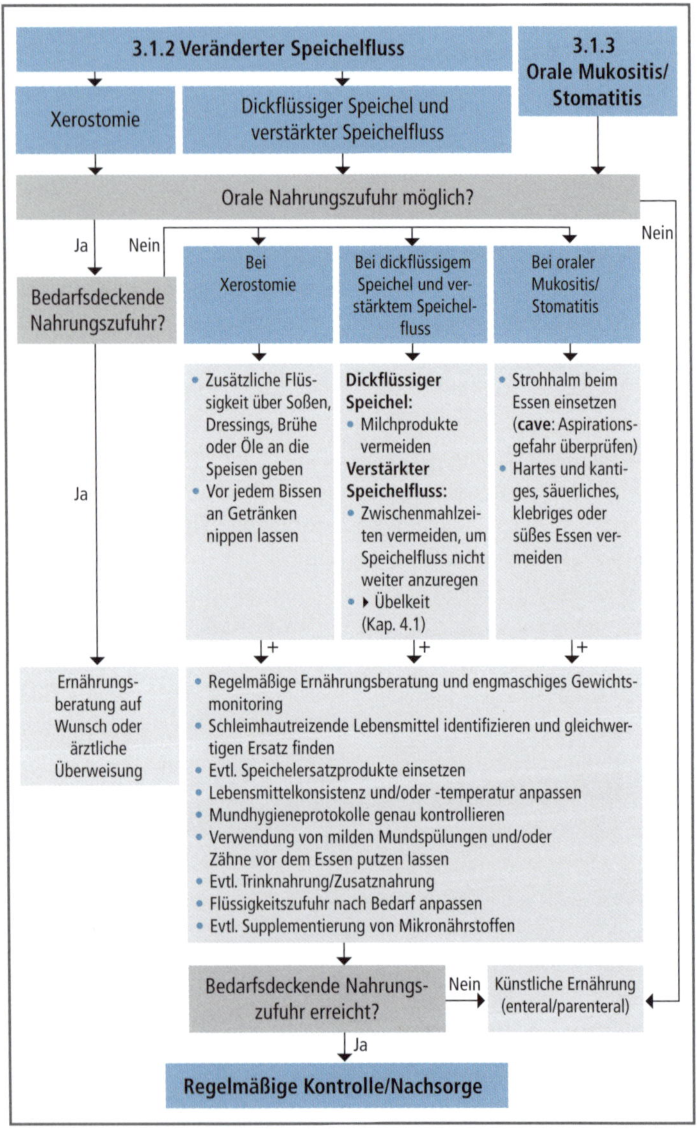
3.1.2 Veränderter Speichelfluss
3.1.3 Orale Mukositis/ Stomatitis
Xerostomie
Dickflüssiger Speichel und verstärkter Speichelfluss
Orale Nahrungszufuhr möglich?
Ja
Nein
Nein
Bedarfsdeckende Nahrungszufuhr?
Bei Xerostomie
Bei dickflüssigem Speichel und verstärktem Speichelfluss
Bei oraler Mukositis/ Stomatitis
• Zusätzliche Flüssigkeit über Soßen, Dressings, Brühe oder Öle an die Speisen geben
• Vor jedem Bissen an Getränken nippen lassen
Dickflüssiger Speichel:
• Milchprodukte vermeiden
Verstärkter Speichelfluss:
• Zwischenmahlzeiten vermeiden, um Speichelfluss nicht weiter anzuregen
• ▸ Übelkeit (Kap. 4.1)
• Strohhalm beim Essen einsetzen (cave: Aspirationsgefahr überprüfen)
• Hartes und kantiges, säuerliches, klebriges oder süßes Essen vermeiden
Ja
+
+
+
Ernährungsberatung auf Wunsch oder ärztliche Überweisung
• Regelmäßige Ernährungsberatung und engmaschiges Gewichtsmonitoring
• Schleimhautreizende Lebensmittel identifizieren und gleichwertigen Ersatz finden
• Evtl. Speichelersatzprodukte einsetzen
• Lebensmittelkonsistenz und/oder -temperatur anpassen
• Mundhygieneprotokolle genau kontrollieren
• Verwendung von milden Mundspülungen und/oder Zähne vor dem Essen putzen lassen
• Evtl. Trinknahrung/Zusatznahrung
• Flüssigkeitszufuhr nach Bedarf anpassen
• Evtl. Supplementierung von Mikronährstoffen
Bedarfsdeckende Nahrungszufuhr erreicht?
Nein
Künstliche Ernährung (enteral/parenteral)
Ja
Regelmäßige Kontrolle/Nachsorge

◂ **Abb. 7** Oropharyngeale Beschwerden: oraler Bereich II (nach Roman-Herzog-Krebszentrum – Comprehensive Cancer Center am Klinikum rechts der Isar, Standards of Practice »Ernährungstherapie bei onkologischen Erkrankungen«).

Als mögliche *Ursachen* kommen bestimmte Medikamente, eine Chemo- und/oder Strahlentherapie (v.a. im Kopf-Hals-Bereich), operative Eingriffe im oropharyngealen Bereich sowie ein fortgeschrittenes Alter in Betracht, die einzeln, aber auch in Kombination mit kurz- und langfristigen Veränderungen des Speichelflusses verbunden sind – insbesondere mit einem verminderten Speichelfluss. Ein normaler Speichelfluss wird durch eine intakte Lippen- und Kieferkontrolle sowie eine intakte Schluckfunktion gesteuert. Daher kann ein verstärkter Speichelfluss durch insuffiziente motorische orale Fähigkeiten, eine verminderte zentralnervöse Kontrolle und/oder Koordination oder durch gestörte Schluckabläufe hervorgerufen werden. Im Folgenden sind weitere Faktoren genannt, die häufig einen veränderten Speichelfluss auslösen:

- unzureichende Mundhygiene,
- orale Infektionen (z.B. durch Candida albicans, Herpes-simplex-Viren),
- bestimmte Erkrankungen (z.B. Sjögren-Syndrom, AIDS, Heerfordt-Syndrom[4]),
- Graft-versus-Host-Reaktion (GvHR, nach allogener Stammzelltransplantation),
- Entzündungen oder Tumoren der Speicheldrüsen,
- orale Mukositis bzw. Stomatitis,
- Dehydratation,
- Alkoholabusus,
- Tabakkonsum und Rauchen.

---

4 Das Heerfordt-Syndrom ist eine chronische Entzündung der Ohrspeichel- (Parotis) und Tränendrüse.

! Ein fortgeschrittenes Alter, medizinische und zahnmedizinische Gegebenheiten sowie Lebensstil-Faktoren können den Schweregrad der Speichelflussveränderungen beeinflussen. Alle Veränderungen des Speichelflusses begünstigen die Entstehung von oralen Infektionen, Karies, Parodontitis und Kieferosteonekrose, führen zu Schwierigkeiten beim Sprechen und Schlucken und letztlich zu einer verminderten Nahrungsaufnahme (Deutsche Gesellschaft für Hals-Nasen-Ohren-Heilkunde, Kopf- und Hals-Chirurgie 2013; Jensen et al. 2010; Ontario Cancer Symptom Management Collaborative 2012).

Anamnese Wissenschaftliche Untersuchungen ergaben eine starke Assoziation zwischen verändertem Speichelfluss und oraler Mukositis, Dehydratation, Übelkeit, Erbrechen und verändertem Geschmacksempfinden. Diese Symptome sollten daher immer mit abgeklärt werden, um sie bei der Ätiologie des verminderten Speichelflusses berücksichtigen zu können (Ontario Cancer Symptom Management Collaborative 2012; Jensen et al. 2010).
Die folgenden Parameter ergänzen die bereits aufgeführten (► S. 83) anamnestischen Parameter:

- **Laborwerte:** Blutbild, Serumalbumin, Serumferritin, Hämoglobin, Nüchternblutzucker[5], C-reaktives Protein;
- **Medikamente/Therapie-Regime:** Bestrahlung (speziell im Kopf-Hals-Bereich), Zytostatika, Antihypertensiva, Anticholinergika, trizyklische Antidepressiva, Amphetamine, Antihistaminika (können den Speichelfluss negativ beeinflussen)[6].

---

5 Erhöhte Blutzuckerwerte bringen ein höheres Risiko für Xerostomie mit sich.

6 Dies ist nur eine Auswahl von Medikamenten, die am häufigsten zu Mundtrockenheit führen. Insgesamt ist bei über 400 Medikamenten Xerostomie als mögliche Nebenwirkung der Einnahme aufgelistet.

Das »*Common Terminology Criteria of Adverse Events*«-System unterteilt die Störungen des Speichelflusses in »trockener Mund« (bis Grad 3) und »Speichelgangentzündung« (bis Grad 4), wobei hier von »zähem, dickflüssigem Speichel« die Rede ist. Die folgende Einteilung und Beurteilung des Schweregrads ist daher eine Anpassung (U.S. Department Of Health And Human Services, NIH, National Cancer Institute 2010):

- **Schweregrad 1:** symptomatische Speichelveränderungen (z.B. Mundtrockenheit, dickflüssiger Speichel) mit wenig oder fast unveränderten Essgewohnheiten;
- **Schweregrad 2:** moderate Veränderungen im Speichelfluss mit veränderten Essgewohnheiten;
- **Schweregrad 3:** störende Symptomatik, die direkt zu einer verminderten Nahrungsaufnahme und/oder einer Verhinderung der Nahrungsaufnahme führen;
- **Schweregrad 4:** lebensbedrohliche Reduktion der Nahrungsaufnahme aufgrund der Symptomatik; eine medizinische Intervention ist dringend notwendig.

Beispielhafte Ernährungsdiagnose/PESR-Statement:

- **P (Problem):** erschwerte Nahrungsaufnahme, Scham an Mahlzeiten teilzunehmen;
- **E (Etiology):** veränderter Speichelfluss in Form einer Xerostomie;
- **S (Symptome):** der Patient schildert sein Unvermögen, trockene Lebensmittel wie Teigwaren, Fleisch und Brot zu verzehren, und vermeidet an Familienmahlzeiten teilzunehmen;
- **R+ (Ressourcen):** eine psychoonkologische Betreuung ist eingeleitet, Unterstützung des Patienten durch informierte und für das Problem sensibilisierte Angehörige.

Ernährungswissenschaftlicher Hintergrund:

> **Exkurs**
> Veränderungen im Speichelfluss führen in der Regel sehr schnell zu Veränderungen in den Essgewohnheiten und/oder zu einer deutlich abnehmenden Esslust. Patienten mit Xerostomie berichten oft, dass sie bestimmte Lebensmittel nicht mehr essen können, weil diese zu trocken oder zu klebrig sind – da ohne die Enzyme des Speichels (z. B. Amylase) die Gleit- und Schluckfähigkeit des Essens nicht mehr gegeben ist.

- Altersunabhängig kann eine unbehandelte Veränderung des Speichelflusses sehr schnell zu einer Mangelernährung führen (*Evidenzgrad B*) (Jensen et al. 2010).

Empfehlungen aus der Praxis:

- Eine Ernährungstherapie zielt hauptsächlich auf die Vermeidung oraler Beschwerden und/oder Schmerzen, die Optimierung von Essensauswahl und -konsistenz und die Sicherstellung einer bedarfsgerechten Protein- und Energiezufuhr ab.
- Da Veränderungen des Speichelflusses sich negativ auf die Lebensqualität auswirken, muss eine erfolgreiche Ernährungstherapie dazu beitragen, Einschränkungen soweit als möglich zu minimieren oder adäquate Alternativen anzubieten, um die Lebensqualität der Patienten zu erhöhen und einer Mangelernährung vorzubeugen.
- Durch verstärkten Speichelfluss oder dickflüssigen Speichel können Schwierigkeiten beim Sprechen und Schlucken auftreten. Patienten mit Mundtrockenheit essen kaum noch gemeinsam mit anderen, da sie ständig Mundspülungen, Mundsprays oder kleine Flüssigkeitsportionen benötigen, um das Essen herunterschlucken zu können. Es treten daher Schamgefühle auf, auch

weil die Patienten häufig nur noch unsauber essen können. Hinzu kommt, dass die Auswahl an verträglichen Lebensmitteln außer Haus sehr limitiert ist. Extreme Einschränkungen können langfristig zu Mangelerscheinungen, aber auch zu einem Gefühl der Isolation führen. Patienten sollte daher durch geeignete Maßnahmen ermöglicht werden, wieder gerne in Gemeinschaft zu essen – hierfür kann auch die zusätzliche Unterstützung durch einen Psychoonkologen sehr hilfreich sein.

- Medizinische Therapiemaßnahmen sollten den *Austausch von Medikamenten* gegen solche mit einem entsprechend günstigeren Nebenwirkungsprofil (▶ S. 96) beinhalten – sofern dies möglich ist.
- Eine pharmakologische und/oder mastikatorische[7] *Stimulation des Speichelflusses*, symptomatische *Maßnahmen zur Befeuchtung der Mund- und Rachenschleimhaut* sowie vorbeugende *Maßnahmen gegen orale Infektionen* sollten ebenfalls Teil der Ernährungsintervention sein.
- Durch Anregungen und praktische Tipps sollten Patienten gezielt dabei unterstützt werden, ihr Ernährungswissen zu erweitern, um sich so bestmöglich an die veränderte Situation anpassen zu können.

! Der Speichelfluss wird am stärksten durch *sauer schmeckende Lebensmittel* stimuliert – daher wird oft dazu geraten, den Speichelfluss durch zuckerfreie Bonbons oder Kaugummis oder auch durch Pfefferminz- und Zitronentee anzuregen. Bei dickflüssigem Speichel wird häufig auch der *Verzehr von Ananas oder Papaya* aufgrund des hohen Gehalts an Bromelain empfohlen. Diese Empfehlungen sollten jedoch *nur mit äußerster Vorsicht* gegeben werden – säuerliche Lebensmittel können die trockene Mundschleimhaut reizen und in extremen Fällen sogar Infektionen auslösen. Diese Maßnahmen sind daher meist kontraindiziert. Zudem

7 Den Kaumuskel oder Kauakt betreffend.

raten Experten von der Verwendung von Lemonsticks und Glycerin gegen Mundtrockenheit ab. Zum Verzehr von Ananas oder Papaya existiert augenblicklich auch nur ungenügende wissenschaftliche Evidenz, um hierfür eine Empfehlung auszusprechen (Ganzer et al. 2012; Elliot u. Kiyomoto-Kuey 2010; Jensen et al. 2010; Harris et al 2008).

- Das Kauen einer geschmacklosen Kaumasse stimuliert zwar auch den Speichelfluss, der Effekt wäre aber deutlich höher, wenn dieser zusätzlich Geschmacksstoffe zugefügt würden (*Evidenzgrad D*) (Farrington et al. 2010; Ganzer et al. 2012; Jensen et al. 2010).

! Eine *trockene Mundschleimhaut* verschlechtert die Anpassung und Haftung von Zahnprothesen; dies wiederum beeinträchtigt die Kaufähigkeit. Gerade bei älteren Patienten, die ihre Kauprobleme oft verschweigen, treten diese Schwierigkeiten häufig auf, da eine Xerostomie bei ihnen hohe Prävalenz aufweist. Eine Ernährungsintervention muss diesen Umstand berücksichtigen, vor allem, wenn Patienten Suppen und/oder pürierte und weiche Lebensmittel bevorzugen (Peterson et al. 2013; National Cancer Institute 2012; Ontario Cancer Symptom Management Collaborative 2012).

Behandlungsziele:
- Bedarfsgerechte Protein- und Energiezufuhr sichern,
- Lebensmittelauswahl optimieren, mit dem Ziel die Akzeptanz zu erhöhen und Beschwerden vorzubeugen,
- Strategien zur Mundhygiene vermitteln bzw. dem Patienten die Bedeutung der Mundpflege verdeutlichen.

Mögliche Ressourcen:
- Psychoonkologische Unterstützung des Patienten mit dem Ziel gemeinsame Mahlzeiten mit anderen wieder zu ermöglichen,

- pflegerische Unterstützung des Patienten bei mundhygienischen Maßnahmen.

3.1.3 Orale Mukositis/Stomatitis

Die Interventionsmaßnahmen und das Vorgehen bei oraler Mukositis bzw. Stomatis sind im vorhergehenden Algorithmus (► Abb. 7, ► S. 94) dargestellt.

Definition Als orale Mukositis wird eine akute **Entzündung der Mundschleimhaut** bezeichnet. Diese kann in Form von mehreren kleinen wunden Stellen bis hin zu großflächigen Ulzerationen auftreten. Während eine Mukositis den gesamten Gastrointestinaltrakt betreffen kann, leiden onkologische Patienten häufig an einer Stomatitis – einer **Mukositis im Oropharyngealbereich**.
Eine Stomatitis kann für den Patienten äußerst belastend sein und bringt erhebliche klinische Folgen wie Schmerzen, lokale und systemische Infektionen, Dehydratation, Xerostomie und infolge dessen eine Mangelernährung mit sich. Nicht selten brechen Patienten eine Tumortherapie wegen der mukositisbedingten unerträglichen Schmerzen, der nur noch eingeschränkt möglichen oralen Zufuhr und/oder wegen des extremen Gewichtsverlustes ab – daraus resultieren nicht nur eine reduzierte Lebensqualität, sondern auch beschränkte Möglichkeiten für eine Heilung. Daher gehört eine orale Mukositis oder Stomatitis zu einer der schwerwiegendsten und dosislimitierendsten Nebenwirkungen der Antitumortherapie (Bowen et al. 2013; Epstein u. Schubert 2003).
Zu einer oralen Mukositis können *ursächlich* mehrere Faktoren beitragen: Es besteht ein direkter kausaler Zusammenhang zwischen einer durch Myelosuppression bedingten Abnahme der Leukozyten/Granulozyten und der Häufigkeit und Intensität einer oralen Mukositis. Je nach Anwendungsgebiet und Dosierung kann eine Mukositis innerhalb von 5 bis 10 Tagen nach Beginn der Chemo- oder

Strahlentherapie auftreten. Daneben sind noch weitere Ursachen für eine orale Mukositis bekannt (Lambertz et al. 2010).
Im Folgenden werden die häufigsten Faktoren benannt, die eine orale Mukositis auslösen können:

- Tumoren im Oropharyngealbereich,
- Bestrahlungen im Oropharyngealbereich[8],
- multimodale Therapien[9],
- Mundtrockenheit,
- orale Infektionen (z. B. durch Candida albicans),
- Dehydratation,
- unzureichende oder vernachlässigte Mundhygiene bzw. zahnärztliche Eingriffe,
- Tabak- und Alkoholkonsum,
- bestimmte Medikamente (vgl. Anamnese ▸ S. 103),
- Immunsuppression.

Im Vordergrund stehen prophylaktische Maßnahmen zur Vermeidung der Mukositis. Tritt eine orale Mukositis trotzdem auf, kann sie – wenn frühzeitig erkannt – möglicherweise erfolgreich medizinisch behandelt werden. Unbehandelt entstehen Mundschleimhautschäden, die nicht nur die orale Schutzbarriere beeinträchtigen, sondern dazu führen, dass Ulzerationen schneller auftreten und sich zu einer systemischen Infektion ausbreiten können.

Anamnese Wegen der eingangs erwähnten starken Korrelation zwischen einem veränderten Speichelfluss und Symptomen wie oraler

8 Ein Großteil der Patienten, der sich einer Bestrahlung im Oropharyngealbereich unterziehen muss, entwickelt eine orale Mukositis (Lambertz et al. 2010).

9 Bis zu 85 % der Patienten, die eine Kombination von Ganzkörperbestrahlung und systemisch verabreichten Chemotherapeutika erhalten, erkranken im Laufe der Therapie an einer Mukositis oder Stomatitis (Zur 2012).

Mukositis, Dehydratation, Übelkeit, Erbrechen und Geschmacksveränderungen ist die Abfrage dieser Begleitsymptome unabdingbarer Bestandteil der Anamnese.
Verschiedene evidenzbasierte und validierte klinische Skalen werden angewendet, um den Schweregrad einer Mukositis festzulegen. Die folgende Einteilung basiert auf einer Zusammenfassung der zwei am häufigsten von Medizinern akzeptierten Bewertungssysteme: den Kriterien des »*Common Terminology Criteria of Adverse Events*«-Systems und der »*Oral Toxicity Scale*« der World Health Organization (WHO) (U.S. Department Of Health And Human Services, NIH, National Cancer Institute 2010):

- **Schweregrad 1:** asymptomatischer oder mild symptomatischer Verlauf ohne wesentliche Veränderung der oralen Ernährung; keine Intervention notwendig;
- **Schweregrad 2:** moderate Schmerzen mit wenig Veränderung der oralen Ernährung; Kostmodifizierungen sind erforderlich;
- **Schweregrad 3:** schwere Symptomatik und Schmerzen; eine orale Ernährung ist deutlich vermindert bis unmöglich; flüssige Nahrung oder künstliche Ernährung sind indiziert;
- **Schweregrad 4:** lebensbedrohlich; eine orale Ernährung ist nicht möglich; eine medizinische Intervention ist dringend notwendig.

Die folgenden Parameter sollten ergänzend in die Anamnese mit einfließen:

- **Laborwerte:** Serumalbumin, C-reaktives Protein;
- **Medikamente/Therapie-Regime:**
  - systemisch verabreichte Chemotherapie, Bestrahlung im Kopf-Hals-Bereich sowie Ganzkörperbestrahlungen,
  - folgende antineoplastische Medikamente sind mit einem um 10 % erhöhten Risiko für Mukositis Schweregrad 3 oder 4 korreliert (Harris et al. 2008; Peterson et al. 2011): Bleomycin, Capecitabine, Cisplatin, Cytarabin, Cyclophosphamid, Dactinomycin, Dasatinib, Daunorubicin, Docetaxel, Doxorubicin, Epirubicin,

Erlotinib, Etoposide, Fluorouracil (5-FU), Irinotecan, Idarubicin, Methotrexat, Mitoxantron, Mitomycin, Paclitaxel, Sorafenib, Sunitinib, Temsirolimus, Vinblastin, Vincristin.

Beispielhafte Ernährungsdiagnose/PESR-Statement:

- **P (Problem):** unzureichende Energie- und Proteinzufuhr;
- **E (Etiology):** schmerzhafte orale Mukositis Grad 2, Wissensdefizit des Patienten hinsichtlich geeigneter Lebensmittel;
- **S (Symptome):** Energie- und Proteindefizit von ca. 300 kcal/Tag und 20 g Protein/Tag (lt. Ernährungsprotokoll);
- **R+ (Ressourcen):** Bereitschaft der Angehörigen, Fleischgerichte zu pürieren und appetitlich anzurichten.

Ernährungswissenschaftlicher Hintergrund:

- Es existieren mehrere evidenzbasierte Leitlinien (u. a. MASCC/ISOO Clinical Practice Guidelines; http://www.mascc.org/mucositis-guidelines, oder ESMO Clinical Practice Guidelines; http://www.esmo.org/Guidelines), die die Behandlung einer oralen Mukositis beschreiben – viele davon beinhalten auch ernährungstherapeutische Ansatzpunkte. Zudem empfehlen sie *standardisierte Mundpflegeprotokolle*, diverse medizinische und selbsthergestellte *Mundspülungen* sowie *lokal angewendete Schmerzmittel* (topische Analgetika). Eine Ernährungsintervention sollte immer Hinweise zur Mundpflege oder zur Vertiefung der Basismundpflege enthalten.
- Leitliniengemäß sollte eine Ernährungsintervention allerspätestens dann einsetzen, wenn die orale Nahrungsaufnahme beeinträchtigt ist, besser jedoch früher. Hauptziel der Ernährungsintervention ist es, die bedarfsgerechte Energie- und Proteinzufuhr sicherzustellen. Im Mittelpunkt steht dabei die Ermittlung von geeigneten Lebensmitteln, die diätetische Wissensvermittlung sowie Empfehlungen, wie unterschiedliche Lebensmittelkonsistenzen zubereitet werden können (Arends et al. 2015).

- Die gastrointestinale Mukosa setzt Glutamin mit hoher Stoffwechselrate um. Präklinische Studien ergaben, dass *Glutamin* protektive Wirkung im Hinblick auf unterschiedliche Noxen aufweist. Trotzdem sprechen sich Experten der beiden internationalen Gesellschaften »*Multinational Association of Supportive Care in Cancer*« (MASCC) und »*International Society of Oral Oncology*« (ISOO) gegen eine Gabe von i. v. Glutamin aus (*Evidenzgrad B*) und bescheinigen derzeit auch nur ungenügende Evidenz für eine Empfehlung, Glutamin oral zu verabreichen (*Evidenzgrad C*). Diese Meinung wird auch in den 2015 erschienen Leitlinien der DGEM vertreten: Hier sprechen sich die Experten gegen eine supplementierende Applikation von Glutamin während einer Strahlentherapie aus, die zur Verminderung von Schleimhautschäden und Prävention vor therapieassoziierten toxischen Wirkungen beitragen soll (Arends et al. 2015).
- Randomisierte kontrollierte klinische Studien belegen, dass die topische Anwendung von Mundspülungen mit *Benzydamin* analgetische, antiinflammatorische und antimikrobielle Effekte mit sich bringt. Zudem führt Benzydamin zu einer Reduzierung der Häufigkeit und Intensität von Ulzerationen und Schmerzen bei radiogener Mukositis (*Evidenzgrad A*).
- Die MASCC/ISOO-Leitlinien empfehlen die *orale Kryotherapie*[10] als Mukositisprophylaxe bei 5-FU-Bolus-Verabreichung und hochdosierter Verabreichung von Melphalan. Zusätzlich wird empfohlen, dass Patienten sterile Eiswürfel lutschen, Eis essen oder eiskaltes Wasser im Mund behalten sollen. Um möglichst effektiv zu wirken, muss mit der Kryotherapie mindestens 5 Minuten vor der Applikation begonnen und diese mit Unterbrechungen während der Infusion über einen Zeitraum von mindestens 30 Minuten fortgesetzt werden. Die Anwendung einer

10 Kryotherapie ist die gezielte Anwendung von Kälte zu therapeutischen Zwecken.

Kryotherapie als präventive Maßnahme ist auf mukotoxische Mittel mit einer kurzen Halbwertszeit limitiert (*Evidenzgrad B*).

Empfehlungen aus der Praxis:

- Eine *sorgfältige Mundpflege* beugt laut MASCC/ISOO-Leitlinien nicht nur einer Mukositis vor, sondern minimiert auch deren Folgen. Eine genaue Durchführung der Mundpflege wird in den Leitlinien aufgrund ungenügender Evidenz leider nicht beschrieben. Spezifische Angaben können aber aus mehreren randomisierten Studien entnommen werden, die eine Reduzierung der Mukositis durch eine professionelle Anleitung mittels Mundpflegeprotokoll beschreiben (*Evidenzgrad C*) (Lalla et al. 2014).
- Die folgenden Empfehlungen für eine *prophylaktische Basismundpflege* bei Mukositis basieren auf Expertenmeinungen und internationalen Richtlinien:
  - Eine Aufklärung zur Mundpflege muss zu Beginn jeder Chemo- und Strahlenbehandlung erfolgen.
  - Ein Basismundpflegeprotokoll beeinhaltet folgende Maßnahmen:
    - Zähne mit einer weichen Zahnbürste und fluoridierter, milder Zahnpasta mind. 3-mal täglich reinigen;
    - Zahnbürsten wegen mikrobieller Kontamination (Pilzbefall) 1-mal wöchentlich erneuern;
    - Interdentalsticks statt Zahnseide verwenden;
    - Vermeiden von aromatisierten Zahnpasten;
    - Vermeiden von aromatisiertem, saurem oder alkoholhaltigem Mundwasser[11];

---

11 Die Verwendung solcher Mundwässer basiert auf einer Expertenmeinung. Da eine klinische Evidenz hierzu kaum existiert, konnte in den MASCC/ISOO-Leitlinien keine Empfehlung abgeleitet werden. Aber: Es wird auch nicht explizit davon abgeraten.

  - auf die Lippenpflege mit einem auf Ölen und Wachsen basierenden Lippenbalm[12] ist zu achten.
- Nach Abschluss einer antineoplastischen Therapie oder Bestrahlung im Kopf-Hals-Bereich sollte die Mundpflege *konsequent* fortgesetzt werden. Dies wirkt vorbeugend gegen mögliche Folgeschäden wie Zahnverlust, Beeinträchtigungen von Kau- und Schluckfunktion sowie gegen Osteoradionekrosen des Kiefers (National Cancer Institute 2012; The American Dietetic Association 2010; Bensinger et al. 2008).
- *Mundspülungen* sollten zu Beginn der Therapie mehrmals täglich sowie bei Bedarf angewendet werden. Sie sollten auch immer nach dem Essen und vor dem Schlafengehen vorgenommen werden. Es ist ratsam, nur ein einziges Mittel zur Mundspülung und lediglich ein Mundpflegeprotokoll anzuwenden. Eine Vielzahl von Anordnungen verwirrt die Patienten nur und führt dazu, dass keine befolgt wird.
- Mundspüllösungen können einfach aus *Wasser* oder aus *milden Teesorten* wie Kamillen- oder Pfefferminztee bestehen. Salbei- und Malventee wirken zwar antiseptisch, aber auch austrocknend und sollten daher nur unter Vorbehalt empfohlen werden. Das *National Cancer Institute* der USA empfiehlt auch Wasser mit Kochsalz- und Natriumbicarbonatzusatz (Natron) (je ½ bis 1 Teelöffel pro Liter).

! Nicht empfehlenswert sind:

- **Säuerliche Lebensmittel:** Mundtrockenheit kann wie beschrieben auch infolge einer verminderten oder fehlenden Speichelproduktion auftreten. Solche Patienten sind besonders anfällig für Mukositis, andere Infektionen im Mundbereich, für Parodon-

---

12 Beispielsweise Produkte, die auf Sheabutter, Calendula-, Jojoba- oder Hagebuttenöl oder auf Bienenwachs basieren.

- tose und Karies. Wegen ihrer Reizwirkung sind daher Fruchtsäuren, wie sie in Zitronensaft oder Ananasstücken vorkommen, kontraindiziert (▸ S. 99).
- **Chlorhexidin:** Bisher konnte in der Literatur kein Vorteil bei der Anwendung von Chlorhexidin gegenüber anderen ähnlichen Substanzen gezeigt werden. Die MASCC/ISOO-Leitlinien raten sogar von einer Anwendung von Mundspülungen mit Chlorhexidin ab (*Evidenzgrad B*).
- **»Ölkauen«:** Das »Ölkauen« (auch »Ölschlürfen« oder »Ölziehen« genannt) stammt aus der ayurvedischen Medizin und findet seit einigen Jahren auch in Deutschland als alternative mundpflegerische Maßnahme immer mehr Anhänger, vor allem unter Krebspatienten, die an Tumoren im Kopf-Hals-Bereich leiden. Allerdings fehlt der wissenschaftliche Nachweis für die Wirksamkeit. Die wenigen, sehr kleinen Studien, die existieren, sind kritisch zu betrachten. Sie zeigen minimale Verbesserungen, lassen viele Fragen offen und wurden meist nur mit gesunden Probanden durchgeführt. So beruht die Empfehlung zum »Ölkauen« größtenteils auf Erfahrungsberichten. Das »Ölkauen« kann sonstige Mundpflegemaßnahmen keinesfalls ersetzen. Bei einer langen Kaudauer von bis zu 20 Minuten kann es mitunter sogar zu einem versehentlichen Einatmen von geringen Ölmengen und so zu einer Lipoidpneumonie kommen (*Evidenzgrad D*).

- Zusätzlich zu den klinischen Folgen beeinträchtigt eine orale Mukositis auch die Lebensqualität nachhaltig. Schwierigkeiten beim Sprechen, Stimmungsschwankungen sowie Depressionen, Schlafstörungen und Fatigue (▸ Kap. 1.1.3) erschweren die Bewältigung der normalen Alltagsaktivitäten. Zusätzlich können Kau- und Schluckprobleme (▸ Kap. 3.2.2) oder auch Hypogeusie bzw. Ageusie (▸ Kap. 3.1.1) die Lebensmittelauswahl einschränken und zu einer verminderten Flüssigkeits- und Nahrungsaufnahme führen. Um die langfristigen Folgen wie soziale Isolation,

Gewichtsreduktion und Mangelerscheinungen zu vermeiden, müssen Betroffene durch eine multidisziplinäre Behandlung unterstützt werden (Bowen et al. 2013; Zur 2012; Lambertz et al. 2010; Harris et al. 2008).

Behandlungsziele:

- Bedarfsgerechte Protein- und Energiezufuhr sichern,
- Lebensmittelauswahl optimieren, mit dem Ziel Reizungen und Beschwerden zu vermeiden,
- Strategien zur Mundhygiene vermitteln.

Mögliche Ressourcen:

- Ausführliche pflegerische Beratung des Patienten zu Mundpflegemaßnahmen,
- Unterstützung durch Angehörige (z. B. bei der Zubereitung des Essens),
- Teilnahme des Patienten an Schulungen zu geeigneten Zubereitungsverfahren, verbunden mit der Bereitschaft, die bei der Beratung vermittelten Empfehlungen rasch und korrekt umzusetzen.

Interventions-Checkliste

Die nachfolgend genannten Empfehlungen basieren auf Erfahrungsberichten und/oder etablierten Protokollen, die sich im Umgang mit verändertem Speichelfluss und oraler Mukositis/Stomatitis gut bewährt haben (Bertz u. Zürcher 2014; Elliot u. Kiyomoto-Kuey 2010; Lambertz et al. 2010; Harris et al. 2008). Es muss jedoch darauf geachtet werden, dass die individuelle Verträglichkeit bei allen Maßnahmen Vorrang hat.

✓	**Interventionsziele bei verändertem Speichelfluss und oraler Mukositis/Stomatitis**
	Relevante individuelle Begleiterscheinungen priorisieren und im Hinblick auf das erwünschte Ziel behandeln
	Diätetische Maßnahmen einsetzen, um eine bedarfsgerechte Energie- und Proteinaufnahme zu sichern (► Kap. 1)

✓	**Interventionsziele bei verändertem Speichelfluss und oraler Mukositis/Stomatitis**
	Bedarfsgerechte Flüssigkeitszufuhr sichern und Dehydratation vermeiden (► Kap. 1.2.2)
	Ernährungsintervention
	Hilfe anbieten, um Lebensmittelkonsistenz (weiche und pürierte bzw. passierte Kost) und/oder Temperatur anzupassen
	Grundsätzlich *zu vermeiden* sind: klebrige Speisen (z. B. Schmelzkäse oder überbackene Gerichte, süße Desserts, Honig, Karamell, Gummibärchen), krümelige und bröselige Speisen (z. B. Kekse), faserige Speisen (z. B. Spargel, Stangensellerie, Schoten), scharfkantige Lebensmittel (z. B. Bonbons, Nüsse, harte Brotkrusten, Fischgräten, harte Obstsorten etc.), säuerliche und scharf gewürzte Lebensmittel
	Nahrungsmittelverträglichkeit prüfen und Anpassungen vornehmen
	Bisherige diätetische Einschränkungen reduzieren oder aufheben (soweit dies medizinisch möglich ist)
	Empfehlung aussprechen, einen Strohhalm beim Essen einzusetzen (*cave*: Aspirationsgefahr überprüfen)
	Orale Nahrungssupplementation (z. B. Trinknahrung oder Anreicherung mit Pulver, z. B. bei Proteinmangel) (____ Flasche/Messlöffel ____ mal pro Tag)
	Ernährungsintervention bei vermindertem Speichelfluss und Xerostomie
	Schleimhautreizende Lebensmittel identifizieren und gleichwertigen Ersatz dafür finden (allgemein zu vermeiden sind säuerliche, scharfe und zu heiße Lebensmittel)
	Zusätzliche Flüssigkeit über Soßen, Dressings und Brühen anbieten oder Öle an die Speisen geben
	Darauf hinweisen, vor jedem Bissen an Getränken zu nippen (Kamillen- oder Pfefferminztee eignen sich gut) oder Mundsprays und Mundspülungen auch während der Mahlzeiten anzuwenden

✓	**Interventionsziele bei verändertem Speichelfluss und oraler Mukositis/Stomatitis**
	Halbgefrorene Gurkenstücke oder eingefrorene Trinknahrung begünstigen die Speichelbildung (*cave*: Kaltes kann die Mundschleimhaut auch reizen)
	Speichelfluss anregen durch Einsatz von Pfefferminztee, Kaugummi, zuckerfreie Bonbons und evtl. säuerliche Lebensmittel (*cave*: säuerliche Lebensmittel nur nach ärztlicher Rücksprache empfehlen)
	Ernährungsintervention bei verstärktem Speichelfluss und dickflüssiger Speichelkonsistenz
	Bei verstärktem Speichelfluss als Begleitsymptom von Übelkeit und Erbrechen: Gummibärchen, Ingwerbonbons oder zuckerfreie Kaugummis zum Kauen anbieten (► Kap. 4.1)
	Darauf hinweisen Milchprodukte zu vermeiden, da diese die Schleimbildung begünstigen können
	Weiches und püriertes Essen bei Bedarf anbieten
	Lebensstilintervention
	Auf die genaue Befolgung der Mundhygieneprotokolle achten
	Darauf hinweisen, milde Mundspülungen zu verwenden und/oder *vor* dem Essen die Zähne zu putzen
	Darauf hinweisen, Rauchen, alkoholische Getränke und Kautabak zu vermeiden
	Medizinische Intervention
	Medikamentöse Unterstützung mit dem behandelnden Arzt besprechen (z. B. Speichelersatzprodukte, betäubende Mundsprays etc.)
	Enterale oder parenterale Ernährung: unterstützende oder ausschließliche Verabreichung einleiten (s. ESPEN-Leitlinien zu Indikationen bzw. Kontraindikationen; http://www.dgem.de/espen.htm)
	Evtl. Supplementierung von Mikronährstoffen

Die **Interventions-Checkliste** finden Sie auch zum bequemen Download unter www.schattauer.de/3074. Bei dieser ausdruckbaren Liste haben Sie die Möglichkeit, auch eigene Ergänzungen oder Anmerkungen mit aufzunehmen – erstellen Sie sich damit Ihre eigene, individuelle Interventions-Checkliste.

3.2 Beschwerden im pharyngealen Bereich

Die am häufigsten vorkommenden Beschwerden im Pharyngealbereich sind Halsschmerzen (▸ Abb. 8), Kau- und Schluckprobleme (▸ Abb. 8), Reflux sowie eine Ösophagitis (▸ Abb. 9). Je nach Schweregrad können sich die Symptome auch gegenseitig bedingen oder auslösen – so führen beispielsweise Halsschmerzen häufig auch zu Kau- und Schluckproblemen.

3.2.1 Halsschmerzen

Definition Die »Europäische Gesellschaft für klinische Mikrobiologie und Infektionskrankheiten« beschreibt akuten Halsschmerz als ein Symptom, das durch einen entzündlichen Prozess im Rachen, der Mandeln oder des Nasen-Rachen-Raums hervorgerufen wird. Der Begriff Halsschmerzen umfasst sämtliche Arten von Schmerz, Kratzen oder Hustenreiz im Halsbereich. Oft sind die Beschwerden während des Schluckens deutlicher zu spüren. Halsschmerzen können mild, z. B. bei einer leichten Erkältung, aber auch progredient verlaufen, sodass das Schlucken erschwert oder fast unmöglich ist. Eine bedarfsgerechte Ernährung über das normale Essen und Trinken ist dann kaum noch sicherzustellen.
Halsentzündungen gehören zu den Atemwegsinfektionen, die sehr häufig durch Erkältungsviren ausgelöst werden. Da onkologische Patienten durch ihre Erkrankung und deren Therapie immungeschwächt sind, sind sie besonders anfällig für Infekte, aus denen sich

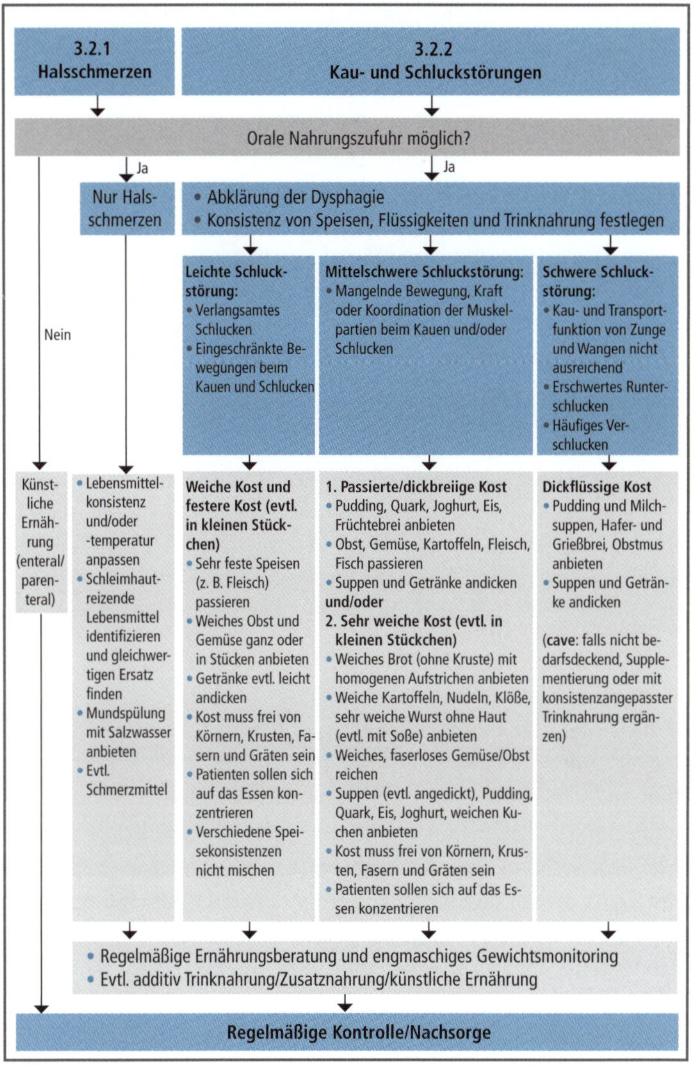

Abb. 8 Oropharyngeale Beschwerden: pharyngealer Bereich I (nach Roman-Herzog-Krebszentrum – Comprehensive Cancer Center am Klinikum rechts der Isar, Standards of Practice »Ernährungstherapie bei onkologischen Erkrankungen«).

auch eine schwere Rachenentzündung entwickeln kann (Pelucchi et al. 2012).

Eine weitere *Ursache* von Halsschmerzen kann der Rückfluss (Reflux) von Magensäure in die Speiseröhre und eine daraus entstehende Refluxösophagitis sein. Die damit verbundenen Beschwerden (z. B. Sodbrennen) können bis in Hals und Rachen ausstrahlen (► Kap. 3.2.3).

Im Folgenden sind die häufigsten Ursachen genannt, die störende bis hin zu akuten Halsschmerzen bei onkologischen Patienten auslösen können:

- Tumoren (v. a. im Oropharyngealbereich),
- Mundtrockenheit,
- orale Infektionen (z. B. durch Candida albicans, Herpes-simplex-Viren),
- Bestrahlungen im Oropharyngealbereich,
- unzureichende oder vernachlässigte Mundhygiene,
- zahnärztliche Eingriffe,
- Dehydratation,
- Sauerstofftherapie,
- Alkohol- und Tabakkonsum,
- Sekundärinfektionen,
- bestimmte Medikamente (vgl. Anamnese ► S. 115).

Anamnese Evidenz und Empfehlungen in Hinblick auf die Beurteilung von Interventionsstrategien bei Halsschmerzen sind von Erkenntnissen bei nicht an Krebs erkrankten Patienten abgeleitet. Für Krebspatienten gibt es keine gesonderten Empfehlungen. Aber in den onkologischen Behandlungsempfehlungen werden Halsschmerzen nach Ausschluss einer infektiösen Ursache häufig zusammen mit anderen Symptomen wie Xerostomie, Speichelveränderungen, Dehydratation, orale Komplikationen und orale Mukositits behandelt, da zwischen diesen eine Korrelation besteht. Ein Patient kann bereits verschiedene dieser Begleitsymptome aufweisen, aber

lediglich Halsschmerz als Hauptsymptom empfinden (Pelucchi et al. 2012; Logemann et al. 2006).
Die folgende Einteilung resultiert aus einer Zusammenfassung der zwei am häufigsten von Medizinern akzeptierten Bewertungssysteme: den Kriterien des »*Common Terminology Criteria of Adverse Events*«-Systems und der »*Oral Toxicity Scale*« der World Health Organization (WHO) (U.S. Department Of Health And Human Services, NIH, National Cancer Institute 2010):

- **Schweregrad 1:** milde Symptome; es sind keine wesentlichen Veränderungen der oralen Ernährung notwendig;
- **Schweregrad 2:** moderate Schmerzen mit Kau- und Schluckbeschwerden oder Vermeidung einzelner Lebensmittel; Kostmodifikationen sind erforderlich;
- **Schweregrad 3:** schwere Symptomatik und Schmerzen; ausgeprägte Kau- und Schluckbeschwerden; die orale Ernährung ist deutlich vermindert, extrem eingeschränkt bis unmöglich; eine künstliche Ernährung ist indiziert.

Die folgenden Punkte sollten ergänzend zu den bereits zuvor genannten anamnestischen Parametern berücksichtigt werden:

- **Laborwerte:** alle Laborergebnisse, die auf sekundäre Infektionen hinweisen, sind hilfreich;
- **Medikamente/Therapie-Regime:** ▸ Kap. 3.1.2 »Veränderter Speichelfluss« u. ▸ Kap. 3.1.3 »Orale Mukositis/Stomatitis«;
- **Lebensstil** und **Essgewohnheiten** evaluieren:
  - Kau- und Schluckfähigkeit vorhanden,
  - Vermeidung von Lebensmitteln bzw. Abneigung gegen bestimmte Nahrungsmittel sowie Lebensmittelallergien und -unverträglichkeiten abklären,

  - Mundhygiene und Verwendung von Mundspülungen überprüfen und ggf. anpassen[13];
- **Ergebnisse von diagnostischen Tests** (ÖGD[14], FEES[15], Barium etc.) und **medizinische Befunde**.

Beispielhafte Ernährungsdiagnose/PESR-Statement:

- **P (Problem):** reduzierte orale Energieaufnahme;
- **E (Etiology):** progrediente Halsschmerzen;
- **S (Symptome):** Energiedefizit von ca. 300–500 kcal/Tag (lt. Ernährungsprotokoll), der Patient schildert ein subjektives Schmerzgefühl während des Schluckvorgangs;
- **R+ (Ressourcen):** Bereitschaft des Patienten für eine medikamentöse Behandlung.

Ernährungswissenschaftlicher Hintergrund:

- Bevor mit einer Ernährungsintervention begonnen wird, sollte zunächst ein Infekt ausgeschlossen und die genaue Ursache der Halsschmerzen durch eine ärztliche Untersuchung ermittelt werden – denn Halsschmerzen treten bei Krebspatienten selten als alleinige Beschwerde auf. Die Ernährungstherapie sollte daher entsprechend angepasst werden und zusätzlich auch immer die Vorgaben berücksichtigen, die in den Kapiteln »Veränderter Speichelfluss« (► Kap. 3.1.2), »Orale Mukositis/Stomatitis« (► Kap. 3.1.3), »Kau- und Schluckstörungen« (► Kap. 3.2.2) und »Ösophagitis und Refluxösophagitis« (► Kap. 3.2.3) beschrieben sind.

---

13 Zu vermeiden sind insbesondere alkoholhaltige Mundspüllösungen.

14 Ösophagogastroduodenoskopie.

15 »**F***iberoptic* **e***ndoscopic* **e***valuation of* **s***wallowing*« ist eine endoskopische Untersuchung des Schluckakts.

- Insbesondere bei onkologischen Patienten, die aufgrund ihrer Diagnose bereits ein höheres Risiko für eine Mangelernährung mit sich bringen, ist eine frühzeitige Ernährungstherapie mit konkreten Empfehlungen zur Behandlung wichtig (*Evidenzgrad B*). Da Halsschmerzen schnell zu einer verminderten Nahrungsaufnahme und zu Schluckbeschwerden führen können, sind Ernährungsmaßnahmen hier notwendiger Teil der medizinischen Behandlung (*Evidenzgrad D*).
- Die wissenschaftliche Evidenz reicht nicht aus, um *Zinkgluconat* und/oder *Vitaminpräparate* oder *diverse Kräuterbehandlungen* bei Halsschmerzen empfehlen zu können (*Evidenzgrad D*).

Empfehlungen aus der Praxis:

- *Salzwasserlösungen* zum Gurgeln werden aufgrund ihrer schmerzlindernden Wirkung empfohlen. Obwohl wissenschaftlich nicht belegt, herrscht unter den Experten Einigkeit, dass diese Maßnahme kaum mit Risiken verbunden ist (Shulman et al. 2012).
- Die Datenlage für die Verwendung von *Tee und/oder Honig* ist sehr limitiert. Jedoch können verschiedene Teesorten (z. B. Kamillentee) und der Verzehr von Honig Halsschmerzen subjektiv etwas lindern. Deshalb werden diese Empfehlungen häufig ausgesprochen.

Behandlungsziele:

- Bedarfsgerechte Energiezufuhr sichern,
- Lebensmittelauswahl optimieren, mit dem Ziel Reizungen vorzubeugen (z. B. Vermeiden von scharfen oder säuerlichen Lebensmitteln oder Fischgräten),
- Verträglichkeit fortlaufend prüfen und Empfehlungen ggf. anpassen,
- Abstimmung mit der Schmerztherapie.

Mögliche Ressourcen:

- Psychoonkologische Unterstützung des Patienten,
- Unterstützung durch Partner und/oder Familie bei der Umsetzung der Empfehlungen zur Speisenzubereitung.

Interventions-Checkliste

Die nachfolgend genannten Empfehlungen basieren auf Erfahrungsberichten und/oder etablierten Protokollen, die sich im Umgang mit Halsschmerzen gut bewährt haben (Ontario Cancer Symptom Management Collaborative 2012; Pelucchi et al. 2012; Brennan et al. 2006). Es muss jedoch darauf geachtet werden, dass die individuelle Verträglichkeit bei allen Maßnahmen Vorrang hat. Die beschriebenen Maßnahmen sind zur Behandlung von Halsschmerzen (als singulärem Symptom) geeignet und haben vor allem unterstützenden Charakter.

✓	**Interventionsziele bei Halsschmerzen**
	Relevante individuelle Begleiterscheinungen priorisieren und im Hinblick auf das erwünschte Ziel behandeln
	Ernährungsintervention
	Diätetische Maßnahmen einsetzen, um eine bedarfsgerechte Energie- und Proteinaufnahme zu sichern (▸ Kap. 1)
	Bedarfsgerechte Flüssigkeitszufuhr sichern und Dehydratation vermeiden (▸ Kap. 1.2.2)
	Lebensmittelkonsistenz (weiche und pürierte bzw. passierte Kost, Suppen, Tees) und/oder Temperatur nach individueller Verträglichkeit anpassen
	Schleimhautreizende Lebensmittel identifizieren und gleichwertigen Ersatz dafür finden (allgemein zu vermeiden sind säuerliche, scharfe und zu heiße Lebensmittel)
	Auf eine ausreichende Trinkmenge achten
	Zusätzliche Flüssigkeit über milde Soßen, Dressings und Brühen anbieten oder Öle an die Speisen geben, um das Schlucken zu erleichtern
	Mit Salzwasserlösung gurgeln lassen

✓ Interventionsziele bei Halsschmerzen
Bisherige diätetische Einschränkungen reduzieren oder aufheben (soweit dies medizinisch möglich ist)
Lebensstilintervention
Darauf hinweisen, Rauchen, alkoholische Getränke und Kautabak zu vermeiden
Luftbefeuchter verwenden
Medizinische Intervention
Medikamentöse Unterstützung mit dem behandelnden Arzt besprechen (z. B. Schmerzmittel, betäubende Mundsprays etc.)

Die **Interventions-Checkliste** finden Sie auch zum bequemen Download unter www.schattauer.de/3074. Bei dieser ausdruckbaren Liste haben Sie die Möglichkeit, auch eigene Ergänzungen oder Anmerkungen mit aufzunehmen – erstellen Sie sich damit Ihre eigene, individuelle Interventions-Checkliste.

3.2.2 Kau- und Schluckstörungen

Die Interventionsmaßnahmen und das Vorgehen bei Kau- und Schluckstörungen sind im vorhergehenden Algorithmus (► Abb. 8, ► S. 113) dargestellt.

Der Schluckprozess ist sehr komplex – über 30 Nerven und Muskeln sind daran beteiligt. Üblicherweise wird der Schluckprozess in 4 Phasen eingeteilt:

- Die **orale Phase** ist die erste Phase des Schluckprozesses und beginnt, sobald ein Bissen Nahrung oder ein Schluck Flüssigkeit in den Mund gelangt. An dieser Phase sind vor allem die Wangenmuskeln, die Speicheldrüsen und die Zunge beteiligt.

- Die **Transportphase** tritt ein, sobald der Bolus an den Zähnen vorbei in den Rachen (Pharynx) befördert wird. Dieser Prozess ist reflexgesteuert und erfolgt weitestgehend unbewusst.
- Die **pharyngeale Phase** setzt automatisch ein, sobald der Schluckreflex ausgelöst wird. Sie ist die komplexeste Phase des Schluckvorgangs. Der Nasopharynx und der Kehlkopf schließen, damit die Nahrung nicht in Nasenhöhle oder Luftröhre gleitet. Gleichzeitig ziehen sich die 3 Konstriktormuskeln des Pharynx zusammen und transportieren den Bolus in die Speiseröhre.
- Die **ösophageale Phase** setzt ein, sobald peristaltische Kontraktionen den Bolus von der Speiseröhre in den Magen transportieren (Matsuo u. Palmer 2008).

Definition Treten Störungen in einer oder mehrerer dieser Phasen auf, kann es zu Kau- und Schluckproblemen kommen, der sogenannten **Dysphagie** (von lat. *dys* = schlecht und *phagein* = essen). Betroffene haben Schwierigkeiten, feste oder flüssige Nahrung zu schlucken.

Die **funktionale Dysphagie** bezeichnet das Gefühl, dass feste oder flüssige Nahrung in der Speiseröhre stecken bleibt. Nach den Rom-II-Kriterien tritt dies in Abwesenheit einer Motilitätsstörung oder Refluxösophagitis auf.

Eine Dysphagie kann unterschiedliche *Ursachen* haben. Sie entsteht, wenn eine oder mehrere funktionale oder strukturelle Beeinträchtigungen während des Schluckprozesses entstehen. Wenn zu Beginn des Schluckakts Beschwerden auftreten, bleibt das Essen an unterschiedlichen Stellen im Mund »hängen«. Betroffene verschlucken sich oft und können daher Nahrungsbestandteile einatmen. Es kommt zu Problemen wie Sabbern, verlängertes bzw. erschwertes Kauen und zu Hustenanfällen. In dieser Situation kann es auch vorkommen, dass feste oder flüssige Nahrung nicht richtig die Speiseröhre hinabgleitet und wieder aufsteigt. Diese Fehlfunktion kann zu Reflux oder Erbrechen führen. Eine Dysphagie kann zwar bei allen

Tumorpatienten unabhängig von der Therapie, sowohl während als auch nach der Behandlung auftreten, Patienten mit Ösophagustumoren sind jedoch viel häufiger betroffen. Das Ausmaß der Schluckstörung hängt von der Lage und Größe des Tumors, vom Alter und bisherigen Zustand des Patienten und vom Umfang der Therapie (z. B. dem chirurgischen Eingriff) ab. Ferner kann eine Dysphagie auch Folge einer Bestrahlung des Kopf-Hals-Bereichs oder einer systemischen Chemotherapie sein (Raber-Durlacher et al. 2012; Maurer et al. 2011; Eisbruch et al. 2004).

Im Folgenden sind die häufigsten Faktoren genannt, die bei onkologischen Patienten eine Dysphagie auslösen können:

- Tumoren (v. a. im Ösophagus bis zum Mageneingang) (Eisbruch et al. 2004),
- Mundtrockenheit,
- antitumorale Therapien (Bestrahlung, Chemotherapie, multimodale Behandlungen),
- Infektionen im Mund-Rachen-Bereich,
- Störungen des zentralen und/oder peripheren Nervensystems,
- fortgeschrittenes Alter des Patienten[16].

Anamnese Bei einer Dysphagie ist eine differenzierte Anamnese besonders wichtig. Meist ist eine endoskopische Untersuchung notwendig, um der Funktionseinschränkung auf den Grund zu gehen. Die folgenden zusätzlichen Parameter sollten in die Anamnese eines Dysphagiepatienten mit einbezogen werden:

- **grundsätzlich:** wegen des hohen Aspirationsrisikos muss die Dysphagie priorisiert behandelt werden;
- **Laborwerte:** Serumalbumin, C-reaktives Protein (► Kap. 3.1.2);
- **Lebensstil** und **Essgewohnheiten** evaluieren:
  - Kau- und Schluckfähigkeit vorhanden,

16 Ältere Patienten haben eine höhere Dysphagieprävalenz (Sura et al. 2012).

  - Vermeidung von Lebensmitteln bzw. Abneigung gegen bestimmte Nahrungsmittel sowie Lebensmittelallergien und -unverträglichkeiten abklären;
- **Ergebnisse von diagnostischen Tests** (z. B. ÖGD, FEES).

Das »*Common Terminology Criteria of Adverse Events*«-System legt die Beurteilungskriterien und den Schweregrad einer Dysphagie folgendermaßen fest (U. S. Department Of Health And Human Services, NIH, National Cancer Institute 2010):
- **Schweregrad 1:** milde Symptome; keine Einschränkung der oralen Nahrungsaufnahme;
- **Schweregrad 2:** veränderte Essgewohnheiten mit moderaten Kau- und Schluckbeschwerden;
- **Schweregrad 3:** schwere Symptomatik und Schmerzen; ausgeprägte Kau- und Schluckbeschwerden;
- **Schweregrad 4:** lebensbedrohliche Einschränkung und Veränderung der Nahrungszufuhr.

Beispielhafte Ernährungsdiagnose/PESR-Statement:
- **P (Problem):** unzureichende Energie- und Nährstoffaufnahme, da die verordnete Dysphagiekost im häuslichen Alltag nicht durchführbar ist;
- **E (Etiology):** Wissensdefizit und mangelndes praktisches Ernährungswissen zur schmackhaften Zubereitung von Dysphagiekost;
- **S (Symptome):** Energiedefizit von ca. 750 kcal/Tag (lt. Ernährungsprotokoll), der Patient und seine Partnerin schildern ihre Hilflosigkeit bei der Umsetzung der Verordnung;
- **R+ (Ressourcen):** Motivation der Partnerin, an einer spezifischen Schulung teilzunehmen, gute finanzielle Situation (Spezialprodukte z. B. zum Andicken können erworben werden).

Ernährungswissenschaftlicher Hintergrund:

- Die *Gefahr einer Aspiration* ist eine bekannte und schwerwiegende Folge der Dysphagie. Hierdurch steigt das Risiko einer Aspirationspneumonie, insbesondere dann, wenn die Körperabwehr insgesamt durch eine antitumorale Therapie und/oder eine unzureichende Energiezufuhr geschwächt ist (*Evidenzgrad B*) (Smith Hammond u. Goldstein 2006). Wegen dieser hohen Aspirationsgefahr ist bis zur raschen Risikoabklärung durch eine medizinische Untersuchung eine Nahrungskarenz erforderlich (Sura et al. 2012). Die anschließende Ernährungsintervention richtet sich dann nach diesem Befund und berücksichtigt Nahrungskonsistenz, Applikationsform und Bolusgröße.
- Dysphagie ist bei Krebspatienten mit einer eingeschränkten oralen Nahrungsaufnahme, Gewichtsverlust und reduzierter Lebensqualität korreliert (Raber-Durlacher et al. 2012; Hovan et al. 2010). Ernährungsinterventionen für Dysphagiepatienten sollten daher auf eine bedarfsgerechte Nahrungszufuhr zielen, um eine *Mangelernährung* zu vermeiden (*Evidenzgrad B*). Bei ausgeprägten Kau- und Schluckstörungen ist es jedoch oft nicht möglich, allein über die normale Ernährung ausreichend Energie und Nährstoffe aufzunehmen. Die Verordnung von Trinknahrung, konsistenzangepasster Kost oder auch eine künstliche Ernährung sind dann notwendig.

Empfehlungen aus der Praxis:

- Je nach Schweregrad der Dysphagie existieren verschiedene Empfehlungen zur Anpassung der Nahrungskonsistenz, die jedoch noch nicht ausreichend durch wissenschaftliche Untersuchungen belegt sind. Bisher gibt es auch keinen Konsens über die genaue Einteilung und Anzahl der Dysphagiestufen. 2002 entwickelte die »*National Diet Dysphagie Task Force*« in den USA eine »National Dysphagia Diet« (NDD). Die NDD definiert und standardisiert modifizierte Nahrungskonsistenzen in 3 Stufen, wie sie im vorhergehenden Algorithmus (▸ Abb. 8, ▸ S. 113) dargestellt sind (European Society for Swallowing Disorders 2012; Malagelade et al. 2007; McCallum 2003; National Dysphagia Diet Task Force 2002).

Praxistipp
Aktuelle Informationen zu Empfehlungen bei Dysphagie finden sich auch auf der Homepage der *European Society for Swallowing Disorders* (http://myessd.org/index.php).

- Eine individualisierte Modifikation der Nahrungskonsistenz wie auch eine Unterstützung beim Essen (z. B. durch Angehörige) tragen zur Gewichtsstabilisierung des Patienten bei. 2007 veröffentlichte die »*World Gastroenterology Organisation*« Leitlinien, die den Einsatz von modifizierten Diätkonsistenzen empfehlen – jedoch ohne diese Empfehlungen im Detail zu definieren (*Evidenzgrad C*) (Malagelade et al. 2007).

Behandlungsziele:
- Bedarfsgerechte Energiezufuhr sichern,
- Lebensmittelkonsistenz anpassen,
- Verträglichkeit fortlaufend prüfen und Empfehlungen ggf. anpassen.

Mögliche Ressourcen:
- Unterstützung durch Angehörige bei der Essenzubereitung und -aufnahme,
- Teilnahme des Patienten an Schulungen, damit er lernt, Nahrungsmittel und -konsistenz individuell an seine Situation anzupassen,
- psychoonkologische Begleitung des Patienten.

Interventions-Checkliste

Die nachfolgend genannten Empfehlungen basieren auf etablierten Protokollen, die sich im Umgang mit Dysphagie gut bewährt haben (European Society for Swallowing Disorders 2012; Malagelade et al. 2007; Penner et al. 2007; National Dysphagia Diet Task Force 2002). Es muss jedoch darauf geachtet werden, dass die individuelle Verträglichkeit bei allen Maßnahmen Vorrang hat.

✓	**Interventionsziele bei Kau- und Schluckstörungen**
	Aspirationgefahr durch medizinische Diagnostik evaluieren und durch geeignete Maßnahmen vermeiden
	Ernährungsintervention
	Bedarfsgerechte Energie- und Proteinaufnahme sichern (Stufenschema der DGEM beachten, ► S. 16)
	Nahrungsmittel und -konsistenz an den Schweregrad der Dysphagie angepasst auswählen; die ausgewählten Speisen langsam und mit einheitlicher Konsistenz (homogen) zuführen (ggf. zerkleinert, zerdrückt, püriert, gesiebt/passiert oder angedickt)
	Den Kopf beim Schlucken einer Flüssigkeit leicht nach unten zur Brust neigen lassen, damit die Flüssigkeit nicht in den Rachen laufen kann
	Vorhandene Reflexe des Patienten und/oder sensorische Reize nutzen (z. B. durch zunehmenden Druck eines Löffels gegen die Zunge, Einsatz säuerlicher Lebensmittel, je nach Bedarf Anpassung der Bolusgröße)
	»Problemkost« ermitteln und vermeiden (z. B. Mischkonsistenzen, Körner, Krusten, Fasern und Gräten sowie trockene, krümelige, klebrige oder knusprige/splitternde Lebensmittel)
	Mahlzeitenrhythmus optimieren und eine ruhige Atmosphäre schaffen, um eine fokussierte Essensaufnahme zu fördern
	Essensumfeld und Präsentation des Essens optimieren
	Adaptive Verfahren unterstützen die Nahrungsaufnahme: Hilfsmittel nach Bedarf bereitstellen (z. B. Trinkbecher mit Schnabel oder Nasenausschnitt, angepasstes Essbesteck), für eine aufrechte, stabile Sitzhaltung sorgen etc.

✓	**Interventionsziele bei Kau- und Schluckstörungen**
	Bisherige diätetische Einschränkungen reduzieren oder aufheben (soweit dies medizinisch möglich ist)
	Lebensstilintervention
	Darauf hinweisen, Rauchen, alkoholische Getränke und Kautabak zu vermeiden
	Sprechen sollte vermieden werden, bis die Speisen (und Getränke) geschluckt sind
	Medizinische Intervention
	Medikamentöse Unterstützung mit dem behandelnden Arzt besprechen (z. B. Schmerzmittel, betäubende Mundsprays etc.)
	Enterale oder parenterale Ernährung: unterstützende oder ausschließliche Verabreichung einleiten (s. ESPEN-Leitlinien zu Indikationen bzw. Kontraindikationen; http://www.dgem.de/espen.htm)

@ Die **Interventions-Checkliste** finden Sie auch zum bequemen Download unter www.schattauer.de/3074. Bei dieser ausdruckbaren Liste haben Sie die Möglichkeit, auch eigene Ergänzungen oder Anmerkungen mit aufzunehmen – erstellen Sie sich damit Ihre eigene, individuelle Interventions-Checkliste.

3.2.3 Ösophagitis und Refluxösophagitis

Definition Eine **Ösophagitis** (Speiseröhrenentzündung) ist eine diffuse Entzündung der Speiseröhrenschleimhaut, die durch mechanische, chemische oder thermische Reizung oder durch infektiöse Prozesse entsteht. Eine **mechanisch-irritative Ösophagitis** wird in den meisten Fällen durch eine über lange Zeit verbleibende Magensonde (z. B. in Form einer Ernährungssonde) verursacht, die als Fremdkörper in der Speiseröhre die Schleimhaut permanent reizt. Die daraus resultierende örtliche Entzündung kann zu Ulzerationen

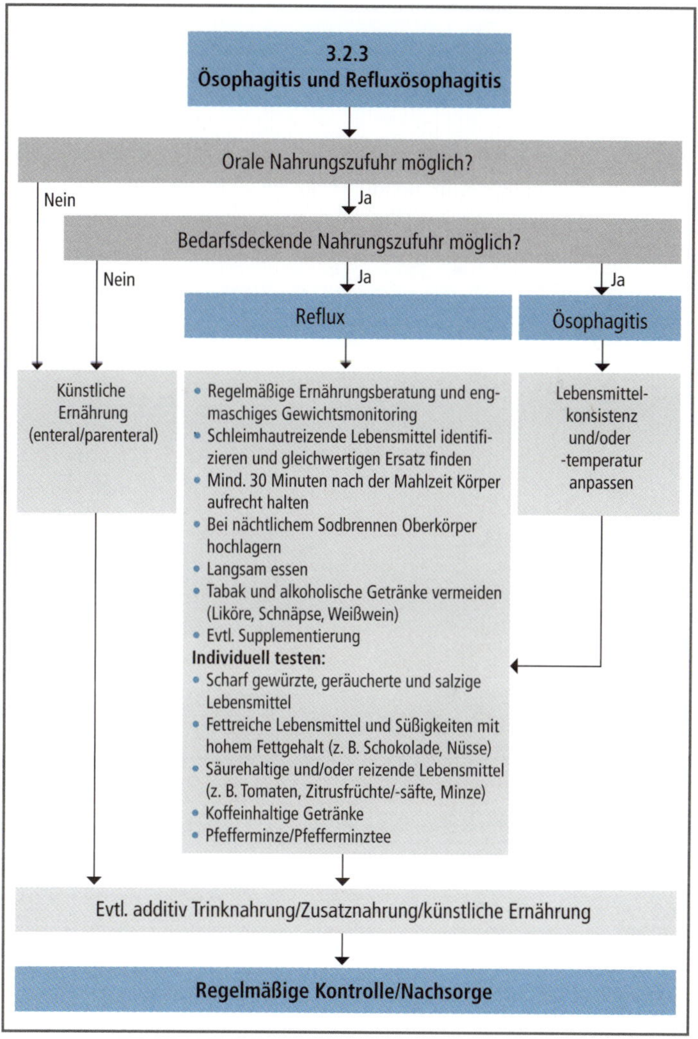

Abb. 9 Oropharyngeale Beschwerden: pharyngealer Bereich II (nach Roman-Herzog-Krebszentrum – Comprehensive Cancer Center am Klinikum rechts der Isar, Standards of Practice »Ernährungstherapie bei onkologischen Erkrankungen«).

führen. Auch eine Narbe, eine Verengung (Stenose) oder ein Tumor der Speiseröhre kann eine mechanische Irritation der Schleimhaut hervorrufen (Miller u. Bozeman 2012).

Die häufigste Form der Speiseröhrenentzündung ist die **Refluxösophagitis**. Sie entsteht durch eine anhaltende chemische Reizung der Speiseröhrenschleimhaut durch aufgestoßenen sauren Mageninhalt bzw. Magensaft. Im Einzelfall kann auch ein Rückfluss von Gallensaft oder Bauchspeicheldrüsensekret zu einer stärkeren Entzündungsreaktion führen (Koop et al. 2014). Eine **postoperative Refluxösophagitis** entsteht durch einen sauren oder alkalischen Reflux, der häufig nach einer Magenresektion auftritt, kann aber auch Folge eines Afferent-Loop-Syndroms[17] sein. Die Häufigkeit einer Refluxösophagitis nach Magenresektion liegt bei total gastrektomierten Patienten bei 80 %, bei partiell gastrektomierten bei bis zu 30 % (Pace et al. 2011). Eine mögliche Komplikation der chronischen Refluxösophagitis ist der sogenannte **Barrett-Ösophagus**. In den gereizten Gewebeanteilen des unteren Bereichs der Speiseröhre kommt es zu Zellveränderungen, die Krebsvorstufen darstellen, die sich möglicherweise zu Geschwüren und Speiseröhrenkrebs weiterentwickeln können. Bei 10 % der Patienten mit einer Refluxösophagitis entwickelt sich ein asymptomatischer oder symptomatischer Barrett-Ösophagus; bei Patienten, die älter als 50 Jahre sind, steigt die Prävalenz auf 25 % an. Das Karzinomrisiko bei einer Barrett-Schleimhautveränderung des Ösophagus ist gegenüber dem der Normalbevölkerung um das 40-Fache erhöht (Fitzgerald et al. 2014).

17 Das »Afferent-Loop«- oder »Schlingensyndrom« ist eine mögliche Folgeerscheinung einer teilweisen Entfernung des Magens (Magenresektion), einer Billroth-II-Operation oder einer laparoskopischen Gastrojejunostomie (LGJ). Durch eine Abflussbehinderung der zuführenden (afferenten) Schlinge des Zwölffingerdarms oder auch durch Eindringen von Magensekret kann es zu einem Stau und nachfolgend Rückfluss von Gallen-, Pancreas- oder Mageninhalt kommen – oft mit Übelkeit und Erbrechen verbunden (Shafi u. Bresalier 2010).

Bei Tumoren im Bereich von Speiseröhre, Magen oder Thorax ist häufig eine Bestrahlung notwendig. Als Folge kann es zu einer **radiogenen Ösophagitis** kommen, meist am Ende der 2. Woche nach Beginn der Radio- oder Radiochemotherapie. Die Symptome können sich manchmal noch während der Radiotherapie bessern, um dann in der 5. bis 6. Woche wieder zuzunehmen (Davila u. Bresalier 2008).

Bei onkologischen Patienten kann eine **infektiöse Ösophagitis** durch eine infolge der antitumoralen Therapie geschwächte Immunabwehr bedingt sein. Bei der infektiösen Speiseröhrenentzündung spielt eine ganz Reihe von Keimen (z. B. Herpes-simplex-Viren, Candida etc.) eine Rolle, die für einen gesunden Menschen harmlos sind (DeMeester 2006).

Im Folgenden sind die häufigsten *ursächlichen Faktoren* zusammengefasst, die eine Ösophagitis auslösen können:

- Infekte,
- chronisches Sodbrennen (*gastroesophageal reflux disease*, GERD),
- Radio- oder Radiochemotherapie[18],
- Kau- bzw. Schluckstörungen (▶ Kap. 3.2.2),
- Zwerchfellbruch (axiale Hiatushernie),
- Verengungen (Stenosen),
- Cardiainsuffizienz,
- Tumoren im Kopf-Hals-Bereich,
- Beeinträchtigung des Schließmuskels zwischen Speiseröhre und Mageneingang,
- Operationen und Resektionen im oberen Magen-Darm-Trakt.

---

18 Eine Ösophagitis kommt seltener bei einer dreidimensionalen Strahlenbehandlung vor, da der Tumor gezielt bestrahlt werden kann und die Speiseröhre unter Umständen nicht im Strahlenfeld liegt (Miller u. Bozeman 2012).

Anamnese Patienten mit Ösophagitis klagen häufig über Sodbrennen. Oft wird dies einfach als »ein brennendes Gefühl hinter dem Brustbein« beschrieben. Je nach Ursache schildern Patienten die Beschwerden auch als »Kloßgefühl« im Hals, als »Halsschmerzen« oder als »unangenehmen Geschmack im Mund«. Bei einer fortgeschrittenen Speiseröhrenentzündung können Schluckschmerzen (Odynophagie) und/oder unspezifische Schluckbeschwerden (► Kap. 3.2.2) hinzukommen. Diese sind bei der mechanisch-irritativen Form der Ösophagitis besonders ausgeprägt. Zu den weiteren Beschwerden gehören saures Aufstoßen, Oberbauchschmerzen und Völlegefühl nach dem Essen. Besonders stark ausgeprägt ist das Krankheitsbild, wenn sich der Patient in horizontaler Lage befindet. Die Symptomatik wird bei einer bestehenden Entzündung durch den Konsum von Alkohol und Kaffee, den Verzehr voluminöser und fettreicher Mahlzeiten (v. a. vor dem ins Bettgehen oder Hinlegen) und sogenannter hyperosmolarer Lösungen (z. B. stark zuckerhaltige Getränke wie Limonade) verstärkt. Saure Speisen und Getränke haben dagegen nur einen geringen Einfluss (Shaheen et al. 2012).
Die folgenden zusätzlichen Parameter sollten in die Anamnese eines Patienten mit Reflux bzw. Refluxösophagitis mit einbezogen werden:

- **Laborwerte:** Serumalbumin, C-reaktives Protein, Helicobacter pylori[19];
- **Medikamente:** nicht steroidale Entzündungshemmer (NSAIDs)[20];

---

19 Eine Helicobacter-pylori-Infektion ist eine bakterielle Infektion, die zu einer verstärkten Sekretion von Magensäure führt und auch für eine Reihe von Magenerkrankungen verantwortlich ist (z. B. Magenkarzinom, Gastritis, Zwölffingerdarmgeschwüre).

20 NSAIDs (z. B. Diclophenac, Ibuprofen, ASS etc.) sind schmerzstillende, fiebersenkende und entzündungshemmende Medikamente und werden zur Behandlung verschiedener Beschwerden, z. B. Schmerzen und entzündliche Erkran-

- **Lebensstil** und **Essgewohnheiten** evaluieren:
  - Kau- und Schluckfähigkeit vorhanden,
  - Vermeidung von Lebensmitteln bzw. Abneigung gegen bestimmte Nahrungsmittel sowie Lebensmittelallergien und -unverträglichkeiten abklären.

Das »*Common Terminology Criteria of Adverse Events*«-System teilt die Schweregrade der Ösophagitis folgendermaßen ein (U.S. Department Of Health And Human Services, NIH, National Cancer Institute 2010):

- **Schweregrad 1:** asymptomatisch, klinische oder diagnostische Befunde liegen jedoch vor; eine Intervention ist nicht notwendig;
- **Schweregrad 2:** symptomatisch, veränderte Essgewohnheiten und/oder Kau- und Schluckbeschwerden; eine orale Zusatznahrung ist indiziert;
- **Schweregrad 3:** schwere Symptomatik und Schmerzen, ausgeprägte Kau- und Schluckbeschwerden; eine künstliche Ernährung ist indiziert;
- **Schweregrad 4:** lebensbedrohliche Einschränkung oder Veränderung der Nahrungsaufnahme; eine medizinische Intervention ist dringend notwendig.

Beispielhafte Ernährungsdiagnose/PESR-Statement:

- **P (Problem):** erhöhtes Risiko für ein Energie- und Nährstoffdefizit;
- **E (Etiology):** erschwerte Nahrungsaufnahme infolge Ösophagitis;
- **S (Symptome):** es werden lediglich ½ bis ⅔ der üblichen Portionen verzehrt (lt. 24-h-Recall);

---

kungen, eingesetzt. Sodbrennen und Verdauungsbeschwerden gehören zu den häufigsten unerwünschten Nebenwirkungen (Pronsky 2008).

- **R+ (Ressourcen):** hohe Bereitschaft des Patienten, seine Nahrungszufuhr umzustellen (Zustimmung zum Einsatz flüssiger Zusatznahrung).

Ernährungswissenschaftlicher Hintergrund:

- Die Ernährungstherapie sollte unter ärztlicher Aufsicht und nach Indikation additiv mit Protonenpumpeninhibitoren (PPIs) durchgeführt werden (*Evidenzgrad A*). Ernährungsmedizinisch ist zu beachten, dass eine langfristige Anwendung mit PPIs zu einem Vitamin-B_{12}-Mangel führen kann (*Evidenzgrad B*) (Pronsky 2008).
- Übergewicht begünstigt bekanntlich die Entstehung eines Refluxes und daher auch einer Refluxösophagitis. Vermutlich basiert dieser Zusammenhang auf mechanischen Faktoren wie der Erhöhung des intraabdominalen Drucks, die wiederum die Funktionen des unteren Ösophagussphinkters beeinträchtigen. Daher stuft der »*World Cancer Research Fund*« (WCRF) Übergewicht als einen sehr wahrscheinlichen Risikofaktor für Ösophaguskarzinome ein.

> **!** Bei Gesunden ist eine Gewichtsabnahme als supportive Therapiemaßnahme in der Refluxbehandlung indiziert. Bei Tumorpatienten, insbesondere bei Patienten mit Kopf-Hals-Tumoren, sind während der Behandlungsphase aufgrund des progredienten Gewichtsverlusts eher ernährungstherapeutische Maßnahmen zur Gewichtsstabilisierung indiziert. Eine Gewichtsabnahme wird in dieser Phase nur im Einzelfall empfohlen (*Evidenzgrad C*) (► Kap. 2.1).

Empfehlungen aus der Praxis:

- Folgende Nahrungsmittel stehen im Verdacht Refluxsymptome auszulösen oder zu verstärken: Schokolade, Coffein, scharfe Speisen, fette Speisen, Zitrusfrüchte und kohlensäurehaltige Getränke. Es liegen jedoch keine Studien vor, die einen Verzicht rechtfertigen würden. Klinische Untersuchungen zum Einfluss einzelner Diätmaßnahmen zeigen teils widersprüchliche Ergebnisse. Die S2k-Leitlinie »Gastroösophageale Refluxkrankheit« spricht sich aber dafür aus, individuell unverträgliche Nahrungsmittel und Getränke zu ermitteln und diese zu vermeiden (Koop et al. 2014).

- Eine Erhöhung des Oberkörpers um etwa ≥ 30° während des Schlafens kann nächtliche Refluxbeschwerden vermindern (*Evidenzgrad B*) (Koop et al. 2014; Elliott u. Kiyomoto-Kuey 2010).
- Den Konsum von Alkohol und Tabak zu reduzieren bzw. auf beides ganz zu verzichten, stellt eine wichtige Allgemeinmaßnahme dar, da Alkohol wie auch Tabak chemische Noxen enthalten (Koop et al. 2014).

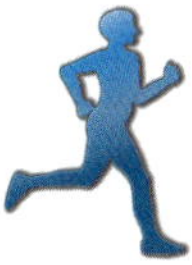

Körperliche Aktivität bei Ösophagitis und Refluxösophagitis

Derzeit gibt es nur wenige Empfehlungen zu körperlicher Aktivität und Reflux bei Tumorpatienten. Die aktuelle Studienlage zu dieser Thematik ist teilweise widersprüchlich und lässt keine allgemeinen Empfehlungen zu. Einige Studien beschreiben sogar eine Verschlimmerung der Problematik durch körperliche Aktivität. Zum Beispiel können Kräftigungsübungen in Rückenlage oder mit herabgeneigtem Kopf die Problematik noch verstärken. Patienten sollten daher versuchen, den Oberkörper während des Trainings aufrecht zu lagern und auf eine gleichmäßige Atmung zu achten. In einigen Fällen kann es auch hilfreich sein, nach den Mahlzeiten einen kurzen Verdauungsspaziergang zu machen (Mendes-Filho et al. 2014; Swanson 2008; Yazaki et al. 1996).

Behandlungsziele Leitliniengemäß sollte eine Ernährungsintervention allerspätestens beginnen, sobald die orale Nahrungsaufnahme beeinträchtig ist (Valentini et al. 2013). Hauptziel der Ernährungsintervention und nachfolgend wichtige Schwerpunkte sind:

- Bedarfsgerechte Protein- und Energiezufuhr sichern,
- Ermittlung akzeptabler Nahrungsmittel und diätetische Wissensvermittlung, um unterschiedliche Speisen mit verschiedenen Konsistenzen zubereiten zu können,
- Lebensmittelauswahl optimieren, mit dem Ziel Reizungen und Beschwerden vorzubeugen.

Mögliche Ressourcen:

- Möglichkeit des Patienten seine Umgebung situationsgerecht zu gestalten (z. B. Anschaffung eines Betts mit höhenverstellbarem Kopfteil),
- Unterstützung des Patienten durch Angehörige und Freunde, die darauf achten, Mahlzeiteneinnahme und -rhythmus an seine Bedürfnisse anzupassen.

Interventions-Checkliste

Die nachfolgend genannten Empfehlungen basieren auf etablierten Protokollen und der S2k-Leitlinie zum Umgang mit Refluxbeschwerden (Koop et al. 2014; Katz et al. 2013; Pace et al. 2011; Pronsky 2008). Es muss jedoch darauf geachtet werden, dass die individuelle Verträglichkeit bei allen Maßnahmen Vorrang hat. Insbesondere die Empfehlungen zu spezifischen Lebensmitteln sollten individuell mit dem Patienten ausgetestet werden, um unverträgliche Speisen zu ermitteln. Falls keine deutliche Besserung der Symptomatik festzustellen ist, ist es nicht empfehlenswert, dem Patienten zu einer strengeren Einhaltung der Empfehlungen zu raten.

✓	**Interventionsziele bei Ösophagitis und Refluxösophagitis**
	Relevante individuelle Begleiterscheinungen priorisieren und im Hinblick auf das erwünschte Ziel behandeln
	Ernährungsintervention
	Bedarfsgerechte Energie- und Proteinaufnahme sichern (Stufenschema der DGEM beachten, ► S. 16)

✓	**Interventionsziele bei Ösophagitis und Refluxösophagitis**
	Mahlzeitenrhythmus optimieren (oft ist es hilfreich, mehrere kleine Mahlzeiten[1] über den Tag zu verteilen und/oder abends auf größere Mahlzeiten zu verzichten)
	Meiden voluminöser und später Mahlzeiten
	Schleimhautreizende Lebensmittel individuell ermitteln und für diese gleichwertigen Ersatz finden (generell können hyperosmolare Getränke wie zuckerreiche Softdrinks und Säfte, minzhaltige Produkte wie Pfefferminztee und säuerliche, stark gewürzte, scharfe oder zu heiße Lebensmittel reizend wirken)
	Ruhige Atmosphäre schaffen, um ein konzentriertes Essverhalten zu fördern; eine aufrechte, stabile Sitzhaltung erleichtert das fokussierte, langsame Essen
	Bisherige diätetische Einschränkungen reduzieren oder aufheben (soweit dies medizinisch möglich ist)
	Lebensstilintervention
	Darauf hinweisen, Rauchen, alkoholische Getränke und Kautabak zu vermeiden
	Hochstellen des Bettkopfendes bei nächtlichen Refluxbeschwerden
	Mindestens 30 Minuten nach dem Essen in aufrechter Position verbleiben
	Medizinische Intervention
	Medikamentöse Unterstützung mit dem behandelnden Arzt besprechen
	Enterale oder parenterale Ernährung: unterstützende oder ausschließliche Verabreichung einleiten (s. ESPEN-Leitlinien zu Indikationen bzw. Kontraindikationen; http://www.dgem.de/espen.htm)

[1] Größere oder auch fetthaltige Mahlzeiten können den Druck auf den unteren Ösophagussphinkter erhöhen, was wiederum zu einem vermehrten Reflux führen kann.

Die **Interventions-Checkliste** finden Sie auch zum bequemen Download unter www.schattauer.de/3074. Bei dieser ausdruckbaren Liste haben Sie die Möglichkeit, auch eigene Ergänzungen oder Anmerkungen mit aufzunehmen – erstellen Sie sich damit Ihre eigene, individuelle Interventions-Checkliste.

Literatur

Die Literatur zu diesem Kapitel ist online verfügbar unter www.schattauer.de/3074

4 Gastrointestinale Beschwerden

Zum Gastrointestinaltrakt gehören Magen (Gaster) sowie Dünn- und Dickdarm (Intestinum). Magen-Darm-Beschwerden sind vielfältig und beinhalten Symptome wie Übelkeit, Erbrechen, Durchfall (Diarrhöe), Verstopfung (Obstipation) und Blähungen (Meteorismus). Gastrointestinale Beschwerden gehören zu den häufigsten Nebenwirkungen bei onkologischen Patienten.

Die nachfolgenden Parameter sollten bei der Anamnese eines Patienten mit Beschwerden im Gastrointestinaltrakt mit abgeklärt werden:

- **grundsätzlich:** relevante Begleiterscheinungen und Symptome notieren und priorisieren;
- **Laborwerte:** Nierenwerte, Elektrolyte, Serumalbumin; weitere Laborwerte sind indikationsbedingt zu erheben (► Kap. 4.1, 4.2, 4.3 u. 4.4);
- **Medikamente:** Abführmittel, Enzyme, Antiemetika, Chemo-/Immuntherapeutika, appetitanregende Medikamente, Wirkstoffe zur Magenentleerung (z. B. Metoclopramid); weitere Medikamente sind indikationsbedingt zu erfragen (► Kap. 4.1, 4.2, 4.3 u. 4.4);
- **relevante anthropometrische Messungen** vornehmen und Veränderungen (in %) festhalten: Körpergewicht, BMI, Taillenumfang, Hautfaltendicke, BIA;
- **Hydratationsstatus** und **Flüssigkeitsaufnahme** evaluieren bzw. abklären;
- **Änderungen von Stuhlfrequenz und -konsistenz** erfragen;
- **Lebensstil** und **Essgewohnheiten** evaluieren:
  - mind. 3-Tage-Ernährungstagebuch (Menge, Vielfalt und Energieträger),
  - Gewichtsverlauf,

  - Energie- und Proteinaufnahme (quantitativ),
  - Vermeidung von Lebensmitteln bzw. Abneigung gegen bestimmte Nahrungsmittel sowie Lebensmittelallergien und -unverträglichkeiten abklären,
  - körperliche Aktivität (Art, Umfang, Dauer und Intensität; z. B. MET-h/Woche),
  - sonstige Faktoren, die das Essensumfeld betreffen (z. B. Mahlzeitenhäufigkeit, Lebensmittelauswahl, Portionsgröße, Zubereitung);
- **Operationsberichte** anfordern (z. B. Resektionen im Bereich des Gastrointestinaltrakts abklären);
- **Beurteilung von Depression/Angst** mittels Fragebogen (z. B. HADS, SF-36).

4.1 Übelkeit und Erbrechen

Wenn das komplexe Zusammenspiel zwischen Gastrointestinaltrakt, Hirnstamm und Cortex gestört ist oder es zu Irritationen des Magen-Darm-Trakts kommt, können daraus leicht Übelkeit und Erbrechen (► Abb. 10) entstehen. Beides tritt häufig als Nebenwirkung einer Chemo- oder Radiotherapie auf und ist mit Appetitverlust (► Kap. 1.1.1) und Verstopfung (► Kap. 4.2.3) verbunden.

! Appetitverlust, Übelkeit und Erbrechen werden zusammen auch als »ANE-Syndrom« (**A**norexia, **N**ausea und **E**mesis) bezeichnet. Sie gehören zu den häufigsten Beschwerden, die während einer Chemotherapie auftreten.

Abb. 10 Gastrointestinale Beschwerden: Übelkeit und Erbrechen (nach Roman-Herzog-Krebszentrum – Comprehensive Cancer Center am Klinikum rechts der Isar, Standards of Practice »Ernährungstherapie bei onkologischen Erkrankungen«). ►

4.1 Übelkeit/antizipatorische Übelkeit/Erbrechen

Verdacht auf Ileus, gastrointestinale Obstruktion?

Ja → Nahrungskarenz und sofortige Therapie der Obstruktion, falls medizinisch sinnvoll/möglich

Nein ↓

Orale Nahrungszufuhr möglich?

Nein → Künstliche Ernährung (enteral/parenteral)

Ja ↓

Bedarfsdeckende Nahrungszufuhr möglich?

Nein → Künstliche Ernährung (enteral/parenteral)

Ja ↓

Übelkeit | Antizipatorische Übelkeit | Erbrechen

Übelkeit / Antizipatorische Übelkeit:

- Mahlzeitenintervalle/-einnahme anpassen
- Öfters kleine Mahlzeiten anbieten (Übelkeit intensiviert sich bei leerem Magen)
- Lebensmittelauswahl optimieren, um Symptome zu minimieren (z. B. fetthaltige, stark gewürzte Speisen vermeiden)
- Leicht verträgliche, kalte und/oder trockene Lebensmittel bevorzugt anbieten (z. B. Toast, Knäckebrot, Zwieback)
- Temperatur anpassen (kalte Speisen sind geruchsärmer)
- Eiswürfel, Zitroneneis, Ingwerbonbons oder saure Drops zum Lutschen anbieten
- Bis mind. 1 Stunde nach der Mahlzeit Oberkörper aufrecht positionieren
- Lieblingsspeisen nicht anbieten, um spätere Aversionen zu vermeiden
- Evtl. Antiemetikum

Erbrechen:

Schrittweiser Aufbau:

1. Flüssigkeits- u. Elektrolytverluste ausgleichen (evtl. durch i. v. Gabe)
2. Flüssigkeiten erst 1 Stunde nach dem Erbrechen langsam trinken lassen
3. Koststufen langsam aufbauen:
   - Klare Flüssigkeiten
   - Trockene, leicht verdauliche Lebensmittel
   - Leicht verträgliches Protein (u. a. Eier, Hühnerbrust)
   - Vorsicht bei fetten Speisen und Milchprodukten

danach → Maßnahmen wie bei Übelkeit

↓

- Regelmäßige Ernährungsberatung und engmaschiges Gewichtsmonitoring
- Evtl. additiv Trinknahrung/Zusatznahrung/künstliche Ernährung

↓

Regelmäßige Kontrolle/Nachsorge

Auftreten, Verlaufsmuster und Ausmaß des »ANE-Syndroms« oder einzelner Beschwerden sind abhängig von der Verabreichungshäufigkeit, der Dosierung und der Kombination der *Medikamente* sowie deren Applikation (z. B. als Infusion oder Tablette). Einige Zytostatika führen nur sehr selten zu Übelkeit und Erbrechen, während bei anderen, beides fast nicht zu vermeiden ist. Übelkeit und Erbrechen, die infolge einer *Bestrahlung* auftreten, sind ebenfalls von der Dosis sowie vom Bestrahlungsvolumen und Ort der Bestrahlung abhängig. Eine Gesamtkörperbestrahlung und Bestrahlungen im Bereich des oberen Gastrointestinaltrakts, der Leber oder im Kopf-Hals-Bereich bringen das höchste Erbrechensrisiko mit sich. Eine fraktionierte Strahlentherapie ist mit länger anhaltenden Phasen von Übelkeit und/oder Erbrechen assoziiert (Bertz u. Zürcher 2014; Aapro et al. 2012; Ettinger et al. 2012; Roila et al. 2011).

Definition Als **Übelkeit** wird ein subjektiv unangenehmes, sich wellenartig im Hals und/oder Epigastriumbereich ausbreitendes Gefühl bezeichnet, das oft als Würgereiz oder als Drang, sich zu erbrechen, empfunden wird.
Unter **antizipatorischer Übelkeit** bzw. **antizipatorischem Erbrechen** ist hingegen ein psychisch bedingtes, erlerntes Gefühl von Übelkeit und/oder Erbrechen zu verstehen, das durch eine klassisch konditionierte Erwartungsangst oder einen Erwartungsreiz entsteht. Oft hängt dies mit einer früheren negativen Erfahrung zusammen, die z. B. von einer absolvierten Chemo- oder Strahlentherapie herrührt. Während die antizipatorische Übelkeit meist vor oder während des 4. Behandlungszyklus einsetzt, tritt antizipatorisches Erbrechen schon beim 2. Zyklus auf – insbesondere bei Anwendung von Chemotherapeutika mit starkem emetogenem Potenzial. Antizipatorische Übelkeit bzw. antizipatorisches Erbrechen kann bei Patienten aber auch während oder vor Beginn eines neuen Chemotherapiezyklus auftreten. Diese Episoden können leicht durch äußere Reize (bestimmte Geschmacksrichtungen, Gerüche, Anblicke)

oder innere Auslöser (Gedanken, Gefühle, Ängste) hervorgerufen werden. Allerdings kommt es bei weniger als 2 % der Patienten mit antizipatorischer Übelkeit tatsächlich auch zum Erbrechen (Akechi et al. 2010; Hesketh 2004; Roila et al. 2010).

Mit **Erbrechen** wird ein physiologischer Vorgang bezeichnet, bei dem sich üblicherweise Magen, Zwerchfell und obere Bauchmuskulatur zusammenziehen, während sich der Magenschließmuskel gleichzeitig öffnet. Der Magen- oder Speiseröhreninhalt (Chymus) wird so entgegen der natürlichen Transportrichtung in die Mundhöhle zurückgedrängt.

Die durch Chemo- oder Strahlentherapie induzierte Übelkeit mit nachfolgendem Erbrechen kann in verschiedenen Formen auftreten (Roila et al. 2011):

- **Akute Übelkeit/akutes Erbrechen** tritt innerhalb von 24 Stunden auf,
- **verzögerte Übelkeit/verzögertes Erbrechen** tritt erst nach 24 Stunden, aber innerhalb von 1–5 Tagen nach der Therapie auf,
- **Durchbruchsübelkeit/-erbrechen** tritt trotz pharmazeutischer Prophylaxe auf,
- **refraktäre Übelkeit/refraktäres Erbrechen** tritt nach dem 1. Zyklus auf und spricht auf eine pharmazeutische Behandlung nicht an,
- **chronische Übelkeit/chronisches Erbrechen** tritt während der gesamten Behandlung auf und hält manchmal auch über das Therapieende hinaus weiter an; diese Form von Übelkeit und Erbrechen findet sich häufig bei palliativen Patienten.

Übelkeit und Erbrechen haben komplexe *Ursachen. Im Bereich des Gastrointestinaltrakts* sind als mögliche Auslöser Entzündungen[1],

1 Bei onkologischen Patienten treten vor allem therapieinduzierte Schleimhautentzündungen auf.

Passagehindernisse[2], Krankheitserreger, eine Lebensmittelvergiftung, Motilitätsstörungen und postoperative Zustände zu nennen. Auch starke Schmerzen sowohl im Bereich des Gastrointestinaltrakts als auch außerhalb können einen Brechreiz auslösen. *Außerhalb des gastrointestinalen Bereichs* können metabolische Veränderungen (z.B. Urämie, Nierenversagen, Hyperkalzämie[3], starker Reflux), seelische Belastungen (z.B. Angst- und Stresszustände) und bestimmte Medikamente (z.B. Schmerzmittel, Opiate, Antibiotika) als Auslöser verantwortlich sein. Eine falsch liegende Sonde oder eine zu schnell verabreichte Sondennahrung können ebenfalls zu Übelkeit und Erbrechen führen. Auch individuell unterschiedliche Empfindlichkeiten sowie fortgeschrittenes Alter und Geschlecht scheinen eine gewisse Rolle zu spielen.

Im Folgenden sind die häufigsten Faktoren genannt, die Übelkeit und Erbrechen bei onkologischen Patienten auslösen können (Basch et al. 2011; Kris et al. 2011):

- Chemo- und/oder Strahlentherapie,
- Opioidtherapie,
- Flüssigkeits- und Elektrolytstörungen,
- invasive Tumoren und/oder Metastasen in Gastrointestinaltrakt, Leber oder zentralem Nervensystem,
- Darmverschluss, Gastroparese, Gastritis,
- vestibuläre Dysfunktion,
- chronische Verstopfung,
- Infektion oder Sepsis,
- metabolische Störungen (z.B. Urämie, Hyperkalzämie).

---

2 Magen-Darm-Geschwüre, chronische Obstipation und ein Darmverschluss können Übelkeit und Erbrechen auslösen.

3 Zu einer Hyperkalzämie kann es beispielsweise bei Knochenmetastasen kommen.

Anamnese Die folgenden Parameter sollten ergänzend zu den bereits zuvor genannten in die Anamnese eines Patienten mit Übelkeit und/oder Erbrechen mit einbezogen werden:

- **Medikamente**:
  - Einsatz von Antiemetika prüfen,
  - intravenöse Chemotherapeutika mit hochgradig emetogenem Potenzial erfragen (z. B. Carmustin, Cisplatin, Cyclophosphamid, Dacarbazin, Mechlorethamin, Streptozocin),
  - orale antineoplastische Medikamente mit hochgradig emetogenem Potenzial erfragen (z. B. Hexamethylmelamin, Procarbazin).

Praxistipp

Zahlreiche Chemotherapeutika haben lediglich ein mäßiges[4] bis minimales emetogenes Potenzial. Eine aktuelle Auflistung ist in den »Antiemetic Guidelines« der *»Multinational Association of Supportive Care in Cancer«* (MASCC) und der *»European Society of Medical Oncology«* (ESMO) zu finden (http://www.mascc.org/antiemetic-guidelines).

- **Hydratationsstatus** überprüfen, insbesondere auf Flüssigkeitsverluste achten;
- **Übelkeit** und **Erbrechen** anhand der *»Common Terminology Criteria of Adverse Events«*-Skala evaluieren:
  - Anzahl, Dauer und Intensität erfragen,
  - individuelle Reize und Auslöser identifizieren (z. B. bestimmte Nahrungsmittel, bestimmte Gerüche),

4 Zu den häufig angewendeten intravenösen Chemotherapeutika gehören Oxaliplatin, Carboplatin, Irinotecan sowie Doxi-, Dauno-, Epi- und Idarubicin. Diese haben ein mäßig emetogenes Potenzial.

- Zeitpunkt des Einsetzens erfragen (z. B. morgens, nach dem Frühstück, vor oder nach den Mahlzeiten).

! Eine Kombinationstherapie, insbesondere die Kombination von Strahlen- und Chemotherapie, erhöht das emetogene Risiko.

Das »*Common Terminology Criteria of Adverse Events*«-System legt die Schweregrade einer **Übelkeit** folgendermaßen fest (U.S. Department Of Health And Human Services, NIH, National Cancer Institute 2010):

- **Schweregrad 1:** Appetitverlust ohne veränderte Essgewohnheiten;
- **Schweregrad 2:** die orale Nahrungsaufnahme ist reduziert; keine Anzeichen von signifikantem Gewichtsverlust, Dehydratation oder Mangelernährung;
- **Schweregrad 3:** unzureichende Energie- oder Flüssigkeitsaufnahme; eine Ernährungsunterstützung ist indiziert.

Erbrechen wird durch das »*Common Terminology Criteria of Adverse Events*«-System in folgende Schweregrade eingeteilt:

- **Schweregrad 1:** 1–2 Brechepisoden[5] innerhalb von 24 Stunden;
- **Schweregrad 2:** 3–5 Brechepisoden innerhalb von 24 Stunden;
- **Schweregrad 3:** ≥ 6 Brechepisoden innerhalb von 24 Stunden; eine Ernährungsunterstützung ist indiziert;
- **Schweregrad 4:** lebensbedrohliches Ausmaß der Brechepisoden; eine medizinische Intervention ist dringend notwendig.

Beispielhafte Ernährungsdiagnose/PESR-Statement:

- **P (Problem):** erhöhtes Risiko für ein Nährstoffdefizit;

5 Zwischen den (abgrenzbaren) Brechepisoden sollten mindestens 5 Minuten liegen.

- **E (Etiology):** mehrere durch die Nebenwirkungen der Chemotherapie verursachte Brechepisoden pro Tag (5-mal täglich);
- **S (Symptome):** Verzehr von lediglich 25 % der üblichen Nahrungsmenge (lt. Tellerprotokoll), dokumentierter Gewichtsverlust von 1 kg in 2 Tagen;
- **R+ (Ressourcen):** der Patient weiß um das Risiko eines weiteren Gewichtsverlusts und ist bestrebt, diesen zu verhindern.

Ernährungswissenschaftlicher Hintergrund:

- Im Gegensatz zu pharmakologischen Maßnahmen, die bei Übelkeit und Erbrechen mit einem starken Evidenzgrad empfohlen werden, haben Ernährungsinterventionen vor allem supportiven Charakter. Ernährungstherapeutische Ansätze sind nicht mit hinreichender Evidenz belegt (*Expertenkonsensus*) (Aapro et al. 2012; Roila et al. 2010).

Exkurs

Übelkeit kann schwieriger zu therapieren sein als Erbrechen. In den Leitlinien wird aber empfohlen, beides immer gemeinsam zu behandeln[6]. Obwohl die Therapieansätze für beide Symptome oft ähnlich sind, ist die Wirksamkeit dieser Ansätze noch nicht ausreichend klinisch belegt. Dies liegt vor allem daran, dass »keine Emesis« (keine Brechepisoden) oft als primärer Endpunkt von emetogenen Untersuchungen festgelegt wird und Übelkeit dabei nicht berücksichtigt ist (Calixto-Lima et al. 2012; Tipton et al. 2007; Foubert u. Vaessen 2005).

- *Ingwer* hat sich in der Traditionellen Chinesischen Medizin als vielversprechendes pflanzliches Antiemetikum bei der Behand-

6 Üblicherweise wirken Antiemetika erfolgreicher gegen Erbrechen als gegen Übelkeit.

lung diverser Übelkeits- und Brechbeschwerden (z. B. Seekrankheit, Hyperemesis in der Schwangerschaft) etabliert. Die vorliegenden Daten zu Ingwer als Mittel gegen Übelkeit beziehen sich überwiegend auf die Allgemeinbevölkerung. Für onkologische Patienten ist die Datenlage kontrovers: Eine im Jahr 2013 erschienene Übersichtsarbeit berichtet von insgesamt 7 Studien, wovon 3 eine positive Wirkung bei Gabe von Ingwerextrakten in unterschiedlicher Dosierung zeigen konnten. 4 Studien konnten keine klinischen Empfehlungen ableiten bzw. keine Vorteile aufzeigen. Eine randomisierte kontrollierte Studie ergab sogar negative Auswirkungen für Patienten, die Ingwer als zusätzliches Antiemetikum erhalten hatten (*Evidenzgrad C*) (Lee u. Oh 2013; Marx et al. 2013; Zick et al. 2009).

- Die Wirksamkeit von *Zitronen-, Pfefferminz- und Kamillentee oder -bonbons* wird nur durch vereinzelte Fallberichte unterstützt. Obwohl die Verwendung von gering dosierten pflanzlichen Heilmitteln keine Gefahr mit sich bringt, gibt es bisher keine wissenschaftliche Evidenz, die die Anwendung bei onkologischen Patienten rechtfertigt (*Evidenzgrad D*) (Lua u. Zakaria 2012; Kris et al. 2011; Herrstedt u. Dombernowsky 2007; Tipton et al. 2007).

Empfehlungen aus der Praxis Übelkeit und Erbrechen können den Appetit, die Energie- und Proteinaufnahme sowie das Aktivitätsniveau des Patienten maßgeblich beeinträchtigen. Insbesondere häufiges Erbrechen kann rasch zu einer Dehydratation führen. Unbehandelt können Übelkeit und Erbrechen auch zum Abbruch oder einer Verweigerung der Tumortherapie führen. Daher liegt der Fokus einer Ernährungsintervention, der je nach Schweregrad (▸ »*Common Terminology Criteria of Adverse Events*« [CTCAE]) angepasst werden muss, auf der Sicherung einer bedarfsgerechten Energie- und Flüssigkeitszufuhr (▸ Tab. 4).

Tab. 4 Interventionsempfehlungen nach CTCAE-Schwergrad.

	Schwere-grad 1	Schwere-grad 2	Schwere-grad 3	Schwere-grad 4
Fokus der Ernährungsintervention	• Flüssigkeitszufuhr ↑	• Flüssigkeitszufuhr ↑	• Flüssigkeitszufuhr ↑	• medizinische Intervention dringend notwendig
	• bedarfsgerechte Energiezufuhr prüfen	• Energieaufnahme ↑	• Energieaufnahme ↑	• parenterale Ernährung indiziert
	• Mahlzeitenrhythmus/-zusammensetzung anpassen	• Mahlzeitenrhythmus/-zusammensetzung anpassen	• Mahlzeitenrhythmus/-zusammensetzung anpassen	
		• Zusatznahrung nach Bedarf	• Ernährungsunterstützung (künstliche Ernährung)/i. v. Flüssigkeitsgabe indiziert	

Behandlungsziele:

- Sicherung einer bedarfsgerechten Flüssigkeits-, Protein- und Energiezufuhr,
- Gewichtsstabilisierung.

Mögliche Ressourcen:

- Unterstützung des Patienten durch Familie und Freunde bei der Zubereitung geruchsarmer Speisen und der Anpassung des Mahlzeitenrhythmus,
- medikamentöse Unterstützung durch den behandelnden Arzt.

Interventions-Checkliste

Die nachfolgend genannten Empfehlungen basieren auf Erfahrungsberichten und/oder etablierten Protokollen, die sich im Umgang mit Übelkeit und Erbrechen gut bewährt haben (Bertz u. Zürcher 2014; Aapro et al. 2012; Kris et al. 2011; Roila et al. 2010; Tipton et al. 2007). Es muss jedoch darauf geachtet werden, dass die individuelle Verträglichkeit bei allen Maßnahmen Vorrang hat.

✓	**Interventionsziele bei Übelkeit und Erbrechen**
	Relevante individuelle Begleiterscheinungen priorisieren und im Hinblick auf das erwünschte Ziel behandeln
	Wünschenswerten Gewichtsbereich definieren (________________ kg)
	Ernährungsintervention
	Auf eine ausreichende Flüssigkeitsaufnahme achten: energiereiche Getränke tragen auch zur Deckung des Energiebedarfs bei
	Essensgabe nach Appetit und Lust (Nahrungsaufnahme nicht erzwingen)
	Lieblingsspeisen gezielt *nicht* anbieten, um mögliche Aversionen zu vermeiden
	Häufig mehrere kleine Mahlzeiten und leicht verträgliche Lebensmittel anbieten
	Darauf achten, dass rasches Essen und/oder Trinken vermieden wird, für eine entspannte Atmosphäre sorgen
	Lebensmittel mit wenig Eigengeschmack und -gerüchen bevorzugt anbieten (Kompotte, Kartoffelbrei, Speiseeis, Rühreier)

✓ Interventionsziele bei Übelkeit und Erbrechen
Essensgerüche minimieren: • Essen im gut gelüfteten Zimmer, möglichst weit weg von der Küche servieren • Abdeckungen abnehmen, bevor das Essen ins Zimmer gebracht wird
Fettige und blähende Mahlzeiten vermeiden
Trockene, stärkehaltige Nahrungsmittel (Brezeln, Cracker, Kekse, Zwieback, Toast, Salzstangen) anbieten, um Übelkeit und Erbrechen zu vermeiden
Nahrungsaufnahme auf die Tagezeiten legen, an denen der Patient sich am besten fühlt
Flexibilität anbieten bei Art, Quantität und Einteilung der Mahlzeiten
Bisherige diätetische Einschränkungen reduzieren oder aufheben (soweit dies medizinisch möglich ist)
Essensumfeld optimieren (z. B. für entspannende Musik im Hintergrund und für Belüftung sorgen; Temperatur beachten, da kalte Speisen eher akzeptiert werden)
Diätetische Maßnahmen vermitteln, wie Energie- und Proteinzusätze in Mahlzeiten und Getränke integriert werden können (z. B. energiereiche Getränke bevorzugen, Einsatz von Proteinpulver etc.)
Lebensmittelvorräte bereitstellen
Orale Nahrungssupplementation (z. B. Trinknahrung oder Anreicherung mit Pulver) (____ Flasche/Messlöffel ____ mal pro Tag)
Lebensstilintervention
Spazierengehen an der frischen Luft und eher langsame Bewegung empfehlen
Darauf achten, dass nach dem Essen eine erhöhte Oberkörperposition eingenommen wird

✓ Interventionsziele bei Übelkeit und Erbrechen
Lockere Kleidung empfehlen, die Hals und Bauch nicht einengt
Zu Entspannungsübungen raten
Medizinische Intervention
Antiemetika bzw. medikamentöse Unterstützung mit dem behandelnden Arzt besprechen
Enterale oder parenterale Ernährung: unterstützende oder ausschließliche Verabreichung einleiten (s. ESPEN-Leitlinien zu Indikationen bzw. Kontraindikationen; http://www.dgem.de/espen.htm)

@ Die **Interventions-Checkliste** finden Sie auch zum bequemen Download unter www.schattauer.de/3074. Bei dieser ausdruckbaren Liste haben Sie die Möglichkeit, auch eigene Ergänzungen oder Anmerkungen mit aufzunehmen – erstellen Sie sich damit Ihre eigene, individuelle Interventions-Checkliste.

4.2 Veränderte Darmfunktion

Eine veränderte Darmfunktion wie auch eine beeinträchtigte Darmpassage gehen mit Beschwerden wie Durchfall (Diarrhoe) (► Abb. 11), Verstopfung (Obstipation) (► Abb. 12), Blähungen (► Abb. 12) oder Fettstühlen (Steatorrhoe) (► Abb. 12) einher. Diese Probleme treten meist nach einer Operation (z. B. einer Magen- oder Pancreasresektion) und in Verbindung mit verschiedenen antitumoralen (z. B. Durchfall nach Bestrahlung oder hochdosierter Chemotherapie) oder medikamentösen Therapien (z. B. Verstopfung nach Opiateinnahme) auf. Die Darmtätigkeit wird außerdem durch den Ballaststoffgehalt der Nahrung, durch Infektionen, Stress sowie Störungen von Digestion und Resorption beeinflusst.

4.2.1 Durchfall (Diarrhoe)

Definition Durchfall (Diarrhoe) gehört zu den häufigsten abdominalen Komplikationen bei onkologischen Patienten. Trotzdem ist es bisher noch nicht gelungen, eine einheitliche Definition zu formulieren. Genereller Konsens besteht jedoch darüber, dass man > 3 dünnflüssige Stühle pro Tag mit einem Gesamtgewicht ≥ 200 g pro Tag[7] als Diarrhoe einstuft. Als **akute Diarrhoe** werden Durchfälle bezeichnet, die weniger als 4 Wochen anhalten. Darüber hinaus (mehr als 4 Wochen) anhaltende Durchfälle werden als **chronische Diarrhoe** bezeichnet.

Die *Ursachen* einer Diarrhoe sind sehr vielfältig. Speziell bei onkologischen Patienten treten Durchfälle vorwiegend als Folge der Verabreichung einer ganzen Reihe unterschiedlicher Chemotherapeutika (z. B. 5-Fluorouracil, Methotrexat, Doxorubicin) oder Target-Therapeutika (z. B. Sunitinib, Bevacizumab) auf. Auch nach einer Strahlentherapie im Abdominal- oder Beckenbereich und nach operativen Eingriffen kann es zu Durchfällen kommen (Shaw u. Taylor 2012; Shafi u. Bresalier 2010; Muehlbauer et al. 2009).

Die nachfolgend genannten Ursachen und Faktoren sind besonders für die Ernährungstherapie relevant (Calixto-Lima et al. 2012; Shaw u. Taylor 2012; Sasaki et al. 2012; Stein et al. 2010; Muehlbauer et al. 2009; Richardson u. Dobish 2007; Solomon u. Cherny 2006):

- Chemo- und Strahlentherapie,
- diverse Medikamente (z. B. Cholestyramin, Lactulose, Neomycin, Cisplatin, Bortezomib und v. a. allem eine sogenannte Polypharmakotherapie[8]),

---

7 Das Stuhlgewicht wird auch durch den Ballaststoffgehalt der Nahrung, durch Medikamente und Stress maßgeblich beeinflusst.

8 Als Polypharmakotherapie oder Multimedikation (Übermedikation) wird eine regelmäßige tägliche Einnahme von 5 oder mehr verschiedenen Medikamenten bezeichnet (Maher et al. 2014).

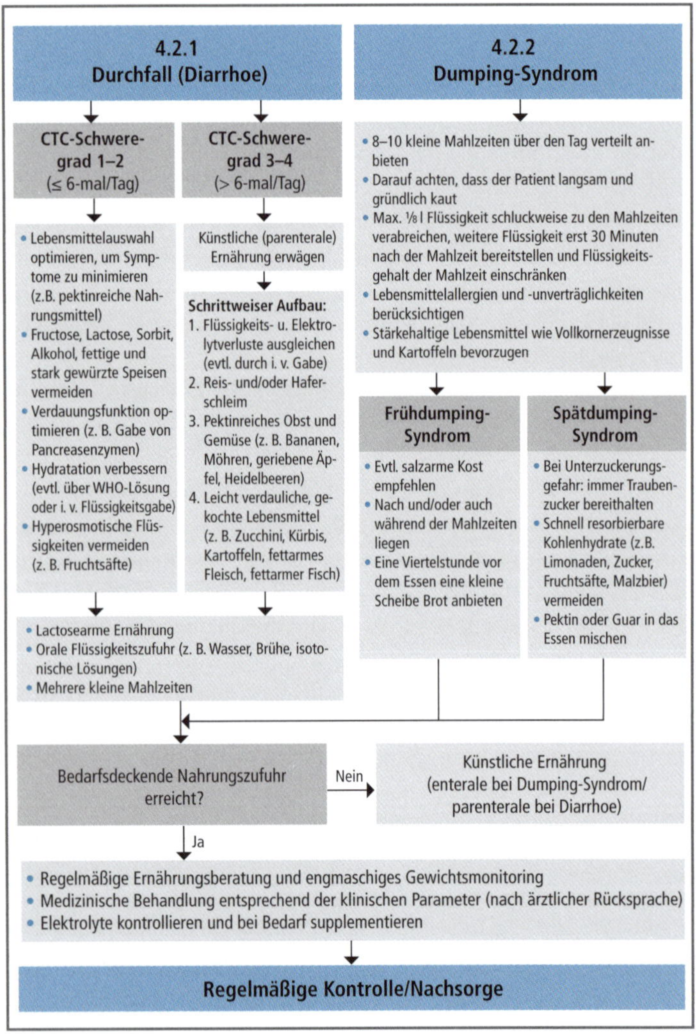

Abb. 11 Gastrointestinale Beschwerden: veränderte Darmfunktion I (nach Roman-Herzog-Krebszentrum – Comprehensive Cancer Center am Klinikum rechts der Isar, Standards of Practice »Ernährungstherapie bei onkologischen Erkrankungen«).

- Infektionen,
- Nahrungsmittelunverträglichkeiten (auch vorübergehend wie z. B. eine durch Chemotherapie induzierte Lactoseintoleranz),
- Operationen am Magen-Darm-Trakt,
- enterale Ernährung (z. B. bei zu schneller Verabreichung),
- Hypoalbuminämie,
- neutropenische Enterokolitis[9],
- Komorbiditiäten (z. B. Reizdarm, Kurzdarmsyndrom, Nahrungsmittelintoleranzen),
- Nahrungskarenz ≥ 10 Tage[10],
- Gallensäureverlustsyndrom,
- eher selten: villöse Adenome oder neuroendokrine Tumoren.

! Darmverschlüsse oder Obstipation können ebenfalls flüssige Stühle verursachen, diese sollten aber nicht wie eine Diarrhoe behandelt werden.

Bei einer Diarrhoe unterscheidet man verschiedene Formen:

- **Osmotische Diarrhoe:** Sie wird durch den Übertritt von unvollständig resorbierten, osmotisch wirksamen Nahrungsbestandteilen aus dem Dünn- in den Dickdarm verursacht (z. B. bei Nahrungsmittelunverträglichkeiten, Kohlenhydratmalabsorption,

---

9 Eine neutropenische Enterokolitis tritt in der Regel auf, wenn die absolute Granulozytenzahl unter 0,5 × 10^6/l sinkt. Dazu kommt es häufig nach hochdosierten antitumoralen Therapien, die eine höhere Anfälligkeit für mikrobielle Invasionen zur Folge haben und zu einer Nekrose der verschiedenen Darmwandschichten führen können. Die betroffenen Patienten leiden häufig unter Bauchschmerzen, Übelkeit und Durchfällen.

10 Untersuchungen zeigen, dass es bereits nach 10 Tagen Nahrungskarenz zu einer signifikanten Schädigung der Enterozytenmembran sowie einer Aktivitätsminderung der Bürstensaumenzyme kommt. Diese Veränderungen korrelieren mit dem vermehrten Auftreten einer Diarrhoe (Muehlbauer et al. 2009).

Proteinmangel, Pancreasinsuffizienz, Dünndarmerkrankungen). Eine osmotische Diarrhoe kann auch durch eine bakterielle Überbesiedelung des Dünndarms oder durch verschiedene Infektionen (z. B. Norovirus-, Clostridiuminfektionen) verursacht werden. Bei einer osmotischen Diarrhoe sistiert der Durchfall auch unter Nahrungskarenz.

- **Sekretorische Diarrhoe:** Sie entsteht bei einer Hemmung der Natriumresorption und gleichzeitigem Anstieg der Chloridsekretion. Diese Elektrolytstörung führt zu einer vermehrten Bindung von Wasser im Darm. Mögliche Ursachen sind darmreizende Laxanzien, Toxine (z. B. bedingt durch Lebensmittelvergiftungen) oder eine Steatorrhoe[11].
- **Exsudative Diarrhoe:** Eine stark angegriffene Darmschleimhaut sondert große Mengen Schleim, Blut und/oder Protein ab, die sich mit dem Stuhl verbinden. Betroffene weisen einen von Schleim oder Blut durchzogenen Stuhl auf.
- **Motilitätsstörungsbedingte Diarrhoe:** Sie entsteht aufgrund einer erhöhten intestinalen Motilität, die zu propulsiven Muskelkontraktionen führt. Dies kann auch in Zusammenhang mit einer tumorbedingt erhöhten Hormonausschüttung auftreten (z. B. erhöht ein Karzinoid die Sekretion von Serotonin – dies wiederum stimuliert die intestinale Sekretion, steigert die Darmmotilität und führt zu einer chronischen Diarrhoe).
- **Chemotherapieinduzierte Diarrhoe:** Sie wird durch einen multifaktoriellen Prozess ausgelöst, bei dem die therapiebedingten Schädigungen an der Dünndarmschleimhaut letztlich zu einem Ungleichgewicht zwischen Absorption und Sekretion im Dünndarm führen. Als Folge eines durch Chemotherapie induzierten Durchfalls kann es zu einer Lactoseintoleranz, einer bakteriellen Über- oder Fehlbesiedelung im Dünndarm oder einer Malab-

---

11 Fett inhibiert die Elektrolytresorption im Dickdarm.

sorption von Gallensäuren kommen, die eine Diarrhoe wiederum verstärken (Andreyev et al. 2012; Cherny 2008).

- **Strahleninduzierte Diarrhoe** oder **Strahlenenteritis:** Sie tritt gewöhnlich nach einer Strahlentherapie des Abdomens, des Beckenbereichs oder seltener als Folge einer Gesamtkörperbestrahlung auf und wird durch eine strahleninduzierte akute Schleimhautentzündung ausgelöst – manchmal kann auch eine strahleninduzierte Darmischämie auftreten. In vereinzelten Fällen kommt es hierbei zusätzlich zu einer Malabsorption von Gallensäuren (Calixto-Lima et al. 2012; Murphy 2007; Rosenthal 2007).
- **Diarrhoe nach Operationen:** Eine Diarrhoe gehört zu den häufigsten Verdauungsproblemen, die nach einer Resektion im Bereich des Magen-Darm-Trakts auftreten können. Art, Dauer und Ausmaß der Durchfälle hängen damit zusammen, welches Organ operiert oder entfernt wurde und wie die Funktionalität des Gastrointestinaltrakts durch die Operation in Mitleidenschaft gezogen wurde (z. B. kann nach einer Ileumresektion eine chologene, also durch Gallensäuren verursachte Diarrhoe entstehen) (Stein et al. 2010).

Anamnese Die folgenden Parameter sollten ergänzend zu den einleitend in diesem Kapitel aufgeführten anamnestischen Parametern erhoben werden:

- **Laborwerte:** Blutbild, Elektrolyte (v. a. Kalium, Natrium, Chlorid), Kreatinin, C-reaktives Protein, Stuhlbakteriologie, Hämoccult-Test;
- **Durchfälle** evaluieren:
  - Art, Häufigkeit und Dauer erfragen,
  - Lebensmittel, die mit Durchfällen häufig assoziiert sind (z. B Milchprodukte, fructose- und sorbithaltige Lebensmittel, sehr fettige Speisen etc.) erfassen.

Die Beurteilung des Schweregrads einer Diarrhoe nach den Kriterien des »*Common Terminology Criteria of Adverse Events*«-Systems geht immer von der für den Patienten üblichen Stuhlmenge aus (U. S. Department Of Health And Human Services, NIH, National Cancer Institute 2010):

- **Schweregrad 1:** 2- bis 3-fach gesteigerte Stuhlhäufigkeit bzw. -menge oder Ostomiemenge im Vergleich zur normalen Stuhlfrequenz und -menge des Patienten; ein enges Monitoring der Flüssigkeits- und Nahrungsaufnahme ist erforderlich; durchfallfördernde Lebensmittel sollten vermieden werden;
- **Schweregrad 2:** 4- bis 6-fach gesteigerte Stuhlhäufigkeit bzw. -menge oder Ostomiemenge im Vergleich zur normalen Stuhlfrequenz und -menge des Patienten; die Aktivitäten des täglichen Lebens sind *nicht* verändert und/oder beeinträchtigt; eine stufenweise Steigerung der oralen Ernährung ist erforderlich;
- **Schweregrad 3:** ≥ 7-fach gesteigerte Stuhlhäufigkeit bzw. -menge oder Ostomiemenge im Vergleich zur normalen Stuhlfrequenz und -menge des Patienten; die Aktivitäten des täglichen Lebens sind verändert und/oder beeinträchtigt; eine künstliche Ernährung ist meist indiziert;
- **Schweregrad 4:** lebensbedrohlich; eine medizinische Intervention ist dringend notwendig; eine künstliche Ernährung ist indiziert.

! Da eine Ernährungstherapie nur unterstützend indiziert ist, ist ab *Schweregrad 2* eine ärztliche Intervention dringend notwendig. Unkontrollierte Durchfälle können zu Therapieunterbrechungen und in extremen Fällen zum Tod führen.

Beispielhafte Ernährungsdiagnosen/PESR-Statements:

Beispiel 1:

- **P (Problem):** Unvermögen des Patienten den durch das Cisplatin-Regime ausgelösten Durchfällen mit angepasster Ernährung und Flüssigkeitsaufnahme zu begegnen;

- **E (Etiology):** Wissensdefizit des Patienten;
- **S (Symptome):** der Patient kann auf Nachfragen keine geeigneten Maßnahmen benennen, um dem Durchfall entgegenzuwirken;
- **R+ (Ressourcen):** Motivation des Patienten geeignete Anpassungsmaßnahmen zu erlernen, Unterstützung der Familie bei der Umsetzung.

Beispiel 2:

- **P (Problem):** Energie- bzw. Nährstoffdefizit trotz ausreichender oraler Nahrungsaufnahme;
- **E (Etiology):** veränderte Darmpassage (Durchfall mit 4–6 weichen Stuhlgängen/Tag) infolge des Cisplatin Regimes;
- **S (Symptome):** Gewichtsverlust von 4 kg in 2 Wochen, Soll-Energiebedarf bei der Nahrungsaufnahme wird erreicht (lt. Ernährungsprotokoll);
- **R+ (Ressourcen):** Bereitschaft des Patienten durchfallfördernde Lebensmittel gänzlich wegzulassen, ärztlich verordnete medizinische Behandlung.

Ernährungswissenschaftlicher Hintergrund:

- Zur Behandlung von Durchfall können verschiedene *Medikamente* verabreicht werden (z. B. Loperamid, Opiumtinktur) – deren Wirksamkeit auch bei onkologischen Patienten wissenschaftlich gut belegt ist (*Evidenzgrad A*) (Bertz u. Zürcher 2014; Muehlbauer et al. 2009). Im Vergleich dazu liegt für die Wirksamkeit diverser ernährungstherapeutischer Ansätze nur eine schwache Evidenz vor (*Evidenzgrad D*) (Andrevey et al. 2010; Muehlbauer et al. 2009; Benson III et al. 2004).
- Darmschleimhautentzündungen können zu einer vorübergehenden Lactose- und/oder Fructoseintoleranz führen, da die notwendigen Enzyme (Lactase) nicht mehr in ausreichender Menge gebildet werden können (Berger et al. 2010; Osterlund et al. 2004; Shaw et al. 2012).

- Im Zusammenhang mit Diarrhoe können auch Blähungen auftreten, daher kann eine Reduktion blähender Lebensmittel die Ernährungstherapie ergänzen (▶ Kap. 4.2.5) (Calixto-Lima et al. 2012; Muehlbauer et al. 2009).
- Der Einsatz *prä- und probiotischer Lebensmittel* sowie verschiedener *Nahrungsergänzungsmittel*, die allgemein als gut verträglich gelten, wird durch zunehmende Evidenz unterstützt. In einigen Metaanalysen konnte eine positive Korrelation zwischen der Einnahme probiotischer Nahrungsergänzungsmittel während einer Chemo- oder Strahlentherapie mit einem reduzierten Auftreten von Durchfällen und Bauchschmerzen gezeigt werden. Die zugrunde liegenden Studien müssen jedoch kritisch beurteilt werden, da sie auf nicht standardisierten probiotischen Stämmen, verschiedenen Dosierungsangaben und kleinen Probandenzahlen basierten. Klinische Empfehlungen zum Verzehr probiotischer Lebensmittel und/oder zur Einnahme von Nahrungsergänzungsmitteln können daher noch nicht abgeleitet werden (*Evidenzgrad C*) (Goldberg et al. 2015; Quigley 2012; Stein et al. 2010; Delia et al. 2007; Osterlund et al. 2007).

Empfehlungen aus der Praxis:

- Obwohl zu Art und Einnahme von *löslichen Ballaststoffen* (z. B. Pektin, Johannisbrotkernmehl, Flohsamen) keine aussagekräftige Evidenz vorliegt – vor allem nicht für onkologische Patienten – wird deren Verzehr in einigen klinischen Leitlinien zur Behandlung von Durchfällen empfohlen. Lösliche Ballaststoffe gelten als wirksames Bindemittel zum Eindicken des Stuhls und erfordern eine ausreichende begleitende Trinkmenge. Bei manchen Patienten können Ballaststoffe allerdings unerwünschte Nebenwirkungen wie Blähungen auslösen (*Evidenzgrad C*) (Bertz u. Zürcher 2014; Muehlbauer et al. 2009).
- Das »*National Cancer Institute*« (NCI) empfiehlt bei Durchfällen die sogenannte »BRAT-Diät« (**B**ananen, **R**eis, **A**pfelmus und

Toast). Diese Lebensmittel kann man im Rahmen einer Aufbau- oder leichten Vollkost empfehlen, jedoch nicht als dauerhafte Kostform (*Expertenkonsensus*) (National Cancer Institute 2011).

- Ein isotonischer Ausgleich des Flüssigkeits- und Elektrolytverlusts ist bei Diarrhoe unabdingbar (▸ Kap. 1.2.2). Flüssigkeitsverluste können durch eine »*Oral Rehydration Solution*« (ORS) oder die WHO-Trinklösung »*Simple Sugar and Salt*« (SSS) ausgeglichen werden (*Evidenzgrad B*). Eine orale Rehydratation durch Cola, Limonaden oder verschiedene Säfte hat sich aufgrund des hohen Zucker- und niedrigen Natriumgehalts als nicht wirksam erwiesen: von diesen Getränken ist daher eher abzuraten (*Evidenzgrad D*) (Muehlbauer et al. 2009; National Collaborating Centre for Women's and Children's Health 2009).

Behandlungsziele:

- Abhängig vom Schweregrad kann Diarrhoe zu einem Flüssigkeitsverlust, zu Entgleisungen des Elektrolyt- und Säure-Basen-Haushalts sowie einer rapiden Gewichtsabnahme führen und dadurch lebensbedrohliches Ausmaß annehmen – daher steht die Sicherung der bedarfsgerechten Flüssigkeits- und Energiezufuhr im Vordergrund,
- individuelle Anpassung der Lebensmittelauswahl.

Mögliche Ressourcen:

- Unterstützung des Patienten durch Familie und Freunde bei der Essenszubereitung.
- Bereitschaft des Patienten eine parenterale Ernährung vorübergehend zu akzeptieren – verbunden mit einer Unterstützung durch das medizinische Team (Heimversorgung und behandelndem Arzt).

Interventions-Checkliste

Die nachfolgend genannten Empfehlungen basieren auf Erfahrungsberichten und/ oder etablierten Protokollen, die sich im Umgang mit Diarrhoe gut bewährt haben (Bertz u. Zürcher 2014; Andreyev et al. 2012; Calixto-Lima et al. 2012; Shaw u. Taylor 2012; Muehlbauer et al. 2009; Cherny 2008; Solomon u. Cherny 2006; Benson III et al. 2004). Es muss jedoch darauf geachtet werden, dass die individuelle Verträglichkeit bei allen Maßnahmen Vorrang hat. Um unnötige Einschränkungen zu vermeiden, sollten diätetische Maßnahmen einzeln und vorsichtig getestet, durch regelmäßiges Monitoring überprüft und bei Bedarf angepasst werden.

✓	**Interventionsziele bei Diarrhoe**
	Relevante individuelle Begleiterscheinungen priorisieren und im Hinblick auf das erwünschte Ziel behandeln
	Bedarfsgerechte Energie-, Protein- und Flüssigkeitszufuhr ausrechnen und sichern
	Ernährungsintervention
	Über den Tag verteilt Getränke (Wasser, Tee[1]) anbieten
	Eiswürfel oder Wassereis zum Lutschen anbieten
	Mehrere kleine Mahlzeiten über den Tag verteilt anbieten
	Pektinreiche Speisen vorschlagen (z. B. Heidelbeeren, Karotten, geriebener, ungeschälter Apfel)
	Leichtverdauliche, fett-, lactose- und ballaststoffarme Nahrungsmittel bevorzugt anbieten (z. B. Reis, Reisschleim, Kartoffeln, Weißmehlprodukte)
	Lactose (Milchprodukte), Fructose, Mannitol und Sorbit reduzieren bzw. eliminieren
	Rohkost, scharfe Gewürze, kohlensäurehaltige und zuckerreiche Getränke minimieren
	Blähungsfördernde Lebensmittel minimieren (► Kap. 4.2.5)
	Bisherige diätetische Einschränkungen reduzieren oder aufheben (soweit dies medizinisch möglich ist)

Interventionsziele bei Diarrhoe
Medizinische Intervention
I. v. Flüssigkeitsgabe
Durchfallhemmende Medikamente verabreichen
Verdauungsfunktion durch Medikamente/Enzyme unterstützen (z. B. Kreon®)
Nach Bedarf Vitamine und Mikronährstoffe supplementieren
Enterale oder parenterale Ernährung: unterstützende oder ausschließliche Verabreichung einleiten (s. ESPEN-Leitlinien zu Indikationen bzw. Kontraindikationen; http://www.dgem.de/espen.htm)

[1] Tee und Kaffee werden bei der Flüssigkeitsaufnahme mit berücksichtigt (Manz et al. 2012; Ruxton u. Hart 2011).

@ Die **Interventions-Checkliste** finden Sie auch zum bequemen Download unter www.schattauer.de/3074. Bei dieser ausdruckbaren Liste haben Sie die Möglichkeit, auch eigene Ergänzungen oder Anmerkungen mit aufzunehmen – erstellen Sie sich damit Ihre eigene, individuelle Interventions-Checkliste.

4.2.2 Dumping-Syndrom

Die Interventionsmaßnahmen und das Vorgehen bei einem Dumping-Syndrom sind im vorhergehenden Algorithmus (► Abb. 11, ► S. 152) dargestellt.

Definition Mit dem Begriff Dumping-Syndrom (engl. to dump: fallen lassen, abladen) wird eine sturzartige Passage flüssiger und fester Nahrung vom Magen in den Dünndarm beschrieben. Durch den raschen Transit unterbleiben viele Verdauungsschritte und es kommt zu verschiedensten Magen-Darm-Beschwerden bis hin zu Kreislaufsymptomen. Auch das Risiko nachfolgend unter Ernährungsproblemen zu leiden – hier sind vor allem Malabsorption[12] und/oder Malassimilation[13] wichtiger Nährstoffe sowie eine reduzierte Energie- und Proteinaufnahme zu nennen – erhöht sich hierdurch. Man unterscheidet zwischen einem Frühdumping- und einem Spätdumping-Syndrom (Shannon et al. 2013):

- **Frühdumping-Syndrom**: Dieses setzt innerhalb der ersten 15 Minuten nach Nahrungsaufnahme ein – besonders häufig bei Patienten nach einer Gastrektomie. Betroffene berichten zunächst von Druck- und Völlegefühlen oder Schmerzen im Oberbauch; Schweißausbrüche, Kreislaufprobleme sowie Übelkeit, Erbrechen und/oder explosive Diarrhoe können sich innerhalb von ca. 30 Minuten anschließen.
- **Spätdumping-Syndrom**: Ein Spätdumping-Syndrom setzt erst 1–3 Stunden nach den Mahlzeiten ein. Betroffene berichten typischerweise von einem Schwächegefühl, Schwindel, starkem Schwitzen, Herzrasen, Übelkeit und Heißhunger. Ein Spätdumping wird durch eine hohe Zufuhr von einfachen Kohlenhydraten verstärkt (Davila u. Bresalier 2008).

Ursächlich für ein Dumping-Syndrom ist meist eine teilweise oder totale Entfernung von Magen oder Ösophagus; in seltenen Fällen kann ein Dumping-Syndrom aber auch nach einem Duodenalbypass oder nach Entfernung des Pancreas entstehen (Runkel et al. 2011; Tack u. Deloose 2014). Auch bei sämtlichen operativen Verfahren, bei denen es als Komplikation zu einer Beeinträchtigung

---

12 Unter Malabsorption versteht man einen chronischen, krankhaften Zustand, bei dem die Aufnahme zuvor bereits aufgespaltener Nahrungsbestandteile durch die Darmwand in die Lymph- oder Blutbahn vermindert ist.

13 Der Begriff Malassimilation beschreibt eine verminderte Nährstoffausnutzung aufgrund unterschiedlichster Störungen im Verdauungstrakt – in diesem Fall verursacht durch die rasche Darmpassage.

der Schließmuskelfunktion des Magenpförtners (Sphincter pylori) kommt, kann ein Dumping-Syndrom als Folge auftreten: Der Nahrungsbrei »stürzt« dadurch nahezu ungebremst vom Magen in den Dünndarm und verursacht eine osmotische Verschiebung, welche die typischen Verdauungs- und Kreislaufbeschwerden hervorruft.

Anamnese Die folgenden Punkte sollten ergänzend zu den am Kapitelanfang aufgeführten anamnestischen Parametern abgeklärt bzw. angefordert werden:

- **Laborwerte:** Blutbild, Elektrolyte (v. a. Natrium, Chlorid), Glucosetoleranztest (insbesondere bei Spätdumping);
- **Operationsberichte**.

Das »*Common Terminology Criteria of Adverse Events*«-System nimmt keine spezifische Einteilung in Schweregrade für das Dumping-Syndrom vor. Daher ist es empfehlenswert, hier die Schweregrad-Abstufungen wie bei der Diarrhoe heranzuziehen (▶ Kap. 4.2.1) (U. S. Department Of Health And Human Services, NIH, National Cancer Institute 2010).

Beispielhafte Ernährungsdiagnose/PESR-Statement:

- **P (Problem):** Unvermögen des Patienten seine Ernährung an den veränderten Funktionszustand nach Gastrektomie anzupassen;
- **E (Etiology):** Wissensdefizit des Patienten hinsichtlich Ernährung und Dumping-Symptomatik;
- **S (Symptome):** der Patient kann auf Befragen keine Ernährungsstrategien benennen, um seine Dumping-Syndrom-Beschwerden zu lindern;
- **R+ (Ressourcen):** hohe Motivation des Patienten durch eine Schulung Kenntnisse vermittelt zu bekommen und hierdurch eine Linderung seiner Beschwerden zu erfahren.

Ernährungswissenschaftlicher Hintergrund:

- Laut S3-Leitlinie für die Adipositaschirurgie ist bei allen Operationen des Magen-Darm-Trakts eine regelmäßige Nachsorge durch eine Ernährungsfachkraft[14] in Zusammenarbeit mit einem interdisziplinären Team erforderlich (*Evidenzgrad B*) (Runkel et al. 2011).
- Obwohl verschiedene internationale Leitlinien die zentrale Rolle einer Ernährungstherapie nach einem operativen Eingriff betonen, sind Strategien für mögliche Ernährungsinterventionen bei einem Dumping-Syndrom – mit Ausnahme der beiden unter »Empfehlungen aus der Praxis« genannten Punkte – in den Leitlinien nur unzureichend beschrieben (Tack u. Deloose 2014; Shannon et al. 2013).

Empfehlungen aus der Praxis:

- Durch regelmäßiges Monitoring ist auf eine ausreichende, bedarfsgerechte Vitamin- (fettlösliche Vitamine A, D, E, K; Vit. B_{12}) und Mineralstoffzufuhr (Calcium, Eisen, Zink) zu achten (*Evidenzgrad C*) (Tack u. Deloose 2014; Shannon et al. 2013).
- Direkt nach dem chirurgischen Eingriff sollte eine standardisierte, konsistenzdefinierte Aufbaukost gegeben werden, die aus 8–10 kleinen Mahlzeiten zusammengesetzt ist (*Evidenzgrad D*) (Tack u. Deloose 2014; Runkel et al. 2011).

Behandlungsziele:

- Bedarfsgerechte Protein- und Energiezufuhr sichern,
- Gewichtsstabilisierung,
- Symptomlinderung durch eine Ernährungsumstellung.

---

14 Diätassistenten, Diaetologen (A) bzw. gesetzlich anerkannte Ernährungsberater (CH) oder Ökotrophologen/Ernährungswissenschaftler mit inhaltlich vergleichbarer Ausbildung nach dem Diätassistentengesetz (DiätAssG).

Mögliche Ressourcen:

- Intensive Ernährungsbetreuung und -beratung durch ausgebildete Fachkräfte postoperativ und in der Rehabilitation,
- Teilnahme des Patienten an Schulungen, damit er schnell resorbierbare Kohlenhydratquellen erkennen und meiden lernt bzw. sich mit Alternativen zu behelfen weiß,
- psychoonkologische Begleitung des Patienten unter Einbeziehung von Partner und Familie,
- Vermittlung an eine Selbsthilfegruppe, um von den positiven Erfahrungen anderer Patienten mit zu profitieren.

Interventions-Checkliste

Die nachfolgend genannten Empfehlungen basieren auf Erfahrungsberichten und/oder etablierten Protokollen, die sich im Umgang mit einer Dumping-Symptomatik gut bewährt haben (Shannon et al. 2013; Andreyev et al. 2012; Runkel et al. 2011; The American Dietetic Association 2010). Es muss jedoch darauf geachtet werden, dass die individuelle Verträglichkeit bei allen Maßnahmen Vorrang hat.

✓	**Interventionsziele bei Dumping-Syndrom**
	Durch diätetische Maßnahmen eine bedarfsgerechte Energie- und Proteinaufnahme sicherstellen
	Mit diätetischen Maßnahmen für eine ausreichende, bedarfsgerechte Vitamin- und Mineralstoffzufuhr sorgen
	Ernährungsintervention
	Häufig kleine Mahlzeiten (8–10) über den Tag verteilt (alle 2–3 Stunden)[1] anbieten
	Darauf achten, dass der Patient langsam und gründlich kaut
	Suppen, Fleischbrühe, Eintopfgerichte und Soßen wegen des Flüssigkeitsgehalts einschränken
	Aufnahme von festen und flüssigen Speisen zeitlich trennen: max. ⅛ l Flüssigkeit schluckweise zu den Mahlzeiten verabreichen; weitere Flüssigkeit erst 30 Minuten nach der Mahlzeit[2] bereitstellen

Interventionsziele bei Dumping-Syndrom
Lebensmittelallergien u. -unverträglichkeiten berücksichtigen und ggf. entsprechende Lebensmittelauswahl treffen (z. B. lactosefreie Produkte bei Milchzuckerunverträglichkeit)
Bisherige diätetische Einschränkungen reduzieren oder aufheben (soweit dies medizinisch möglich ist)
Kohlenhydrat- und Ballaststoffzufuhr nach Verträglichkeit durch stärkehaltige Lebensmittel wie Vollkornerzeugnisse, Kartoffeln und Vollkornteigwaren ersetzen
Kohlenhydrate mit Protein oder Fett kombinieren (z. B. Brot mit Brotbelägen wie Käse, Wurst, Ei)
Ernährungsintervention bei Frühdumping-Syndrom
Kochsalzarmes Essen reduziert den Wassereinstrom in das Darmlumen
Mahlzeiten im Liegen einnehmen lassen und/oder nach der Mahlzeit eine halbstündige Liegeposition empfehlen
Eine Viertelstunde vor dem Essen eine kleine Scheibe Brot zum Verzehr anbieten
Ernährungsintervention bei Spätdumping-Syndrom
Patienten bei Unterzuckerungsgefahr darauf hinweisen, stets Traubenzucker mit sich zu führen und bei Bedarf zu sich zu nehmen
Darauf hinweisen, einfache Kohlenhydrate zu meiden (v. a. Zucker, Honig, Marmelade, Süßigkeiten, süße Backwaren, Sirupe, zuckerhaltige Getränke wie Fruchtsäfte und Limonaden, Dextrose, Maltodextrin)
Statt Zucker besser Süßstoff oder Zuckerersatzprodukte verwenden
Viskositätssteigernde Quell- und Ballaststoffe (z. B. Guar, Pektin etc.[3]) oder eine Acarbose-Behandlung können bei Blutzuckerentgleisungen Abhilfe schaffen
Lebensstilintervention
Darauf hinweisen, alkoholische Getränke zu vermeiden

✓ Interventionsziele bei Dumping-Syndrom
Medizinische Intervention
Medikamentöse Unterstützung mit dem behandelnden Arzt besprechen
Bei anhaltenden Beschwerden und Gewichtsverlust enterale oder parenterale Ernährung in Erwägung ziehen (s. ESPEN-Leitlinien; http://www.dgem.de/leit.htm)
Evtl. nach Bedarf Mikronährstoffe supplementieren (auch i. v.)

1 Je größer das Volumen einer Mahlzeit, desto schneller erfolgt die Füllung des Darms.
2 Flüssigkeiten erhöhen das Volumen des Mageninhalts und tragen zu einem vorzeitigen Sättigungsgefühl bei.
3 Viskositätssteigernde Quell- und Ballaststoffe verzögern die Kohlenhydratassimilation.

@ Die **Interventions-Checkliste** finden Sie auch zum bequemen Download unter www.schattauer.de/3074. Bei dieser ausdruckbaren Liste haben Sie die Möglichkeit, auch eigene Ergänzungen oder Anmerkungen mit aufzunehmen – erstellen Sie sich damit Ihre eigene, individuelle Interventions-Checkliste.

4.2.3 Verstopfung (Obstipation)

Definition Der Begriff Obstipation bedeutet Verstopfung und beschreibt ein subjektives, unangenehmes Gefühl einer erschwerten oder auch nur unregelmäßig erfolgenden Darmentleerung.

Exkurs

Eine erschwerte *Darmentleerung* ist definiert als unvollständige oder anstrengende Entleerung und durch harten bzw. klumpigen Stuhl und eine ungewöhnlich lange Ausscheidungszeit gekennzeichnet.

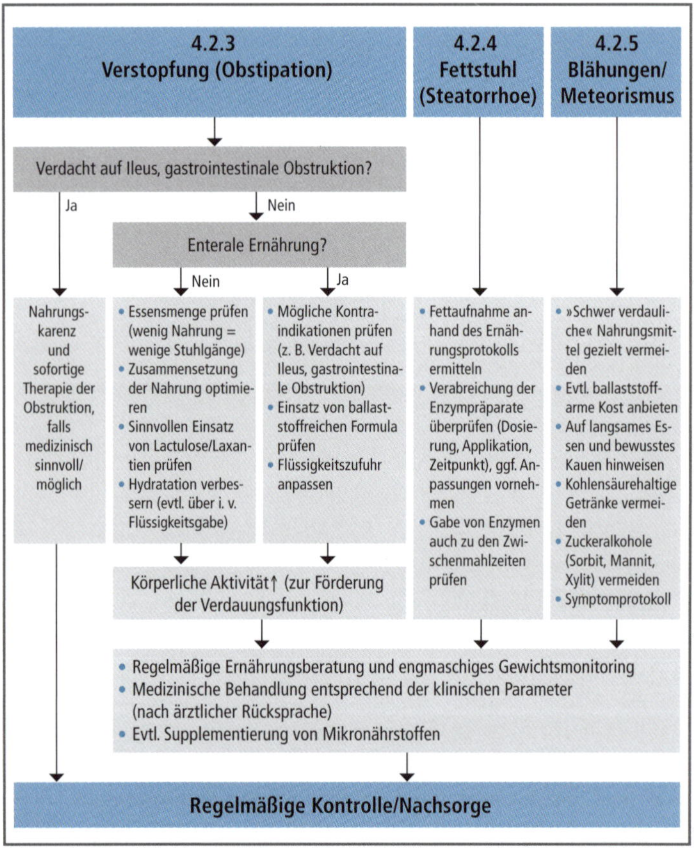

Abb. 12 Gastrointestinale Beschwerden: veränderte Darmfunktion II (nach Roman-Herzog-Krebszentrum – Comprehensive Cancer Center am Klinikum rechts der Isar, Standards of Practice »Ernährungstherapie bei onkologischen Erkrankungen«).

Gemäß der Rom-III-Kriterien[15] spricht man bei gesunden Personen von einer Obstipation, wenn *2 oder mehr* der folgenden Beschwerden in den *letzten 3 Monaten* in *über 25 % dieses Zeitraums* aufgetreten sind:

- starkes Pressen während der Entleerung,
- klumpiger oder harter Stuhl,
- Gefühl der inkompletten Entleerung,
- Gefühl der anorektalen Blockade,
- manuelle Manöver zur Erleichterung der Defäkation,
- weniger als 3 Stuhlgänge pro Woche,
- kein weicher Stuhlgang ohne Laxanzien (Calixto-Lima et al. 2012; Davila u. Bresalier 2008; Solomon u. Cherny 2006; Woolery et al. 2008).

Exkurs

Unter *Darmverstopfung*[16] versteht man eine große Ansammlung von trockenem, verhärtetem Stuhl im Rectum oder Colon; diese tritt meist infolge einer chronischen oder lang andauernden Obstipation auf (Calixto-Lima et al. 2012; National Cancer Institute 2011; Solomon u. Cherny 2006; Woolery et al. 2008).

Mehr als 50 % aller onkologischen Patienten leiden unter Obstipation. Patienten mit fortgeschrittenen Tumoren, mit Operationen im Magen-Darm-Bereich, immobile Patienten und Patienten, die vor der Erkrankung ohnehin zur Verstopfung neigten, sind häufig

---

15 Die sog. Rom-Kriterien spielen eine wichtige Rolle für die Diagnose von funktionellen Verdauungsstörungen. Sie werden nach der Delphi-Methode von Experten im Rahmen einer Konsensuskonferenz in Rom festgelegt.

16 Eine fortgeschrittene Tumorerkrankung ist mit einer höheren Inzidenz von fäkaler Impaktion korreliert.

betroffen. Patienten, die Opioide oder ähnliche schmerzlindernde Medikamente einnehmen, sind noch stärker betroffen: Studien zeigten sogar, dass 95 % der Patienten, die Opioide einnehmen, Obstipation als Hauptnebenwirkung angeben.
Die *Ursache* von Verstopfung kann akuter, chronischer oder idiopathischer Natur sein. Im Folgenden sind die häufigsten Faktoren genannt, die eine Obstipation bei onkologischen Patienten auslösen können (Calixto-Lima et al. 2012; Caraceni et al. 2012; McMillan 2004; Muller-Lissner 2009; Shafi u. Bresalier 2010; Tong et al. 2009; Woolery et al. 2008):

- bestimmte Medikamente – insbesondere schmerzlindernde Medikamente (▸ Anamnese),
- Tumoren im oder nahe des unteren Gastrointestinaltrakts,
- Colon- oder Rectumstenosen,
- Fissuren oder Strikturen im Analbereich,
- Komorbiditäten (z. B. diabetische Neuropathie, Morbus Parkinson, neurologische Erkrankungen, Depressionen, Divertikulose, Hyperthyreose),
- Hypokaliämie und/oder Hyperkalzämie,
- Kauprobleme, Dysphagie,
- unzureichende Zufuhr von Ballaststoffen,
- Dehydratation,
- Ernährungsumstellung,
- Inaktivität/Immobilität, Reduzierung der körperlichen Aktivität.

Zusätzlich kann eine unangenehme Atmosphäre, eine »fremde Toilette« oder eine mangelnde Privatsphäre den Entleerungsprozess psychisch beeinträchtigen.

Anamnese Die nachfolgenden Punkte sollten ergänzend zu den am Kapitelanfang aufgeführten Anamneseparametern erfragt werden:

- **Laborwerte:** Blutbild, C-reaktives Protein, Elektrolyte, Nüchternblutzucker, basales TSH;

- **Medikamente:**
  - Opiate, Chemotherapeutika, Vinca-Alkaloide, Antiemetika, Antazida (v. a. calciumhaltige), Antidepressiva (v. a. trizyklische), Loperamid, Calcium- und/oder Eisensupplemente,
  - Abführmittel (Laxanzien, Macrogol, Lactulose, Senna, Milchzucker, Magnesium);
- übliche **Stuhlgewohnheiten** und deren Veränderung evaluieren;
- **körperliche Aktivität** (Aktivitätsfragebogen, Bewegungstagebuch, Schrittzähler) evaluieren.

Das »*Common Terminology Criteria of Adverse Events*«-System legt die Schweregrade einer Obstipation folgendermaßen fest (U. S. Department Of Health And Human Services, NIH, National Cancer Institute 2010):

- **Schweregrad 1:** gelegentliche Symptome; Laxanzien, Stuhlerweicher und ggf. Einläufe sind bei Bedarf erforderlich, ebenso eine Modifikationen der Ernährung;
- **Schweregrad 2:** anhaltende Symptome; Laxanzien, Stuhlerweicher und ggf. Einläufe sind erforderlich; es kommt zu Einschränkungen der Aktivitäten des täglichen Lebens;
- **Schweregrad 3:** eine manuelle Ausräumung ist notwendig; es kommt zu Einschränkungen der Aktivitäten des täglichen Lebens;
- **Schweregrad 4:** lebensbedrohliche Symptome; eine medizinische Intervention ist dringend notwendig.

Beispielhafte Ernährungsdiagnose/PESR-Statement:

- **P (Problem):** Leidensdruck durch erschwerte Stuhlausscheidung bei unzureichender Flüssigkeitsaufnahme;
- **E (Etiology):** veränderte Darmpassage durch Einnahme von Eisensupplementen, kein habituelles Trinken;

- **S (Symptome):** der Patient schildert typische Beschwerden (u. a. starkes Pressen bei der Entleerung, Stuhlfrequenz von < 1-mal pro Woche);
- **R+ (Ressourcen):** unterstützendes Bewegungsprogramm mit physiotherapeutischer Anleitung, Überwachung und Forcierung der Trinkmenge durch das Pflegepersonal.

Ernährungswissenschaftlicher Hintergrund:

- Obwohl zahlreiche klinische Leitfäden existieren, die eine Lebensstilintervention bei Obstipation als wirksam beschreiben (z. B. Steigerung der körperlichen Aktivität, Umstellung der Ernährung), fehlen immer noch ausreichend empirische Befunde, um diese Strategien wissenschaftlich zu belegen. Auch sind diese Maßnahmen meist nur innerhalb eines gesunden Kollektivs zur Anwendung gekommen und sollten daher für Tumorpatienten angepasst werden: Onkologische Patienten sind besonders anfällig für mögliche Nebenwirkungen im Bereich des gastrointestinalen Trakts, wie z. B. abdominale Beschwerden nach einer Ernährungsumstellung oder nach Einführung einer ballaststoffreichen Ernährung (Calixto-Lima et al. 2012; Sanchez-Lara et al. 2012; Shafi u. Bresalier 2010; Woolery et al. 2008).
- Die Darmflora scheint die Verdauung entscheidend zu beeinflussen, daher wird der Einsatz von *Prä- und Probiotika* gegen Obstipation vermehrt in wissenschaftlichen Studien untersucht. Allerdings sind die Ergebnisse noch zu widersprüchlich, um daraus klinische Empfehlungen ableiten zu können (*Expertenkonsensus*) (Woolery et al. 2008).

Empfehlungen aus der Praxis:

- *Lactulose*, *Lactitol*, *Sorbit* etc. werden als osmotisch wirksame Mittel bei Obstipation eingesetzt. Auch randomisierte Studien unterstützen die Verabreichung von Lactulose und Lactitol – bei gesunden Personen. Ein langfristiger Gebrauch ist jedoch kontraindiziert. Außerdem sollten signifikante Nebenwirkungen wie Meteorismus, abdominale Schmerzen und Übelkeit mit berücksichtigt werden, bevor die Anwendung bei diesbezüglich ohnehin empfindlichen onkologischen Patienten empfohlen wird (*Evidenzgrad B*) (Woolery et al. 2008).

- Eine schrittweise *Umstellung auf ballaststoffreiche Ernährung* wird bei Obstipation häufig empfohlen. Die Studienlage hierzu ist allerdings sehr begrenzt. Die Untersuchungen wurden meist an Patienten mit chronischer Verstopfung, mit neurologischen Störungen oder an schwangeren Frauen durchgeführt. Die Ergebnisse sind zudem teilweise widersprüchlich: Während einige Patienten auf eine ballaststoffreiche Ernährung positiv reagierten, gab es auch Hinweise dafür, dass Patienten mit schwerer Obstipation unter vermehrten Beschwerden durch die Erhöhung der Ballaststoffzufuhr litten (Ho et al. 2012; Leung et al. 2011; Woolery et al. 2008; Jewell u. Young 2001). Zudem differierten die Ergebnisse auch bei Verwendung von löslichen (eher positiv bei idiopathischer Obstipation) im Vergleich zu unlöslichen Ballaststoffen. Eine 2012 publizierte Metaanalyse zeigte, dass eine ballaststoffreiche Ernährung die Stuhlfrequenz erhöhen kann – jedoch keine Verbesserung bei weiteren Einflussfaktoren der Rom-Kriterien mit sich bringt (*Evidenzgrad C*) (Yang et al. 2012).

! Eine ballaststoffreiche Ernährung bei Patienten mit fortgeschrittenem Tumorstadium ist *kontraindiziert*: Bei dieser Patientengruppe ist die Obstipation meist durch eine hohe Einnahme von Schmerzmitteln bedingt – bei gleichzeitiger Abnahme von Flüssigkeitszufuhr und Aktivitätsniveau (Bader et al. 2012; Leung et al. 2011; Tack et al. 2011; Woolery et al. 2008; Tan u. Seow-Choen 2007; Caan et al. 2005; Voderholzer et al. 1997).

- *Psylliumschalen* (Flohsamen) stellen eine konzentrierte Quelle *löslicher Ballaststoffe* dar, die die Bildung kurzkettiger Fettsäuren im Colon und dadurch die Darmperistaltik fördern. Wissenschaftliche Studien zeigten eine signifikante Steigerung der Stuhlkonsistenz und -frequenz, leider sind die Ergebnisse durch die differierende Methodik und Dosierungsmenge der in die Betrachtung einbezogenen Studien nur beschränkt vergleichbar. Die resultierenden Empfehlungen fallen dementsprechend unterschiedlich aus. Aufgrund möglicher Nebenwirkungen (z. B. Blähungen) und der Gefahr bei einer (übermäßigen) Gabe eine mechanische Obstruktion von Speiseröhre und Dickdarm hervorzurufen, sollten Psylliumschalen nur mit Vorsicht bei onkologischen Patienten zum Einsatz kommen (*Evidenzgrad C*) (Woolery et al. 2008).

- *Unlösliche Ballaststoffe* wie *Kleie* und *Methylcellulose* binden Wasser und helfen so, das Stuhlvolumen zu steigern. Allerdings existieren nur wenige klinische Studien, die deren Wirkung wissenschaftlich belegen (*Evidenzgrad C*) (Leung et al. 2011).
- In der Bevölkerung ist die Meinung weit verbreitet, dass *Schokolade* verstopfend wirke; es fehlen hierzu jedoch wissenschaftliche Belege. Eine randomisierte, doppelblinde, kontrollierte Studie zu dieser These ergab sogar, dass Kakaoschalen im Gegenteil die Colontransitzeit erhöhten. Da psychische Ursachen bei Obstipation aber auch eine Rolle spielen können, sollte dieser Umstand in der Beratung immer mit berücksichtigt werden (*Evidenzgrad D*) (Sarria et al. 2012; Simadibrata 2011; Castillejo et al. 2006; Muller-Lissner et al. 2005; Record et al. 2003; Jenkins et al. 2000).
- Die Wirksamkeit von *Trockenpflaumen* oder *Trockenpflaumensaft* gegen Obstipation wurde in einer systematischen Übersichtsarbeit aus dem Jahre 2014 analysiert: allerdings konnten nur 7 randomisierte Studien mit einbezogen werden. Die Ergebnisse zeigten einheitlich, dass Pflaumen die Stuhlfrequenz und -konsistenz bei Obstipierten durchweg verbesserten – dieser Effekt blieb bei *nicht* obstipierten Probanden aus. Die »*Europäische Behörde für Lebensmittelsicherheit*« (EFSA) bestätigt, dass der

tägliche Verzehr von ca. 100 g getrockneten Pflaumen gut für eine normale Verdauung ist – damit sind Trockenpflaumen bisher das einzige getrocknete Obst, das eine rechtlich zulässige gesundheitsbezogene Angabe erhalten hat (*Evidenzgrad B*) (Lever et al. 2014).

- Der Entleerungsdrang wird sowohl parasympathisch als auch reflektorisch gesteuert. Eine ausreichende *Flüssigkeitszufuhr* kann daher helfen, die Peristaltik in Gang zu setzen und so den Entleerungsdrang zu stimulieren. Eine große prospektive Studie (n = 21 012) zeigte, dass eine unzureichende Flüssigkeitszufuhr mit Obstipation korreliert ist. Nur eine einzige kontrollierte Studie und wenige kleinere Studien belegten die Notwendigkeit, die Flüssigkeitszufuhr an die Ballaststoffzufuhr anzupassen – wobei eine ausreichende Flüssigkeitszufuhr wiederum die Rom-Kriterien positiv beeinflussen kann. Die Empfehlungen zur Flüssigkeitszufuhr wurden bereits zuvor (► Kap. 1.2.2) beschrieben (*Evidenzgrad C*) (Leung et al. 2011; Robson et al. 2000).

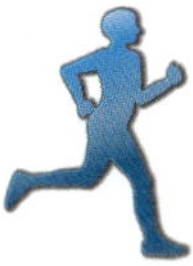

Körperliche Aktivität bei Obstipation

Eine kleine randomisierte Studie und zwei Kohortenstudien ergaben jeweils eine Korrelation zwischen regelmäßiger körperlicher Aktivität und reduzierter Inzidenz von Obstipation. Eine Vielzahl kleiner Studien bestätigt diese Ergebnisse bei verschiedenen Bevölkerungsgruppen, jedoch mit jeweils unterschiedlichen Erhebungsmethoden. Speziell für onkologische Patienten existieren ebenfalls Hinweise, dass körperliche Aktivität das Auftreten einer Obstipation reduzieren kann *(Evidenzgrad C)* (Albrecht u. Taylor 2012; Baumann et al. 2012; Mishra et al. 2012; Martin 2011; Leung et al. 2011).

Praxistipp
Die Darmaktivität sollte durch Bewegung unterstützt werden. Ausdaueraktivitäten wie Walken, Joggen oder Schwimmen in moderater Intensität sind hierfür ideal. Falls diese Aktivitäten für den Patienten nicht geeignet sind, können auch Entspannungsübungen dabei helfen, die Darmperistaltik zu verbessern.

Behandlungsziele:
- Optimieren der Nahrungszusammensetzung, um vorhandene Symptome zu lindern,
- Flüssigkeitszufuhr an die individuellen Bedürfnisse anpassen.

Mögliche Ressourcen:
- Förderung körperlicher Aktivität (z. B. Verordnung für Physiotherapie),
- Unterstützung durch Ehepartner und Familie (z. B. bei Ernährungsumstellung und Steigerung der körperlichen Aktivität).

Interventions-Checkliste

Die nachfolgend genannten Empfehlungen basieren auf Erfahrungsberichten und/oder etablierten Protokollen, die sich im Umgang mit Obstipation gut bewährt haben (Lever et al. 2014; Bertz u. Zürcher 2014; Calixto-Lima et al. 2012; Tack et al. 2011; Leung et al. 2011). Es muss jedoch darauf geachtet werden, dass die individuelle Verträglichkeit bei allen Maßnahmen Vorrang hat.

✓	**Interventionsziele bei Obstipation**
	Relevante individuelle Begleiterscheinungen priorisieren und im Hinblick auf das erwünschte Ziel behandeln
	Ernährungsintervention
	Bedarfsgerechte Flüssigkeitszufuhr ausrechnen und sicherstellen

✓	**Interventionsziele bei Obstipation**
	Frequenz und Menge der Flüssigkeitszufuhr (qualitativ und quantitativ) prüfen
	Zusammensetzung der Nahrung optimieren, um Symptome zu lindern (z. B. Ballaststoffzufuhr kontinuierlich steigern, einseitige Ernährung ausgewogener gestalten)
	Bisherige diätetische Einschränkungen reduzieren oder aufheben (soweit dies medizinisch möglich ist)
	(Frische oder getrocknete) Früchte, die reich an laxierenden Zuckern und Ballaststoffen sind, je nach Verträglichkeit verabreichen (z. B. Feigen, Birnen, Zwetschgen, Pflaumen bzw. Pflaumenmus)
	Lebensstilintervention
	Umfang körperlicher Aktivität individuell angepasst steigern
	Toilettenzugang und -atmosphäre soweit als möglich optimieren
	Medizinische Intervention
	Medikamentöse Unterstützung durch Laxanzien mit dem behandelnden Arzt besprechen
	I. v. Flüssigkeitsgabe

@ Die **Interventions-Checkliste** finden Sie auch zum bequemen Download unter www.schattauer.de/3074. Bei dieser ausdruckbaren Liste haben Sie die Möglichkeit, auch eigene Ergänzungen oder Anmerkungen mit aufzunehmen – erstellen Sie sich damit Ihre eigene, individuelle Interventions-Checkliste.

4.2.4 Fettstuhl (Steatorrhoe)

Die Interventionsmaßnahmen und das Vorgehen bei Steatorrhoe sind im vorhergehenden Algorithmus (▸ Abb. 12, ▸ S. 168) dargestellt.

Definition Steatorrhoe, auch Fettstuhl genannt, beschreibt eine Störung der Fettverdauung, eine daraus resultierende verminderte Aufnahme von Nahrungsfetten und eine demzufolge vermehrte Lipidausscheidung über den Stuhl. Eine Steatorrhoe liegt vor, wenn die Gesamtfettausscheidung über den Stuhlgang ≥ 7 g pro Tag liegt. Dadurch entsteht ein grau gefärbter, geruchsintensiver, durchfallartiger, schaumiger Stuhl, der größere Mengen an unverdauten Fettbestandteilen enthält.
Steatorrhoe kann *ursächlich* durch eine funktionelle Veränderung des Darms, der Gallenwege und/oder des Pancreas[17] verursacht werden. Im Folgenden sind die häufigsten Ursachen genannt, die eine Steatorrhoe bei onkologischen Patienten auslösen können:

- Operationen (v. a. am Pancreas, am Magen[18] oder der Gallenblase),
- Pancreatitis,
- Tumoren im Pancreaskopf oder in den Gallenwegen,
- Komorbiditäten (z. B. Morbus Crohn, Pancreatitis, Erkrankungen von Gallenwegen und Leber, Zöliakie),
- Kurzdarmsyndrom,
- Malassimilation durch bakterielle Überbesiedelung des Dünndarms.

---

17 Das Pancreas bildet wichtige Enzyme für die Verdauung, die mit dem Nahrungsbrei vermischt werden und unter anderem die Aufspaltung von Proteinen, Fetten und Kohlenhydraten bewirken. Ob nach einer Pancreasoperation eine für die Verdauung noch ausreichende Menge an Enzymen gebildet werden kann, hängt von Funktion und Größe des Restpancreas ab. Ist diese Enzymmenge nicht ausreichend, spricht man von einer sogenannten exokrinen Pancreasinsuffizienz.

18 Bei einer Magenoperation kann es nachfolgend zu einem schnellen Übertritt des Chymus in das Duodenum kommen. Dies führt zu einer Dyssynchronie der körpereigenen Verdauungssignale und erklärt die Entstehung einer Pancreasinsuffizienz – und die dadurch notwendige Gabe von Pancreasenzymen bei Patienten nach einer Magenresektion.

Anamnese Die folgenden Parameter sollten bei der Anamnese eines Patienten mit Steatorrhö zusätzlich mit abgeklärt werden:
- **Medikamente:** Pancreasenzyme (Verabreichungsform, Zeitpunkt, Dosisanpassung);
- **Lebensstil** und **Essgewohnheiten** evaluieren: Fettgehalt der Nahrung.

Die Beurteilung des Schweregrads einer Steatorrhoe ergibt sich aus dem »*Common Terminology Criteria of Adverse Events*«-System wie folgt (U. S. Department Of Health And Human Services, NIH, National Cancer Institute 2010):
- **Schweregrad 1:** asymptomatisch;
- **Schweregrad 2:** Fettstühle; Stuhlhäufigkeit, -konsistenz und -geruch gesteigert;
- **Schweregrad 3:** Malabsorption bzw. Malassimilation.

Da eine Steatorrhoe oft mit erheblichem Gewichtsverlust einhergeht, sollten bei der Anamnese eines Patienten mit Steatorrhoe zusätzlich die Kriterien des »*Common Terminology Criteria of Adverse Events*«-Systems für Gewichtsverlust mit berücksichtigt werden (► Kap. 2.2).

Beispielhafte Ernährungsdiagnose/PESR-Statement:
- **P (Problem):** Unvermögen des Patienten die Einnahme von Pancreasenzymen auf seinen Verzehr fetthaltiger Lebensmittel abzustimmen;
- **E (Etiology):** Wissensdefizit des Patienten;
- **S (Symptome):** Auftreten typischer Steatorrhoesymptome;
- **R+ (Ressourcen):** hohe Bereitschaft des Patienten, eine situationsangepasste Einnahme der Pancreasenzyme im Rahmen einer Schulung zu erlernen.

Ernährungswissenschaftlicher Hintergrund Über die *exokrine Pancreasfunktion* werden wichtige *Verdauungsenzyme* zur Verfügung gestellt, die direkt in den oberen Dünndarm sezerniert werden. Die Substitution von Pancreasenzymen ist indiziert bei Patienten mit einer exokrinen Pancreasinsuffizienz, die – bei einer täglichen Stuhlfettausscheidung ≥ 15 g pro Tag und einer Fettaufnahme ≤ 100 g pro Tag – unter Gewichtsverlust leiden. Für eine Hauptmahlzeit ist eine Dosis von 25 000–40 000 Enzymeinheiten üblich. Falls erforderlich, kann diese auch auf 75 000 Einheiten pro Hauptmahlzeit gesteigert werden. Neue Studien deuten darauf hin, dass eine Enzymsubstitution auch bereits bei einer täglichen Stuhlfettausscheidung ≤ 15 g pro Tag klinische Vorteile haben kann. Trotz der bekannten Auswirkungen einer exokrinen Pancreasinsuffizienz auf den Ernährungszustand operierter Patienten, ist die Anzahl von Studien, die die Vorteile einer Pancreasenzymersatztherapie belegen, begrenzt (*Evidenzgrad C*) (Berry 2014; Dominguez-Munoz 2011; Hammer 2010).

Empfehlungen aus der Praxis:

- Die *Dosierung der Pancreasenzyme* richtet sich nach den individuellen Bedürfnissen und hängt vom Schweregrad der Pancreasinsuffizienz sowie vom Fettgehalt der Nahrung ab. Als Faustregel werden zum Einstieg 2 000 Lipaseeinheiten pro Gramm Nahrungsfett empfohlen. Dabei sollte auf die korrekte Einnahme (Verabreichungsform, Zeitpunkt) geachtet werden. In Kombination mit magensaftresistenten Kapseln können Protonenpumpenhemmer mitunter die Wirksamkeit der Enzymersatztherapie verbessern. Dies ist jedoch nur bei Patienten indiziert, die schlecht auf eine Ersatztherapie ansprechen (*Expertenkonsensus*) (National Comprehensive Cancer Network 2014; Elliott u. Kiyomoto-Kuey 2010).

! Eine regelmäßige korrekte Einnahme der Pancreasenzyme ist von großer Bedeutung. Die Enzyme sollten immer während des ersten Drittels der Mahlzeit bzw. über die Dauer der Mahlzeit verteilt, mit etwas Wasser oder zähflüssigen Nahrungsmitteln wie Joghurt oder Apfelmus, unzerkaut eingenommen werden. In manchen Fällen (z. B. nach einer Magenresektion) kann die vorherige Öffnung der Enzymkapseln sinnvoll sein, um einer beschleunigten Darmpassage entgegenzuwirken. Auch hier ist es jedoch wichtig, dass die Enzympellets unzerkaut geschluckt werden.

! Um Entzündungen des Zahnfleischs zu vermeiden, sollten Patienten mit Zahnprothesen darauf hingewiesen werden, dass sie bei der Einnahme darauf achten sollten, dass Pellets nicht zwischen oder an der Prothese hängen bleiben.

- Je nach Ursache der Pancreasinsuffizienz bzw. abhängig vom Operationsverfahren kann eine *Substitution von Eisen, Calcium, Vitamin B_{12} oder fettlöslichen Vitaminen* (trotz Enzymsubstitution) nach Bedarf sinnvoll sein (*Evidenzgrad B–C*) (Berry 2014; Dominguez-Munoz 2011; Hammer 2010; Meier et al. 2006).
- *Mittelkettige Triglyceride* (MCTs) sind nur in Ausnahmefällen, bei ausgeprägter persistierender Steatorrhoe, die nicht optimal auf eine Pancreasenzymsubstitution anspricht[19], indiziert. Die Einnahme der MCTs sollte jedoch im Verlauf langsam steigernd erfolgen (► Kap. 1.2.1) (Berry 2014).

---

19 Eine bakterielle Fehlbesiedlung kann die Wirksamkeit der Enzympräparate minimieren und sollte daher zuerst ausgeschlossen werden.

Behandlungsziele:

- Normalisierung der Fettverdauung durch ausreichende, an den Fettgehalt der verzehrten Speisen angepasste Gabe von Pancreasenzymen,
- Verminderung weiterer Malabsorption bzw. Malassimilation und der damit verbundenen Probleme (z. B. Gewichtsverlust, Nährstoffdefizite).

Mögliche Ressourcen:

- Intensive Ernährungsbetreuung und -beratung zum Fettgehalt verschiedener Lebensmittel durch ausgebildete Fachkräfte postoperativ und in der Rehabilitation,
- Teilnahme des Patienten an Schulungen, um eine an die Mahlzeit angepasste Einnahme der Pancreasenyme zu erlernen,
- Beteiligung an einer Selbsthilfegruppe, um von den positiven Erfahrungen anderer Patienten mit zu profitieren.

Interventions-Checkliste

Die nachfolgend genannten Empfehlungen basieren auf Erfahrungsberichten und/oder etablierten Protokollen, die sich im Umgang mit Steatorrhoe gut bewährt haben (Elliott u. Kiyomoto-Kuey 2011; Dominguez-Munoz 2011; The American Dietetic Association 2010; Hammer 2010). Es muss jedoch darauf geachtet werden, dass die individuelle Verträglichkeit bei allen Maßnahmen Vorrang hat.

✓	**Interventionsziele bei Steatorrhoe**
	Relevante individuelle Begleiterscheinungen priorisieren und im Hinblick auf das erwünschte Ziel behandeln
	Diätetische Maßnahmen einsetzen, um eine bedarfsgerechte Energie- und Proteinaufnahme zu sichern (► Kap. 1)

✓ Interventionsziele bei Steatorrhoe
Ernährungsintervention
Auf die regelmäßige und richtige Einnahme der Pancreasenzyme hinweisen: • Regelmäßige Einnahme überwachen (z. B. durch die Verwendung eines Protokolls) – v. a. auch auf die Einnahme bei kleinen Zwischenmahlzeiten achten • Auf die unzerkaute Einnahme der Enzyme hinweisen (v. a. bei Öffnung der Enzymkapseln) • Zeitpunkt der Einnahme anpassen (z. B. nach den ersten Nahrungsbissen, bei einem fettreichen Essen dann kontinuierlich und gleichmäßig auf die gesamte Mahlzeit verteilt) • Dosierung an die Fettaufnahme (vgl. Ernährungsprotokoll) anpassen
Ausführliche Schulung zum Fettgehalt verschiedener Lebensmittel und Gerichte
Medizinische Intervention
Medikamentöse Unterstützung mit dem behandelnden Arzt besprechen (z. B. sinnvoller Einsatz von Protonenpumpenhemmern)
Supplementierung von Mikronährstoffen nach Bedarf

@ Die **Interventions-Checkliste** finden Sie auch zum bequemen Download unter www.schattauer.de/3074. Bei dieser ausdruckbaren Liste haben Sie die Möglichkeit, auch eigene Ergänzungen oder Anmerkungen mit aufzunehmen – erstellen Sie sich damit Ihre eigene, individuelle Interventions-Checkliste.

4.2.5 Blähungen/Meteorismus

Die Interventionsmaßnahmen und das Vorgehen bei Blähungen sind im vorhergehenden Algorithmus (▸ Abb. 12, ▸ S. 168) dargestellt.

Definition Die Begriffe »Meteorismus«, »Blähungen« oder »Blähsucht« werden in der Fachliteratur uneinheitlich verwendet. Medizinisch wird unter **Meteorismus** eine rein subjektive Empfindung eines geblähten Abdomens verstanden. Davon müssen die **Aerophagie** (Luftschlucken) und die **Flatulenz** (Abgang von Winden) abgegrenzt werden.

Die *Ursachen* eines Meteorismus sind vielfältig und können sich gegenseitig beeinflussen. Die Symptomwahrnehmung ist stark subjektiv. Die nachfolgend aufgeführten pathophysiologischen Faktoren verursachen Blähungsgefühle:

- Zunahme des absoluten Volumens des Darminhalts[20],
- abnehmende Aktivität der Bauchwandmuskulatur,
- objektive Bauchumfangszunahme,
- abdominelle Hypersensibilität.

Die genannten Veränderungen können bei onkologischen Patienten von einem oder mehreren der folgenden Faktoren ausgelöst werden:

- kohlensäurehaltige Getränke,
- hohe Zufuhr unlöslicher Ballaststoffe,
- hohe Zufuhr von Zuckeraustauschstoffen wie Sorbit, Mannitol, Xylit[21],
- Nahrungsmittelintoleranzen (z. B. Lactoseunverträglichkeit),
- veränderte Bakterien- und Pilzbesiedlung des Darms (auch als Folge einer antitumoralen Therapie),
- Sonden- und Trinknahrung,
- operative Eingriffe am Magen-Darm-Trakt,

---

20 Unter normalen Bedingungen beträgt das Volumen der Gase im Bauchraum ca. 100 ml.

21 Zuckeraustauschstoffe werden häufig von Diabetikern eingesetzt. Allerdings nehmen auch onkologische Patienten diese ein, da viele »Krebsdiäten«(▸ Kap. 6.1) empfehlen, Zucker und/oder Kohlenhydrate zu vermeiden.

- entzündliche und tumoröse Stenosen,
- Obstipation, Steatorrhoe,
- Komorbiditäten (z. B. Pancreatitis, Reizdarm, Zöliakie, Gastroparese).

Anamnese Die Schweregrade des Meteorismus werden nach den Kriterien des »*Common Terminology Criteria of Adverse Events*«-Systems wie folgt differenziert (U. S. Department Of Health And Human Services, NIH, National Cancer Institute 2010):
- **Schweregrad 1:** keine Veränderungen der Darmtätigkeit; normale Nahrungsaufnahme trotz Blähungsgefühlen;
- **Schweregrad 2:** symptomatisch; verminderte Nahrungsaufnahme; veränderte Stuhlfrequenz und Blähungsgefühle.

Die folgenden Parameter sollten bei der Anamnese eines Patienten mit Meteorismus zusätzlich mit erhoben bzw. erfragt werden:
- **Laborwerte:** Blutbild, C-reaktives Protein, Urinstatus, Stuhlmikrobiologie;
- **Medikamente:** Alpha-Glucosidase-Hemmer, Antibiotika, Abführmittel, Diclophenac, Pancreasenzyme (falls notwendig);
- **Lebensstil** und **Essgewohnheiten** evaluieren:
  - Konsum kohlensäurehaltiger Getränke,
  - Verwendung von Zuckeraustauschstoffen,
  - Essverhalten (rasches Essen, Luftschlucken bzw. häufiges Sprechen während des Essens).

Beispielhafte Ernährungsdiagnose/PESR-Statement:
- **P (Problem):** falsche Lebensmittelauswahl und unangepasstes Ernährungsverhalten bei Meteorismus;
- **E (Etiology):** mangelndes Ernährungswissen des Patienten zu blähungsauslösenden Nahrungskomponenten;
- **S (Symptome):** häufiger Verzehr von Hülsenfrüchten, Kohlsorten und Zuckeraustauschstoffen (lt. Ernährungs- und Beschwerde-

protokollen) verbunden mit dem Auftreten typischer Beschwerden;

- **R+ (Ressourcen):** hohe Bereitschaft des Patienten, seine Lebensmittelauswahl und Essgewohnheiten zu ändern, Unterstützung der Familie bei der Umsetzung.

Ernährungswissenschaftlicher Hintergrund:

- Aktuelle Studien zeigen, dass die Gasproduktion im Darm von der Art der Ernährung, dem Energiegehalt und der Zusammensetzung der Nahrung beeinflusst werden kann. Es existieren jedoch nur wenige Studien, in denen spezifische Lebensmittel benannt werden. Die meisten Studien fokussieren sich auf den Gehalt von löslichen und unlöslichen Ballaststoffen – mit einheitlicher Tendenz, dass vor allem *unlösliche Ballaststoffe* das Gasvolumen stark steigern (*Evidenzgrad C*) (Azpiroz et al. 2014; Serra 2012; Schmulson u. Chang 2011).
- *Probiotika* können die gasproduzierende Darmflora regulieren. Die Leitlinien der »*Deutschen Gesellschaft für Verdauungs- und Stoffwechselkrankheiten*« (DGVS; http://www.dgvs.de) empfehlen Probiotika zur Behandlung eines Meteorismus. Jedoch gilt diese Empfehlung nur für Meteorismus, der als Begleiterscheinung eines Reizdarms auftritt (*Evidenzgrad C*).

Empfehlungen aus der Praxis:

- Nach übereinstimmender Meinung der Experten gehören zu den grundlegenden Maßnahmen, um meteoristischen Beschwerden vorzubeugen, *schnelles Essen* und *Luftschlucken (Aerophagie)* zu vermeiden. Konkrete Verhaltenstipps hierzu sind in der nachfolgenden Checkliste zusammengefasst.
- *Kräutertees* aus Fenchel, Kümmel, Pfefferminze oder Brennnessel haben vermutlich eine günstige, weil motilitätssteigernde Wirkung. Auch Anis und Melisse gehören zum naturheilkundlichen Repertoire bei Meteorismus. Verweise auf die Wirkung solcher

Kräutertees finden sich bereits in alten römischen und griechischen Schriften. Allerdings fehlen bis heute wissenschaftliche Belege, die deren Wirksamkeit gesichert bestätigen (*Expertenkonsensus*) (Therapeutic Research Faculty 2015).

Behandlungsziele:

- Befähigung des Patienten eine geeignete, im Darm nur geringe Gasproduktion erzeugende Nahrungsmittelauswahl zu treffen,
- Symptomlinderung.

Mögliche Ressourcen:

- Möglichkeit des Patienten und seiner Angehörigen an einem Kochkurs »Leichte Vollkost« teilzunehmen, um so die Umsetzung der Ernährungsempfehlungen zu erleichtern,
- Bereitschaft des Patienten das Essverhalten (v. a. zu rasches Essen) zu ändern.

Interventions-Checkliste

Die nachfolgend genannten Empfehlungen basieren auf Erfahrungsberichten und/oder etablierten Protokollen, die sich im Umgang mit Meteorismus gut bewährt haben (Therapeutic Research Faculty 2015; Azpiroz et al. 2014; Layer et al. 2011). Es muss jedoch darauf geachtet werden, dass die individuelle Verträglichkeit bei allen Maßnahmen Vorrang hat. Ein Symptomprotokoll kann bei der Erarbeitung individueller Beratungsempfehlungen hilfreich sein.

✓	**Interventionsziele bei Blähungen/Meteorismus**
	Relevante individuelle Begleiterscheinungen priorisieren und im Hinblick auf das erwünschte Ziel behandeln
	Ernährungsintervention
	Gezielt dahingehend beraten, eine individuell passende Lebensmittelauswahl zu treffen mit Fokus auf einer leichten Vollkost

✓	**Interventionsziele bei Blähungen/Meteorismus**
	Darauf hinweisen, dass Lebensmittel, die zur Erhöhung des Gasvolumens beitragen (z. B. Hülsenfrüchte, Kohlgemüse, Zwiebeln, Knoblauch, Sellerie, Pflaumen, Aprikosen, Vollkornbrot, Weizenkleie), eher zu meiden sind
	Darauf hinweisen, Zuckeraustauschstoffe (Sorbit, Fructosezusatz) eher zu meiden
	Symptomlindernde Lebensmittel (z. B. Kräutertee, Petersilie, Fenchel, Kümmel, prä- und probiotische Lebensmittel wie Joghurt) empfehlen
	Darauf hinweisen, kohlensäurehaltige Getränke und die Verwendung von Strohhalmen zu vermeiden
	Lebensstilintervention
	Empfehlen, feste Mahlzeiten generell gut und langsam zu kauen
	Anstatt weniger, üppiger Mahlzeiten mehrere kleine Portionen am Tag zu sich nehmen
	Darauf achten, stressfreie Essbedingungen zu schaffen
	Regelmäßige moderate körperliche Bewegung empfehlen (um Stress abzubauen und die Darmmotilität anzuregen)
	Darauf hinweisen, Kaugummikauen zu vermeiden
	Dazu raten, auf Rauchen, alkoholische Getränke und Kautabak zu verzichten
	Medizinische Intervention
	Medikamentöse Unterstützung mit dem behandelnden Arzt besprechen
	Probiotikatherapie zur Reduzierung von Blähungen, abdominaler Distension, Meteorismus, Flatulenz
	Bei enteraler Ernährung deren Verträglichkeit prüfen

@ Die **Interventions-Checkliste** finden Sie auch zum bequemen Download unter www.schattauer.de/3074. Bei dieser ausdruckbaren Liste haben Sie die Möglichkeit, auch eigene Ergänzungen oder Anmerkungen mit aufzunehmen – erstellen Sie sich damit Ihre eigene, individuelle Interventions-Checkliste.

Literatur

Die Literatur zu diesem Kapitel ist online verfügbar unter www.schattauer.de/3074

5 Ernährung bei Mamma-, Prostata- und kolorektalem Karzinom

5.1 Mammakarzinom

5.1.1 Prävalenz

Brustkrebs ist mit über 71 000 Neuerkrankungen pro Jahr die am häufigsten diagnostizierte Krebsart bei deutschen Frauen (Robert Koch-Institut 2014).

5.1.2 Risikofaktoren

Die Experten des »*World Cancer Research Fund*« (WCRF) haben die vorliegende Evidenz zu prä- und postmenopausalem Mammakarzinom im Zusammenhang mit Lebensstilfaktoren bewertet – die Ergebnisse hierzu finden sich in der tabellarischen Übersicht (► Tab. 5).

Häufige weitere *Risikofaktoren* für ein Mammakarzinom sind:

- genetische Faktoren und verschiedene genetische Veränderungen (z. B. eine Mutation des *BRCA1*- oder *BRCA2*-Gens),
- hormonelle Faktoren (z. B. hoher Östrogenspiegel, Nulliparität, früher Zeitpunkt der Menarche oder später Eintritt der Menopause),
- chemische bzw. toxische Faktoren (z. B. eine Bestrahlung des Brustraums während der Kindheit).

Tab. 5 Einfluss von Lebensstilfaktoren auf das Risiko an prä- oder postmenopausalem Mammakarzinom zu erkranken (mod. nach World Cancer Research Fund International/American Institute for Cancer Research 2010a).

	Evidenzgrad	Risikosenkend	Risikoerhöhend
Prämenopausales Mammakarzinom	überzeugend	Stillen	Alkoholkonsum (dosisabhängig)
	wahrscheinlich	Körperfettanteil	• hohe Körpergröße (Erwachsene) • hohes Geburtsgewicht
	limitiert	körperliche Aktivität	
Postmenopausales Mammakarzinom	überzeugend	• Stillen • körperliche Aktivität	• Alkoholkonsum (dosisabhängig) • Körperfettanteil • hohe Körpergröße (Erwachsene)
	wahrscheinlich		• abdominales Fett • Gewichtszunahme nach dem 18. Lebensjahr
	limitiert		Gesamtfettzufuhr

5.1.3 Prävention

Laut den Ergebnissen des WCRF tragen neben der Vermeidung eines hohen Körpergewichts (dazu zählen auch Interventionsmaßnahmen gegen Adipositas) auch Lebensstilfaktoren wie der Verzicht auf Rauchen, ein geringer Alkoholkonsum, regelmäßige körperliche Aktivität und eine gesunde Ernährung wesentlich zur Reduktion des Erkrankungsrisikos bei. Diese lebensstilbedingten Zusammenhänge wurden mehrfach in großen, prospektiv randomisierten Studien bestätigt (Beral 2010; Chlebowski et al. 2006; Saquib et al. 2007; World Cancer Research Fund/American Institute for Cancer Research 2014b).

Eine norwegische Studie an 25 624 Frauen ergab, dass diejenigen, die über 4 Stunden pro Woche körperlich aktiv waren, ihr Risiko, an Brustkrebs zu erkranken, um bis zu 37 % reduzierten. Diejenigen, die berufsbedingt schwere körperliche Arbeit verrichten mussten und dadurch einen hohen Energieumsatz aufwiesen, konnten das Risiko um bis zu 52 % reduzieren (Thune et al. 1997). Daher empfiehlt die WHO zur Prävention von Tumorerkrankungen eine moderate körperliche Aktivität von mindestens 150 Minuten pro Woche oder intensive körperliche Aktivität von 75 Minuten pro Woche (Friedenreich 2010).

Durch die EPIC-Kohorte mit 242 918 postmenopausalen Frauen konnten die positiven Effekte von Lebensstilinterventionen bestätigt werden. Jedem Punkt auf der »Healthy-Lifestyle«-Skala entsprach bei postmenopausalem Brustkrebs eine Risikoreduktion um 3 %. Die Studiengruppe, welche die Lebensstilempfehlungen am weitestgehendsten umsetzte (≥ 16 Punkte), wies eine Risikoreduktion von 26 % für die Inzidenz von postmenopausalem Brustkrebs auf (McKenzie et al. 2015).

5.1.4 Spezifische Ernährungsempfehlungen

Ernährung als Teil der Lebensstilintervention Nicht nur in der Prävention, sondern auch vor, während und nach der Behandlung eines Mammakarzinoms wirken sich Lebensstilinterventionen positiv aus: Die überzeugendste Evidenz für eine lebensstilassoziierte Risikoreduktion ergibt sich laut »*Weltgesundheitsorganisation*« (WHO) derzeit für eine Steigerung der körperlichen Aktivität und eine individuelle Anpassung von Energiezufuhr und Gewichtsmanagement. Wenn dies zusätzlich mit einer ausgewogenen, abwechslungsreichen Ernährung mit Betonung auf Obst und Gemüse kombiniert wird, verbessert sich das Rezidivrisiko signifikant (Pierce et al. 2007; World Health Organization 2016).

Exkurs

Ernährungsinterventionen wurden und werden in zahlreichen Studien während aller Behandlungsphasen untersucht. Es ist jedoch schwierig, die Effekte einzelner Ernährungsmaßnahmen isoliert zu untersuchen. Zum einen gestaltet sich die Ernährung (Lebensmittelauswahl, Mahlzeitenhäufigkeit, Menge) je nach Patient sehr individuell und ist kaum zu standardisieren, zum anderen können die Ergebnisse durch Medikamenteneinnahme oder auch durch andere Lebensstilinterventionen, z. B. eine erhöhte körperliche Aktivität, verzerrt werden.

Die fortschreitende wissenschaftliche und epidemiologische Evidenz macht zunehmend deutlich, dass eine gute evidenzbasierte Grundlage für die Beschreibung einer gesundheitsfördernden Ernährung existiert – detaillierte Vorgaben für verschiedene Makronährstoffgruppen jedoch nicht möglich sind. Dagegen sind die negativen Effekte von Nicotin- und Alkoholkonsum und einer dauerhaft positiven Energiebilanz (mit dadurch bedingter Gewichtszunahme und einem Anstieg des Körperfettanteils, insbesondere der viszeralen Fetteinlagerung) sowie die generellen Grundlagen für eine gesunde Ernährung (z. B. nach Empfehlungen der DGE; www.dge.de) gut belegt (World Cancer Research Fund/American Institute for Cancer Research 2007; World Health Organization 2016).

Individuelle Anpassung der Energiezufuhr und Gewichtsmanagement Viele Patienten berichten von einer Gewichtszunahme aufgrund der Nebenwirkungen ihrer Behandlung. Bei prä- und postmenopausalen Frauen, die nach der Diagnosestellung eine Erhöhung des BMI aufwiesen, ergab sich eine Assoziation mit einem signifikant höheren Rezidivrisiko wie auch einer höheren Mortalitätsrate, als bei denjenigen Frauen, denen es gelang, ihr Gewicht zumindest beizubehalten (Kroenke et al. 2005; Rock et al. 2012). Dieser Gewichtszuwachs resultiert zumeist aus einer Zunahme der Fettmasse und tritt häufig im frühen Krebsstadium auf, wobei Studien zeigen, dass 50–90 % aller Patientinnen das anfangs zugenommene Gewicht auch beibehalten (McInnes u. Knobf 2001). Weitere Studien belegen, dass bereits ein kleiner Gewichtszuwachs von nur 5 kg zu einer erhöhten kardiovaskulären (19 %) und krebsbedingten (13 %) Sterblichkeit führt (Bradshaw et al. 2012; Demark-Wahnefried et al. 2012; Rock et al. 2012; Saquib et al. 2007).
Sollte daher schon während der Behandlung eine Gewichtsabnahme angestrebt werden? In ihren aktuellen Leitlinien rät die »*American Cancer Society*« (ACS) zu einer Gewichtsreduktion. Da diese aber aufgrund hoher Belastung und Medikamenteneinnahme für die Patienten oft nur schwierig umzusetzen ist, sollte zunächst eine Gewichtsstabilisierung und erst nach Beendigung der Therapie (Operation, Chemotherapie und/oder Bestrahlung) auf eine Gewichtsabnahme abgezielt werden. Nichtdestrotz gibt es aber keine bekannten Kontraindikationen für Patienten mit einem BMI $\geq 25\,kg/m^2$ eine langsame, kontrollierte Gewichtsabnahme von max. 1 kg pro Woche anzugehen. Gewichtsverluste in diesem Rahmen werden als verträglich eingestuft – sofern eine individuell angepasste, ausgewogene und energiearme Ernährung mit einer Steigerung der körperlichen Aktivität kombiniert wird. Die positiven Auswirkungen dieser Maßnahmen sind hinreichend belegt und können auch zu einer Absenkung der Gesamtmortalität führen (Rock et al.

2012). Extreme Ernährungsweisen sind dagegen mit einer erhöhten Mortalität assoziiert (Goodwin et al. 2003).
Eine engmaschige Betreuung insbesondere während der akuten Therapiephase ist unerlässlich, denn eine zu rasche oder auch unbeabsichtigte Gewichtsabnahme, sei sie auch noch so sehr vom Patienten erwünscht, birgt immer auch das Risiko einer Mangelernährung (► Kap. 2.2).

Einfluss einzelner Ernährungsparameter Der Bericht des WCRF zeigt, dass eine hohe *Gesamtfettaufnahme* das Risiko für ein postmenopausales Mammakarzinom erhöhen könnte. Die Evidenz hierfür ist zwar limitiert; klar ist aber, dass eine hohe Gesamtfettaufnahme, z. B. über fettbetonte Diäten, zu einer höheren Energiezufuhr und somit zu einer Gewichtszunahme beiträgt. Dies kann wie beschrieben das Rezidivrisiko steigern. Hinsichtlich *Fettqualität* und Bewertung *einzelner Fettsäuren* ist die Evidenz widersprüchlich und es ist schwierig, Zusammenhänge isoliert aufzuzeigen (World Cancer Research Fund International/American Institute for Cancer Research 2010a). Expertengremien von WCRF und WHO sind sich einig, dass die derzeitigen Daten nicht ausreichen, um spezifische Ernährungsempfehlungen hinsichtlich der Fettsäurenqualität herauszugeben (World Health Organization 2016). Die 2015 erschienenen Leitlinien der »*Deutschen Gesellschaft für Ernährung*« (DGE) zeigen ebenfalls keine klaren Zusammenhänge auf – mit Ausnahme eines möglichen positiven Zusammenhangs zwischen einer steigenden Zufuhr mehrfach ungesättigter Fettsäuren (engl. polyunsaturated fatty acids, PUFA) und einem erhöhen Brustkrebsrisiko (► Kap. 6.2).

! Fettmenge und -qualität sollten sich daher innerhalb des Rahmens bewegen, wie er von den Fachgesellschaften (s. DGE; www.dge.de) auch für Gesunde empfohlen wird. Das bedeutet: Es sollten weniger tierische Produkte (wie Fleisch und Wurstwaren) verzehrt und wenn, dann sollten fettarme Fleischsorten präferiert werden. Pflanzliche Öle wie Oliven-, Raps- und Walnussöl sollten bevorzugt, Lebensmittel, die reich an Transfettsäuren sind (z. B. Pommes frites und Backwaren aus Blätterteig), möglichst vermieden werden.

Alkohol kann unter anderem eine vermehrte Östrogenproduktion fördern und eine verminderte Östrogenclearance (Elimination) in der Leber verursachen. Hohe Östrogenspiegel sind jedoch mit einem höheren Brustkrebs- und Rezidivrisiko assoziiert (Lew et al. 2009; Li et al. 2010). Der »*World Cancer Research Fund*« toleriert pro Tag einen maximalen Alkoholkonsum von 10 g bei Frauen (dies entspricht in etwa einem halben Glas Wein [0,1 l] zur Mahlzeit). Das Krebsrisiko ist dabei dosisabhängig (▶ Kap. 6.2).

Phytoöstrogene sind sekundäre Pflanzenstoffe und bestehen hauptsächlich aus Isoflavonen und Lignanen. Sie kommen in Sojaprodukten, Nüssen, Leinsamen und anderen Saaten, in Vollkornprodukten und manchen Gemüse- und Fruchtsorten vor. Phytoöstrogene ähneln zwar den weiblichen Östrogenen, wirken jedoch anders als körpereigene Östrogene. Obwohl mit hochkonzentrierten Sojaextrakten und -supplementen teilweise messbare negative Effekte (z. B. ein erhöhtes Rezidivrisiko bei Mäusen) nachweisbar sind, ergaben Studien mit natürlichen phytoöstrogenhaltigen Lebensmitteln keinen Hinweis auf eine hormonelle Beeinflussung der Probanden. Die Studien zeigten sogar übereinstimmend, dass weder Sojaprodukte noch Isoflavone selbst, die Marker für das Mammakarzinom beeinflussen. Isoflavone aus Soja könnten sogar eher einen Schutzfaktor darstellen, da der regelmäßige Verzehr im Jugendalter zu einer Hemmung des Krebswachstums führen könnte. Diesen schützenden Effekt bestätigten auch die Experten der WCRF in ihrem Bericht zu »*Breast Cancer Survivors*« (World Cancer Research Fund International/American Institute for Cancer Research 2014b). Daher ist der Verzehr von Lebensmitteln, die Phytoöstrogene enthalten, selbst für Frauen mit und nach östrogenabhängig wachsendem Mammakarzinom unbedenklich, so lange sich die Verzehrmenge in einem normalen Rahmen bewegt – und darunter sind bis zu 2 Portionen eines sojahaltigen Lebensmittels pro Tag zu verstehen. Als Portion gelten beispielsweise ein Glas (0,25 ml) Sojamilch, etwa 85 g Tofu oder gekochte Sojabohnen sowie 2–3 EL Leinsamen (Nechuta et al. 2012; Chi et al. 2013; American Institute for Cancer Research 2016).

Weitere ernährungsrelevante Aspekte wie der Verzehr von *rotem Fleisch*, *Krebsdiäten* sowie Erkenntnisse zu *in der Nahrung enthaltenen Schutzfaktoren* werden im abschließenden Kapitel (▶ Kap. 6) behandelt.

5.1.5 Spezifische Empfehlungen zu körperlicher Aktivität

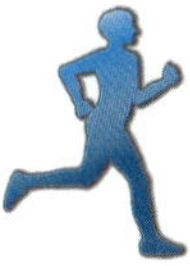

Körperliche Aktivität bei Mammakarzinom

Es gibt keine brustkrebsspezifischen Übungen. Wichtig ist, dass die Bewegung gut tut und keine Schmerzen während oder nach der Belastung auftreten. Sollten noch Bewegungseinschränkungen, insbesondere im Schulter-Arm-Bereich vorliegen, empfiehlt es sich, diesen gezielt unter professioneller Anleitung (Physiotherapeut/Sport- und Bewegungstherapeut) entgegenzuwirken. Empfehlenswert sind gymnastische Übungen (auch im Wasser), moderater Ausdauersport (Walking, Radfahren, Schwimmen) sowie ein gezieltes Krafttraining, um eventuelle muskuläre Dysbalancen zwischen operierter und nicht behandelter Seite wieder auszugleichen. Bestimmte Bewegungsformen, wie z. B. Rückschlagsportarten oder statische Übungen können das Auftreten eines Lymphödems begünstigen und sollten daher nur unter Aufsicht oder nach Rücksprache erfolgen (Baumann et al. 2012; Baumann et al. 2013).

Zusammenfassung

Ernährung bei Mammakarzinom

- Eine ausgewogene, *abwechslungsreiche Ernährung* mit Betonung auf pflanzlichen Lebensmitteln in Kombination mit *regelmäßiger körperlicher Aktivität*, jeweils individuell angepasst, wirkt sich allgemein positiv aus und verbessert das Rezidivrisiko signifikant (Pierce et al. 2007; World Cancer Research Fund International/American Institute for Cancer Research 2010a; World Cancer Research Fund International/American Institute for Cancer Research 2014b; World Health Organization 2016).
- *Übergewicht* bzw. *Adipositas* erhöht das Risiko für das Auftreten eines Mammakarzinoms oder eines Rezidivs. Daher ist ein normales Körpergewicht (BMI 18,5–24,9 kg/m^2) anzustreben. In Absprache mit dem behandelnden Onkologen und mit Unterstützung einer Ernährungsfachkraft (vgl. Fußnote auf ▸ S. 14) sollte bei einem BMI ≥ 30 kg/m^2 eine langsame, kontrollierte Gewichtsabnahme von max. 1 kg pro Woche angestrebt werden (▸ Kap. 2.1).
- *Extreme Diäten* oder *Kostformen* sind nicht empfehlenswert (▸ Kap. 6.1).
- Der Verzehr von täglich bis zu 2 Portionen *Sojaprodukten* ist selbst bei östrogenabhängigen Tumoren unbedenklich. Von einem übermäßigen, unnatürlichen Konsum, z. B. über Sojasupplemente, Sojapulver oder Nahrungsergänzungsmittel, ist abzuraten.

5.2 Prostatakarzinom

5.2.1 Prävalenz

Prostatakrebs ist mit über 70 000 Neuerkrankungen pro Jahr die am häufigsten diagnostizierte Krebsart bei deutschen Männern. Die Erkrankung tritt meist nach dem 50. Lebensjahr auf. Die 5-Jahres-Überlebensrate liegt bei 93 % (Robert Koch-Institut 2015a).

5.2.2 Risikofaktoren

Die Experten des »*World Cancer Research Fund*« (WCRF) haben die vorliegende Evidenz zum Prostatakarzinom im Zusammenhang mit verschiedenen Lebensstilfaktoren bewertet und sind zu den in der tabellarischen Übersicht (▸ Tab. 6) dargestellten Ergebnissen gekommen.

Tab. 6 Einfluss von Lebensstilfaktoren auf das Risiko an einem Prostatakarzinom zu erkranken (mod. nach World Cancer Research Fund International/American Institute for Cancer Research 2014a).

	Evidenzgrad	**Risikosenkend**	**Risikoerhöhend**	**Keine Risikomodifikation**
Prostatakarzinom	wahrscheinlich		• hohe Körpergröße (Erwachsene) • Übergewicht/Adipositas (BMI ≥25 kg/m^2; ein hoher BMI gilt nur als Risikofaktor für den schnellen Progress eines Prostatakarzinoms)	
	limitiert		• calciumreiche Ernährung • verarbeitete Fleischprodukte • Milch und Milchprodukte • niedrige Alpha-Tocopherol- (Vit. E) und Selenplasmakonzentration	
				Beta-Carotin

Weitere *Risikofaktoren* für ein Prostatakarzinom sind:

- zunehmendes Alter und genetische Prädisposition,
- erhöhte Blutkonzentration von Insulin-like growth factor (IGF-1).

5.2.3 Prävention

In der Summe empfiehlt der WCRF zur Prävention eines Prostatakarzinoms, ein gesundes Körpergewicht anzustreben bzw. aufrechtzuerhalten, eine ausgewogene, abwechslungsreiche Ernährung und regelmäßige körperliche Aktivität.

5.2.4 Spezifische Ernährungsempfehlungen

Ernährung als Teil der Lebensstilintervention Lebensstilinterventionen können sowohl Inzidenz als auch Verlauf von Prostatakarzinomerkrankungen günstig beeinflussen – auch hierfür ergibt sich zunehmende Evidenz. Der WCRF weist darauf hin, dass sich eine individuelle Anpassung der Energiezufuhr, ein begleitendes Gewichtsmanagement und eine Steigerung der körperlichen Aktivität positiv auswirken können, wobei die Vermeidung von Übergewicht bzw. Adipositas (BMI $\geq 25\,kg/m^2$) mit der überzeugendsten Evidenz belegt ist (World Cancer Research Fund International/American Institute for Cancer Research 2014a).

Individuelle Anpassung der Energiezufuhr und Gewichtsmanagement Bei Männern ist ein erhöhtes Körpergewicht (BMI $\geq 25\,kg/m^2$) mit einem niedrigen Serumtestosteronspiegel assoziiert, was wiederum mit einem erhöhten Risiko für fortgeschrittenen Prostatakrebs einhergeht[1]. Wissenschaftliche Untersuchungen zeigen

1 Testosteron spielt eine wichtige Rolle beim Zellwachstum des Prostataepithels. Ein niedriger Testosteronspiegel kann das Wachstum eines agressiven Prostatakarzinoms beschleunigen.

sogar einen dosisabhängigen Zusammenhang zwischen Körpergewicht und fortgeschrittenem Prostatakrebs auf: je höher das Gewicht, desto höher das Risiko.

! Während der Akutbehandlung besteht auch für Patienten mit Prostatakarzinom ein Risiko für eine Mangelernährung. Dieses sollte frühzeitig erkannt und mit entsprechenden Behandlungsmaßnahmen dann rasch gegengesteuert werden (▸ Kap. 2.2).

Einfluss einzelner Ernährungsparameter Der Verzehr von *Beta-Carotinoid-haltigen Lebensmitteln* hat keine risikomodifizierende Wirkung auf Prostatakrebs. Dasselbe gilt auch für *Lycopin-reiche Lebensmittel* (▸ Kap. 6.2 »Carotinoide und Lycopin«).
Im WCRF-Update-Report von 2014 wurde ein bisher als risikomindernd bewerteter Effekt von *Selen* herabgestuft. Die *SELECT-Studie*, eine große randomisierte Untersuchung, musste aufgrund der negativen Auswirkungen vorzeitig abgebrochen werden (▸ S. 251) (Klein et al. 2011; World Cancer Research Fund International/American Institute for Cancer Research 2014a).
Im Jahr 2014 hat der WCRF auch die vermutlich risikoerhöhenden Effekte von *Milchprodukten* wie auch einer *calciumreichen Ernährung* neu bewertet. Aufgrund der limitierten und teils widersprüchlichen Studienlage wurde das Risiko von »wahrscheinlich« auf »limitiert« herabgestuft (▸ S. 250).

! Bei Patienten, die sich einer Langzeithormontherapie unterziehen, kann es zu einem Verlust an Knochenmasse kommen – vor allem bei Patienten, die mit einer grundlegend erniedrigten Knochendichte die Therapie starten, ist das Osteoporoserisiko erhöht. Neben medikamentösen Interventionen, wie z. B. die Einnahme von Bisphosphonaten, können auch eine calcium- und Vitamin-D-reiche Ernährung sowie gezieltes Krafttraining die Knochengesundheit in solchen Fällen unterstützen.

Das aus der indischen Küche bekannte Gewürz *Kurkuma* ist Hauptbestandteil aller Currygewürzmischungen. In dieser Form ist Kurkuma nebenwirkungsfrei. Das darin enthaltene Polyphenol Kurkumin (aus der Kurkumawurzel) gilt jedoch als Arzneimittel, das gerne bei Verdauungsstörungen (Dyspepsie) und bei Appetitmangel eingesetzt wird. Zahlreiche tierexperimentelle und In-vitro-Studien konnten nachweisen, dass Kurkumin das Wachstum von Krebszellen hemmen kann. In-vivo-Studien zeigen sogar eine mögliche Verstärkung der antitumoralen Therapie. Weitere klinische Untersuchungen sind jedoch notwendig, um das therapeutische Potenzial von Kurkumin bei Tumorerkrankungen besser einschätzen zu können (Naksuriya et al. 2014; Park et al. 2013).

! Patienten, die Kurkumakapseln einnehmen, müssen in der Beratung darauf hingewiesen werden, dass größere Mengen an Kurkumin zu unerwünschten Nebenwirkungen (z. B. zu Bauchschmerzen, Blähungen, Magenverstimmung, Übelkeit, Hautausschlag, Gallensteinen oder Magengeschwüren) führen kann. Wer eine Allergie gegen Ingwer oder gelbe Lebensmittelfarbe hat, ist eventuell auch gegen Kurkumin allergisch (Epelbaum et al. 2010) – es ist jedoch nicht kontraindiziert, Kurkumin als Gewürz einzusetzen, da hier die Dosierung sehr niedrig ist.

Die vermutlich risikominimierende Wirkung von *Sojaprodukten* ist bisher lediglich auf In-vitro-Experimente sowie einige Tierstudien, in denen hochdosierte Supplemente verabreicht wurden, zurückzuführen. Es fehlen jedoch klinische Untersuchungen, dass die protektive Wirkung auch durch den Konsum sojareicher Lebensmittel zu erzielen ist. Umgekehrt ist es jedoch auch nicht kontraindiziert, sojahaltige Lebensmittel zu konsumieren (► Kap. 6.2 »Phytoöstrogene«).
Weitere ernährungsrelevante Aspekte werden im abschließenden Kapitel (► Kap. 6) behandelt.

5.2.5 Spezifische Empfehlungen zu körperlicher Aktivität

Körperliche Aktivität bei Prostatakarzinom

Auch für Prostatakarzinompatienten gibt es keine spezifischen Übungen. Vielmehr richtet sich die Wahl der körperlichen Aktivität nach den Möglichkeiten und Bedürfnissen der Patienten. Um dem altersbedingten und durch die Hormontherapie begünstigten Verlust der Muskelmasse entgegenzuwirken, ist ein gezieltes Krafttraining grundsätzlich empfehlenswert.

Nach einer Prostataoperation kann es auch zu einer eingeschränkten Funktion der Schließmuskulatur kommen. Daher sind Übungen mit einer hohen Stoßbelastung (»Stop and go«) und hohem Gewicht, die einen ungewollten Harnabgang begünstigen, zu vermeiden. In diesem Fall ist es ratsam, ein gezieltes Schließmuskeltraining unter professioneller Anleitung so früh wie möglich zu beginnen.

Nach einem operativen Eingriff kann es beim Radfahren zu Problemen im Bereich des Narbengewebes kommen, was die Durchblutung der Schließmuskulatur zusätzlich beeinträchtigt. In diesem Fall empfiehlt es sich, auf einen gut gepolsterten Damensattel oder einen Sattel mit Aussparung auszuweichen (Baumann et al. 2012).

Neben einem gezielten Krafttraining zum Erhalt und Aufbau der Muskelmasse kann eine gezielte Funktionsgymnastik zur Verbesserung therapiebedingter Nebenwirkungen sinnvoll sein. So kann beispielsweise ein gezieltes Schließmuskeltraining maßgeblich zur Verbesserung der Kontinenzsituation beitragen.

Zusammenfassung

Ernährung bei Prostatakarzinom

- Ein im Normbereich liegendes Körpergewicht zusammen mit einer ausgewogenen, *abwechslungsreichen Ernährung* und *regelmäßiger körperlicher Aktivität*, jeweils individuell angepasst, wirkt sich auch bei Prostatakarzinompatienten allgemein positiv aus.
- *Übergewicht* erhöht das Risiko für ein (fortgeschrittenes) Prostatakarzinom.
- Die Empfehlung *Milchprodukte* zu vermeiden, kann aufgrund der limitierten Evidenz nicht weiter aufrechterhalten werden.

5.3 Kolorektales Karzinom

5.3.1 Prävalenz

Das kolorektale Karzinom ist mit über 63 000 Neuerkrankungen pro Jahr die am dritthäufigsten diagnostizierte Tumorerkrankung in Deutschland (Robert Koch-Institut 2015b).

5.3.2 Risikofaktoren

Die Experten des »*World Cancer Research Fund*« (WCRF) haben die vorliegende Evidenz zum Einfluss von Lebensstilfaktoren auf das Risiko an einem kolorektalen Karzinom zu erkranken wie in der tabellarischen Übersicht (▸ Tab. 7) dargestellt bewertet.

Tab. 7 Einfluss von Lebensstilfaktoren auf das Risiko an einem kolorektalen Karzinom zu erkranken (mod. nach World Cancer Research Fund International/American Institute for Cancer Research 2010b).

	Evidenzgrad	Risikosenkend	Risikoerhöhend
Kolorektales Karzinom	überzeugend	• körperliche Bewegung • Lebensmittel mit hohem Ballaststoffanteil	• Verzehr von rotem und verarbeitetem Fleisch • Alkoholkonsum (Männer) • Übergewicht/Adipositas (BMI ≥ 25 kg/m^2) • hohe Körpergröße (Erwachsene) • abdominales Fett
	wahrscheinlich	• Verzehr von – Knoblauch – Milch – Calciumsupplementen	• Alkoholkonsum (Frauen)
	limitiert	• Verzehr von – Obst und stärkearmem Gemüse – Lebensmitteln mit Vitamin D	• Verzehr von – eisenhaltigen Nahrungsmitteln – Käse – tierischen Fetten – Lebensmitteln mit zugesetztem Zucker • niedrige Alpha-Tocopherol- (Vit. A) und Selenplasmakonzentration

Weitere *Risikofaktoren* für ein kolorektales Karzinom sind:

- Alter (≥ 50 Jahre) und genetische Prädisposition,
- chronische Darmerkrankungen (z. B. Colitis ulcerosa, Morbus Crohn, Darmpolypen),
- Rauchen und Tabakgenuss.

5.3.3 Prävention

Der WCRF empfiehlt zur Prävention des kolorektalen Karzinoms vor allem eine ballaststoffreiche Kost, regelmäßige körperliche Aktivität, eine Gewichtsreduktion bis zum Normalgewicht (BMI $\leq 25\,kg/m^2$) bzw. dessen Beibehaltung sowie einen geringen Konsum von Alkohol sowie rotem und so wenig wie möglich verarbeitetem Fleisch. Eine großangelegte Studie ergab eine bis zu 40%ige Risikoreduktion für diejenigen, die sich mehr als 7 Stunden pro Woche körperlich aktiv betätigten. Dieser Dose-Response-Effekt war nur bei Patienten mit Colon-, *nicht* bei Patienten mit Rectumkarzinom zu beobachten (Chao et al. 2004; Wolin et al. 2009).

5.3.4 Spezifische Ernährungsempfehlungen

Ernährung als Teil der Lebensstilintervention Da zahlreiche Studien eine überzeugende Evidenz für den risikosenkenden Effekt von körperlicher Aktivität auf das kolorektale Karzinom belegen, sollte eine Ernährungsintervention idealerweise von einem individuell angepassten Bewegungsprogramm begleitet werden. Die Empfehlungen zur körperlichen Aktivität für Patienten mit Colonkarzinom lauten 30–45 Minuten zügiges Walken pro Tag (Meyerhardt et al. 2008).

Individuelle Anpassung der Energiezufuhr und Gewichtsmanagement Der Zusammenhang zwischen Übergewicht, abdominalem Fett und Inzidenz des kolorektalen Karzinoms ist klar belegt. Daher sollte in der Primärprävention ein normales Gewicht angestrebt bzw. gehalten werden (► Kap. 2.1). Allerdings deuten einige Studien darauf hin, dass eine Gewichtsabnahme bei übergewichtigen Patienten mit kolorektalem Karzinom die Rezidivrate nicht vermindert (Meyerhardt et al. 2008). Während der Therapie sollte eine

Gewichtsstabilisierung, aber auch die Vermeidung einer Mangelernährung im Vordergrund stehen (► Kap. 2.2).

Einfluss einzelner Ernährungsparameter Aufgrund der hohen Energiedichte führt eine übermäßige *Fettzufuhr* meist zu Übergewicht. In der Folge steigt das Risiko, an einem kolorektalen Karzinom zu erkranken (World Cancer Research Fund International/American Institute for Cancer Research 2010b). Zudem geht eine hohe Fettzufuhr oft mit einem erhöhten Verzehr von rotem Fleisch einher. Ein hoher Verzehr von Fett und Fleisch reduziert gleichzeitig auch oft die Aufnahme von Ballaststoffen über pflanzliche Lebensmittel (► Kap. 6.2).
Insbesondere ein hoher und regelmäßiger Konsum von *rotem* (Rind, Kalb, Schwein, Lamm) und *verarbeitetem Fleisch* (durchgegarte rote Fleischwaren wie Speck und Wurst) ist mit einem erhöhten Risiko für ein kolorektales Karzinom assoziiert (► Kap. 6.2).
Verschiedene klinische und epidemiologische Studien lieferten überzeugende Evidenz für eine protektive Wirkung von *Ballaststoffen* (≥ 30 g pro Tag) im Hinblick auf eine Tumorerkrankung von Colon und/oder Rectum. Ballaststoffe erhöhen das Stuhlgewicht, beschleunigen die Darmpassage und führen zur Bildung kurzkettiger Fettsäuren, die wiederum an der Gesunderhaltung der Darmzellen beteiligt sind. Um diesen präventiven Effekt zu nutzen, wird eine schrittweise Umstellung auf eine ballaststoffreiche Ernährung, begleitet durch eine ausreichende Flüssigkeitszufuhr, empfohlen. Idealerweise sollten ballaststoffarme Lebensmittel nach und nach durch ballaststoffreiche Lebensmittel ausgetauscht werden (World Cancer Research Fund International/American Institute for Cancer Research 2010b).

! Die Umstellung auf eine ballaststoffreiche Ernährung ist direkt nach einem Darminfekt, einer Darmoperation oder bei Stenosen und Gefahr eines Ileus sowie bei akuter Divertikulitis *kontraindiziert*.

Es gibt verschiedene Hinweise darauf, dass ein hoher *Alkoholkonsum*, speziell für das Rectumkarzinom (Enddarmkrebs), einen Risikofaktor darstellt. Die Zusammenhänge zwischen Alkoholkonsum und kolorektalem Karzinom sind bei Männern zwar überzeugender als bei Frauen – bei beiden Geschlechtern besteht jedoch ein dosisabhängig erhöhtes Risiko (► Kap. 6.2) (World Cancer Research Fund International/American Institute for Cancer Research 2010b).
Der WCRF beschreibt auch einen risikosenkenden Zusammenhang zwischen hoher Zufuhr von *Milch* bzw. *Calcium* und der Inzidenz für ein kolorektales Karzinom. Aktuelle S3-Leitlinien, weisen jedoch darauf hin, dass diese moderaten, »klinisch nicht relevanten« Effekte zu gering seien, um die längerfristige Einnahme von Calciumsupplementen rechtfertigen zu können. Dazu ist die risikosenkende Wirkung von Calcium – alleine oder in Kombination mit Vitamin D – auch noch unzureichend (Pox et al. 2013).
Angesichts übereinstimmender Studienergebnisse aus insgesamt 8 kontrollierten Studien und präklinischen Untersuchungen gibt es wahrscheinlich einen dosisabhängigen risikosenkenden Zusammenhang zwischen dem Konsum von frischem *Knoblauch* und dem Risiko für ein kolorektales Karzinom (World Cancer Research Fund International/American Institute for Cancer Research 2010b).

5.3.5 Spezifische Empfehlungen zu körperlicher Aktivität

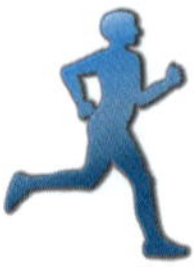

Körperliche Aktivität bei kolorektalem Karzinom

Auch bei einem kolorektalen Karzinom gelten nach vollständig abgeheilter Eingriffsläsion keine spezifischen Einschränkungen für eine körperliche Aktivität. Moderater

Ausdauersport, beispielsweise zügiges Gehen, kann die Darmperistaltik verbessern und dazu beitragen, die Verdauung zu regulieren. Auch Völlegefühl und Blähungen können so reduziert werden.
Ein gezieltes Training zur Kräftigung der Rumpfmuskulatur kann operationsbedingten Einschränkungen entgegenwirken. Grundsätzlich sollte jedoch ein Training mit zu hohen Gewichten vermieden werden, da dieses den Druck auf den Bauchraum ungünstig erhöhen kann. Auch eine Pressatmung ist zu vermeiden. Ruckartige Dreh- und Reißbewegungen, die die Bauchdecke oder das Narbengewebe zu stark beanspruchen, sind gleichfalls nicht geeignet. Sportarten mit viel Körperkontakt und einem hohen Verletzungsrisiko sind ebenfalls nur bedingt zu empfehlen (Baumann et al. 2012).

Zusammenfassung

Ernährung bei kolorektalem Karzinom

- Eine ausgewogene, *abwechslungsreiche Ernährung* in Kombination mit *regelmäßiger körperlicher Aktivität*, jeweils individuell angepasst, wirkt sich auch für Patienten mit kolorektalem Karzinom allgemein positiv aus.
- *Übergewicht* bzw. *Adipositas* sowie *abdominales Fett* erhöhen das Risiko, ein kolorektales Karzinom zu entwickeln. Zur Prävention ist daher ein normales Körpergewicht anzustreben (BMI 18,5–24,9 kg/m^2) (► Kap. 2.1).
- Eine *Ballaststoffaufnahme* ≥ 30 g pro Tag wirkt ebenfalls präventiv. Dies kann durch den regelmäßigen Verzehr von Vollkornprodukten sowie Obst und Gemüse unterstützt werden.

5.3.6 Aufbaukost nach Dickdarmoperationen[2]

Nach einer Operation am Dickdarm kann es je nach Art und Ausmaß des Eingriffs zu Verdauungsbeschwerden oder Durchfällen kommen, sobald der Patient nach dem Eingriff wieder zu essen beginnt. Wenn ein Teil des Dickdarms beispielsweise wegen eines Tumors entfernt wurde, muss der verbliebene Dickdarmabschnitt diesen Teil der Wasserrückresorption aus dem Nahrungsbrei mit übernehmen, wobei die Anpassung an eine wieder normalisierte Stuhlbeschaffenheit davon abhängt, welcher Teil des Dickdarms entfernt wurde. Meist kommt es zu häufigen Durchfällen mit entsprechenden Flüssigkeits- und Elektrolytverlusten (z. B. Natrium, Kalium, Calcium, Chlorid, Bicarbonat). Im Mittelpunkt der Ernährungstherapie direkt nach der Operation stehen daher der Flüssigkeitsausgleich sowie ein baldiger, aber schrittweiser Kostaufbau. Im Unterschied zu der langwierigeren Adaptationsphase bei Dünndarmoperationen kann eine normale Stuhlkonsistenz nach einer Dickdarmoperation jedoch schneller wieder erreicht werden. Da individuelle Intoleranzen im Vordergrund stehen, gibt es unterschiedliche Empfehlungen zum Kostaufbau nach einer Dickdarmoperation – jedoch existieren nur wenig robuste Daten hierzu. In der Regel kann je nach individueller Verträglichkeit der Kostaufbau unmittelbar im Anschluss an die Operation – am nachfolgenden Stufenschema orientiert – erfolgen (The American Dietetic Association 2010):

- **Stufe 1:** *Flüssigkeitsgabe*: Oft dienen hier Tee und klare Brühen oder klare Säfte als Basis.
- **Stufe 2:** *hypokalorisch*: Die Kost dieser Stufe besteht aus ballaststoffarmen, leicht verdaulichen, ausschließlich gekochten

---

2 Die Ernährung nach einer wesentlich komplexeren Dünndarmoperation bzw. nach Anlage eines Dünndarmstomas ist ausführlich bei Bertz u. Zürcher (Ernährung in der Onkologie, Schattauer Verlag 2014) dargestellt.

Lebensmitteln mit einem hohen Anteil einfacher Kohlenhydrate (z. B. Zwieback, weißes Toastbrot), Fett in kleinsten Mengen (meist ≤ 10 g pro Tag) und mageren Proteinträgern (oft kleingeschnitten, gedünstet). Die Kost ist noch überwiegend lactosefrei bzw. sehr lactosearm.

- **Stufe 3:** *Vorstufe zur leichten Vollkost*: Ab jetzt werden zunehmend magere Proteinträger und Fette eingebaut; die Kost bleibt trotzdem fettarm und ballaststoffreduziert und besteht ausschließlich aus gekochten Lebensmitteln.

! Da Stufe 1–3 nicht bedarfs- und nährstoffdeckend sind, eignen sich diese Kostformen *nicht* als Dauerkost.

- **Stufe 4:** *leichte Vollkost*: Die Kost dieser Stufe ist bedarfs- und nährstoffdeckend zu gestalten. Lebensmittel und Speisen, die erfahrungsgemäß bei mehr als 5 % der Bevölkerung Beschwerden auslösen, bleiben jedoch ausgeschlossen (z. B. blähende Lebensmittel, fette und/oder stark gewürzte Lebensmittel und Speisen). Um unangenehme Begleiterscheinungen wie Völlegefühl, Blähungen und Durchfälle zu vermeiden, sollte eine leichte Vollkost mindestens in den ersten 4 Wochen nach der Operation verabreicht werden.

Praxistipp

Nach dem wie oben beschriebenen Kostaufbau kann Patienten generell Folgendes empfohlen werden:

- ausreichend trinken,
- langsam essen,
- gründlich kauen,
- blähende Lebensmittel wie Kohl, Hülsenfrüchte, Zwiebeln, Lauchgewächse etc. meiden,

- nach und nach neue Lebensmittel einführen bzw. immer wieder ausprobieren,
- bei anhaltenden Beschwerden hilft das Führen eines Beschwerdeprotokolls, um individuelle Unverträglichkeiten aufzudecken,
- es gibt keine speziellen Diätempfehlungen, wie auch keine pauschalen Einschränkungen oder Verbote existieren.

5.3.7 Kolostoma

Ein Kolostoma (Dickdarmstoma) ist ein künstlicher Darmausgang (Stoma oder Anus praeter). Es kann in verschiedenen Darmabschnitten angelegt werden:

- **Transversostoma:** Es befindet sich am quer verlaufenden Dickdarm (Colon transversum) und wird am häufigsten bei inoperablen Tumoren in tiefer gelegenen Darmabschnitten angelegt. Ein Transversostoma kann auch als Anastomosenschutz bei Colon- oder Rectumresektionen angebracht sein.
- **Deszendostoma** (oder auch **Sigmoidostoma**): Das Deszendostoma liegt im absteigenden Dickdarm (Colon descendens); das Sigmoidostoma befindet sich am Sigma (tiefer linker Unterbauch) und wird am häufigsten vor oder bei der Entfernung bzw. Behandlung von tief sitzenden Rectumkarzinomen oder anderen Tumoren im kleinen Becken angelegt.

In den ersten Tagen nach der Operation ist die Stuhlkonsistenz flüssig bis breiig. Je weiter vom Dünndarm entfernt das Stoma angelegt wurde, desto ähnlicher ist die Stuhlbeschaffenheit derjenigen vor der Operation und desto weniger treten ausgedehnte Flüssigkeitsverluste auf. Vor allem bei einem Transversostomata kann es zu dünnflüssigen und häufigen Ausscheidungen kommen. Falls der Dickdarm fast gänzlich entfernt werden musste, kann der

Wasserverlust erheblich sein, da hierdurch das Eindicken des Stuhls massiv beeinträchtigt ist.

In den ersten Wochen nach der Anlage erfolgt normalerweise ein langsamer Kostaufbau (▶ Kap. 5.3.6). Festgelegte Regeln oder Diäten gibt es hierfür jedoch nicht. Die Verträglichkeit bestimmter Nahrungsmittel muss ausprobiert werden und ist grundsätzlich vom Patienten selbst wie auch von der Art des Stomas abhängig. Ein vom Patienten geführtes Beschwerdeprotokoll hilft, um gezielt individuelle Empfehlungen aussprechen zu können. Allgemein empfiehlt es sich, die Abendmahlzeit nicht zu spät einzunehmen, um nächtliche Ausscheidungen zu vermeiden.

Grundlegende Ziele der Ernährungstherapie bei einem Kolostoma sind:

- Erreichen einer normalen Stuhlkonsistenz und -frequenz,
- angemessener Umgang mit individuellen Unverträglichkeiten,
- Regulieren und Ausgleichen von Flüssigkeitsverlusten (falls notwendig),
- Minimieren von unangenehmer Geruchs- und Darmgasbildung.

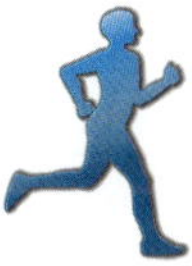

Körperliche Aktivität bei Stoma

Grundsätzlich stellt ein Stoma kein Hindernis für körperliche Aktivität dar. Jedoch sollten ruckartige und reißende Bewegungen mit hohen Belastungsspitzen und schweren Gewichten vermieden werden. Besondere Vorsicht ist bei reklinierenden Bewegungen (Übungen unter Bogenspannung, z. B. beim Tennisaufschlag) geboten. Auch risiko- und verletzungsreiche Sportarten mit viel Körperkontakt sind eher zu vermeiden. Je nach Lage des Stomas müssen bestimmte Übungen modifiziert werden. Hilfreich kann daher die Teilnahme an einer onkologischen Rehabilitationssportgruppe sein. Die speziell ausgebildeten Übungsleiter dieser Sportgruppen sind mit dem Umgang eines Stomas in der Sport- und Bewegungstherapie vertraut. Auch Bewegungsformen im Wasser, wie Wassergymnastik oder Schwimmen, können mit einem Stoma – sofern keine Infektionsgefahr besteht – absolviert werden. Dafür ist spezielle Badebekleidung erhältlich, die Stoma und Beutel bedeckt (Baumann et al. 2012).

Interventions-Checkliste

Die nachfolgend genannten Empfehlungen basieren auf Erfahrungsberichten und/oder etablierten Protokollen, die sich in der Ernährung von Patienten mit Kolostoma gut bewährt haben (Burch 2008; Maxson et al. 2011; Bertz u. Zürcher 2014). Es muss jedoch darauf geachtet werden, dass die individuelle Verträglichkeit bei allen Maßnahmen Vorrang hat.

✓	**Interventionsziele für die Ernährung bei Kolostoma**
	Bedarfsgerechte Nährstoff- und Flüssigkeitszufuhr sichern[1]
	Individuelle Unverträglichkeiten ermitteln und gleichwertigen Ersatz finden (z. B. fein geschnittene Hähnchenbrust anstatt Eier, Fencheltee anstatt kohlensäurehaltiger Getränke); leichte Vollkost ist meist empfehlenswert
	Auf Regelmäßigkeit achten: »regelmäßige Mahlzeiten führen zu einer regelmäßigen Ausscheidung«
	Ernährungsintervention
	Bei flüssiger Stuhlkonsistenz quellende (pektinreiche) Lebensmittel bevorzugt verabreichen (z. B. geriebene Äpfel oder Karotten); Verdickungsmittel einsetzen (z. B. Pektine, Guar-Präparate) (► Kap. 4.2.1, ► S. 158)

Interventionsziele für die Ernährung bei Kolostoma
Unerwünschte Geruchsentwicklung durch entsprechende Lebensmittelauswahl vermeiden bzw. vermindern: • *geruchsmindernd*: Heidelbeer- und Preiselbeersaft, grüner Salat, Petersilie, Buttermilch, Kefir, Joghurt, Joghurtdrinks • *geruchsfördernd*: Kohlgemüse (z. B. Weißkohl, Rotkohl), Wirsing, Spargel, Pilze, Zwiebeln, Knoblauch, Schnittlauch, Erbsen, Bohnen, Linsen, vollreife und vollaromatische Käsesorten, Hartkäse, Erbsen, Bohnen, Linsen, Eier und Eiprodukte, geräuchertes und gebratenes Fleisch, geräucherter und gebratener Fisch
Blähungen minimieren: • darauf hinweisen, rasches Essen und/oder Trinken zu vermeiden; für eine entspannte Atmosphäre sorgen • blähungsfördernde Lebensmittel vermeiden, nicht blähende Lebensmittel gezielt anbieten (▸ Kap. 4.2.5, ▸ S. 188)
Darauf hinweisen, dass saure Lebensmittel und Getränke (Sauerkraut, Zitrusfrüchte/-säfte etc.), scharfe Lebensmittel (Meerrettich, Knoblauch, Rettich), scharfe Gewürze (Chili, Curry, Wasabi etc.) und alkoholische Getränke eine Entzündung des künstlichen Darmausgangs begünstigen können
Auswirkungen einer eventuell bestehenden Lactoseintoleranz[2] durch entsprechende Ernährungsschulung minimieren

[1] Es kann vorkommen, dass Patienten bewusst weniger essen, um so auch weniger auszuscheiden. Für diese Patienten hat die Vermeidung einer Mangelernährung und eine Gewichtsstabilisierung Priorität.

[2] Wenn das Enzym »Lactase« fehlt oder nicht ausreichend vorhanden ist, führt dies dazu, dass Milchzucker (Lactose) nur unzureichend abgebaut werden kann. Der Lactoseabbau erfolgt dann durch Bakterien im Dickdarm und führt zu einem sauren, mit Gasblasen durchsetzten, dünnflüssigen Stuhl. Dies kommt zwar häufiger bei einem Ileostoma vor, kann aber auch bei einem Kolostoma auftreten.

@ Die **Interventions-Checkliste** finden Sie auch zum bequemen Download unter www.schattauer.de/3074. Bei dieser ausdruckbaren Liste haben Sie die Möglichkeit, auch eigene Ergänzungen oder Anmerkungen mit aufzunehmen – erstellen Sie sich damit Ihre eigene, individuelle Interventions-Checkliste.

Literatur

Die Literatur zu diesem Kapitel ist online verfügbar unter www.schattauer.de/3074

6 Häufig gestellte Fragen in der onkologischen Ernährungsberatung

Die Ernährung spielt für die meisten Krebspatienten eine zentrale Rolle: Manche haben Angst, das Falsche zu essen und dadurch ihre Erkrankung noch zu fördern, andere wiederum suchen nach Möglichkeiten, ihre Therapie durch die Ernährung zu unterstützen oder therapiebedingte Beschwerden wie z. B. Verdauungsprobleme zu lindern. Wieder andere versuchen mit speziellen Diäten ihren Krebs »auszuhungern«.

Nicht immer gelangen Patienten auf der Suche nach der »richtigen« Ernährung an fachlich fundiertes Wissen aus seriösen Quellen. Auch widersprüchliche Aussagen in den Medien oder gut gemeinte Ratschläge aus dem persönlichen Umfeld mit teilweise gegensätzlichen Empfehlungen sorgen für Verunsicherung und Angst bei Patienten wie auch bei deren Angehörigen. Bestimmte, zum Teil sehr detaillierte Fragen zur Wirkung einzelner Lebensmittel bis hin zu unterschiedlichen Diäten sind daher häufig und immer wieder ein Thema im Rahmen der Ernährungsberatung.

> **!** Es gehört mit zur Aufgabe einer Ernährungstherapie, fundierte Erkenntnisse (wissenschaftliche Studienergebnisse, empirische Befunde, praktische Erfahrungswerte) von weit verbreiteten Vorurteilen und gefährlichem Halbwissen klar abzugrenzen.
> Die Vielzahl an Informationen rund um das Thema Ernährung muss im Rahmen einer fachlich fundierten Ernährungsberatung im Vorfeld gesichtet, bewertet und – individuell auf den jeweiligen Patienten angepasst – umfassend und verständlich in der Beratung vermittelt werden können.

6.1 Populäre Krebsdiäten

»Krebsdiäten« sind unter Tumorpatienten eine beliebte »Therapieform«. Kaum eine davon ist wirklich sinnvoll, manche sogar gefährlich, da sie auf Dauer beispielsweise zu Fehl- und Mangelernährung führen können. Und viele Krebsdiäten versprechen auch schlicht mehr, als sie halten können. Trotzdem werden Krebsdiäten von einem Großteil der an Krebs erkrankten Patienten durchgeführt – und Studien belegen, dass bis zu 77 % der Patienten dem behandelnden medizinischen Team diese »Krebsdiät« verschweigen (Robinson u. McGrail 2004; Wanchai et al. 2010).
Eine vollständige Beschreibung und Bewertung aller Krebsdiäten ist im Rahmen dieses Buchs nicht möglich, da jedes Jahr eine Vielzahl neuer Krebsdiäten propagiert wird. Um eine fundierte Ernährungberatung für onkologische Patienten erbringen zu können, sollte man sich daher kontinuierlich auf den neuesten wissenschaftlichen Stand bringen.

! Grundsätzlich kann man Folgendes festhalten:
- Es gibt keine Krebsdiät, mit der man Tumoren heilen kann.
- Es gibt jedoch Krebsdiäten, die durchaus sinnvolle, gesunderhaltende und krebspräventive Aspekte beinhalten können. Diese sollten dann auch in einer Beratung positiv bewertet werden.

Nachfolgend wird nun eine Auswahl aktueller, populärer Krebsdiäten kurz beschrieben und im Hinblick auf folgende Fragestellungen beurteilt:
1. Werden Energiebedarf und Bedarf an essenziellen Makro- und Mikronährstoffen gedeckt?
2. Enthält die Ernährungsform Nährstoffe entsprechend den Empfehlungen?

3. Sind die Anforderungen tatsächlich zu realisieren? Ist die Diät für Patienten nachhaltig und einfach umzusetzen?
4. Werden die Erwartungen des Patienten erfüllt?
5. Weist die Diät eine wissenschaftlich bewiesene Heilwirkung auf? Trägt sie zur Verhütung von Krebserkrankungen bei?
6. Hat der Patient messbare Vorteile, wie z. B. eine Verbesserung der Lebensqualität, des Ernährungszustands oder eine Senkung der Morbidität bzw. Mortalität?
7. Ist die Diät risikofrei?
8. Ist die Diät mit Kosten verbunden (z. B. durch unnötig teure Lebensmittel bzw. Nahrungsergänzungsmittel)?

Eine Bewertung der vorgestellten Krebsdiäten findet sich auch als kurzer tabellarischer Überblick (▸ Tab. 8, ▸ S. 243) im Anschluss an die Darstellung der einzelnen Diäten.

6.1.1 Alkaline-Diät (basische Ernährung)

1. Werden der Energiebedarf und der Bedarf an essenziellen Makro- und Mikronährstoffen gedeckt?

Die Alkaline-Diät ist eine Ernährungsform, die Anfang des 20. Jahrhunderts populär wurde und überwiegend »basische« (z. B. Gemüse, Obst), aber nur wenig »saure« Lebensmittel (z. B. Fleisch, Wurstwaren, Süßigkeiten) beinhaltet. Extreme Umsetzungsformen dieser Diät basieren überwiegend auf rohen Lebensmitteln. Nur mit sorgfältiger Planung, evtl. Supplementierung einzelner Nährstoffe und in Begleitung einer qualifizierten Ernährungsfachkraft (vgl. Fußnote auf ▸ S. 14) kann der Diätplan bedarfsdeckend umgesetzt werden.

2. Enthält die Ernährungsform Nährstoffe entsprechend den Empfehlungen?

Obwohl die Ernährung reich an Obst und Gemüse ist, werden große Lebensmittelgruppen und wertvolle Proteinquellen wie Getreide- und Milchprodukte sowie Fleisch oft in zu geringen Mengen empfohlen oder gar verboten, da sie als »sauer wirkend« gelten. Auch bestimmte Kombinationen von Lebensmitteln wie z. B. Protein mit Fett sind verboten. Auf Dauer kann diese Ernährungsform daher zu einem Proteinmangel führen.

3. Sind die Anforderungen tatsächlich zu realisieren? Ist die Diät für Patienten nachhaltig und einfach umzusetzen?

Die Vorgaben bezüglich der basischen Lebensmittelauswahl sind nur mit entsprechendem Ernährungswissen umzusetzen und schränken Patienten auf Dauer stark ein.

4. Werden die Erwartungen des Patienten erfüllt?

Patienten erwarten, dass der Körper durch eine Alkaline-Diät weniger »sauer« und dadurch das Tumorwachstum gehemmt wird. Ob diese Annahme zutrifft und die Diät wirksam ist, wurde jedoch bisher durch keine Untersuchung und keine Ernährungsform belegt.

5. Weist die Diät eine wissenschaftlich bewiesene Heilwirkung auf? Trägt sie zur Verhütung von Krebserkrankungen bei?

Nein, für die These, dass basische Lebensmittel oder bestimmte Nährstoffe den pH-Wert des Körpers sowie das Tumorwachstum beeinflussen können, gibt es keinerlei wissenschaftlich fundierte Belege. Verschiedene körpereigene Puffersysteme halten den Säure-Basen-Spiegel in Blut und Gewebe konstant und gleichen Schwankungen aus. Lediglich Refluxpatienten können von der Vermeidung säurehaltiger Lebensmittel profitieren.

6. Hat der Patient messbare Vorteile, wie z. B. eine Verbesserung der Lebensqualität, des Ernährungszustands oder eine Senkung der Morbidität bzw. Mortalität?

Bisher liegen keine kontrollierten klinischen Studien vor, die eine Senkung der Morbidität oder Mortalität ergeben. Auch laut Expertenkonsensus der »*Deutschen Gesellschaft für Ernährung*« (DGE) bringt eine basenüberschüssige Kost »keine nachweisbaren gesundheitlichen Vorteile« (Deutsche Gesellschaft für Ernährung 2015a).

7. Ist die Diät risikofrei?

Je nach Durchführung kann die Diät zu einer Mangelernährung führen. Eine gründliche Ernährungsanalyse ist dringend erforderlich, um insbesondere einem Proteinmangel vorzubeugen.

8. Ist die Diät mit Kosten verbunden (z. B. durch unnötig teure Lebensmittel bzw. Nahrungsergänzungsmittel)?

Nein, es gibt keine Empfehlungen, die direkt mit Zusatzkosten verbunden sind.

6.1.2 Blutgruppendiät

1. Werden der Energiebedarf und der Bedarf an essenziellen Makro- und Mikronährstoffen gedeckt?

Eine sorgfältige Lebensmittelauswahl, ggf. mit Supplementation bestimmter Makro- und Mikronährstoffe, ist für eine bedarfsdeckende Umsetzung der Diät notwendig.

2. Enthält die Ernährungsform Nährstoffe entsprechend den Empfehlungen?

Je nach Blutgruppe und Umsetzung fällt der Diätplan sehr unterschiedlich aus: Beispielsweise sollten Patienten mit *Blutgruppe O* nur sehr geringe Mengen an Kohlenhydraten und verhältnismäßig viel Protein verzehren. Patienten mit *Blutgruppe B* sollten dagegen auf tierisches Protein verzichten und Milchprodukte bevorzugen (Cusack et al. 2013).

3. Sind die Anforderungen tatsächlich zu realisieren? Ist die Diät für Patienten nachhaltig und einfach umzusetzen?

Eine vorgegebene Liste mit sogenannten »problematischen« und »gut verträglichen« Lebensmitteln ist sehr ausführlich gehalten und kann daher nur mit Mühe umgesetzt werden. Zudem werden Bewegungsempfehlungen je nach Blutgruppentyp (z. B. Typ 0 sollte jeden Tag mindestens eine Stunde Laufen) gegeben – was nicht für jeden Tumorpatienten durchführbar ist.

4. Werden die Erwartungen des Patienten erfüllt?

Der Erfinder, Dr. D'Adamo, verspricht die Heilung von diversen Krankheiten und eine Gewichtsabnahme, wenn Patienten auf Nahrungsmittel verzichten, die sich mit »ihrer Blutgruppe nicht vertragen«. Die Annahme, dass die Blutgruppe irgendeinen Einfluss auf die Verwertung von Lebensmitteln hat, ist wissenschaftlich nicht erwiesen und wird von allen anerkannten Fachgesellschaften stark angezweifelt (Cusack et al. 2013).

5. Weist die Diät eine wissenschaftlich bewiesene Heilwirkung auf? Trägt sie zur Verhütung von Krebserkrankungen bei?

Nein, es liegen dazu keine wissenschaftlichen Untersuchungen vor. Da die Empfehlungen allgemein auf die Blutgruppentypen ausgerichtet sind, werden andere individuelle Ursachen für das Auftreten einer Krankheit außer Acht gelassen.

6. Hat der Patient messbare Vorteile, wie z. B. eine Verbesserung der Lebensqualität, des Ernährungszustands oder eine Senkung der Morbidität bzw. Mortalität?

Bisher liegen keine kontrollierten klinischen Studien vor, die eine Senkung der Morbidität oder Mortalität unter irgendeiner Umsetzungsform dieser Diät zeigen. Es existieren vereinzelt jedoch sehr schwache Hinweise auf eine Verbesserung des Ernährungszustands (Cusack et al. 2013).

7. Ist die Diät risikofrei?

Die Ernährungsempfehlungen nach individuellen Blutgruppen können bei strenger und langfristiger Einhaltung auf Dauer zu einer Mangelernährung führen.

8. Ist die Diät mit Kosten verbunden (z.B. durch unnötig teure Lebensmittel bzw. Nahrungsergänzungsmittel)?

Ja, um die Diät umzusetzen, ist ein Bluttest nötig, der nicht von der Krankenkasse übernommen wird. Danach verursachen die »verbotenen« und notwendigen »erlaubten« Lebensmittel der vorgegebenen Liste Zusatzkosten. Auch die empfohlenen Nahrungsergänzungsmittel für Patienten mit *Blutgruppe O* verursachen Zusatzkosten.

6.1.3 Breuß-Diät (»Krebskur total«)

1. Werden der Energiebedarf und der Bedarf an essenziellen Makro- und Mikronährstoffen gedeckt?

Nein, in den ersten 42 Tagen der Kur muss der Patient auf feste Nahrung verzichten. In dieser Zeit soll er sich nur von möglichst frisch gepresstem Gemüsesaft und verschiedenen Tees ernähren, anschließend steigt der Patient auf eine einseitige, lactovegetabile Kost um (Breuß 1978).

2. Enthält die Ernährungsform Nährstoffe entsprechend den Empfehlungen?

Gemüse ist bei dieser Diätform im Übermaß vorhanden, Protein nur unzureichend.

3. Sind die Anforderungen tatsächlich zu realisieren? Ist die Diät für Patienten nachhaltig und einfach umzusetzen?

Nein, die Anforderungen sind zu streng und einseitig.

4. Werden die Erwartungen des Patienten erfüllt?

Diese Diät verspricht die Ausscheidung von Giftstoffen, wodurch Krebszellen absterben sollen. Dies ist wissenschaftlich nicht nachvollziehbar.

5. Weist die Diät eine wissenschaftlich bewiesene Heilwirkung auf? Trägt sie zur Verhütung von Krebserkrankungen bei?

Es liegen keine wissenschaftlichen Daten vor, die auf eine positive Wirkung der Diät hinweisen. Die Theorie, dass Krebs durch eine lokale »Blutverarmung« verursacht wird, ist nicht haltbar (Huebner et al. 2014).

6. Hat der Patient messbare Vorteile, wie z. B. eine Verbesserung der Lebensqualität, des Ernährungszustands oder eine Senkung der Morbidität bzw. Mortalität?

Nein, im Gegenteil: Patienten weisen eine höhere Inzidenz für Mangelernährung auf, welche die Morbidität und Mortalität eher noch steigert. Auch werden Patienten dazu angehalten, während der Saft- bzw. Teekur auf konventionelle medizinische Behandlungen zu verzichten.

7. Ist die Diät risikofrei?

Nein, starke Gewichtsabnahmen mit nachfolgend schwerer Mangelernährung und lebensbedrohlichen Kachexien wurden bereits dokumentiert (*Evidenzgrad D*) (Huebner et al. 2014).

8. Ist die Diät mit Kosten verbunden (z. B. durch unnötig teure Lebensmittel bzw. Nahrungsergänzungsmittel)?

Das Unternehmen Biotta bietet einen Saft nach dem Rezept des Naturheilpraktikers Rudolf Breuß an. Es ist auch möglich, Säfte selbst herzustellen – dies erfordert jedoch viel Aufwand, den nicht jeder Tumorpatient auf sich nehmen kann.

6.1.4 Fasten

Unter »Fasten« versteht man den Verzicht auf Nahrung. Einige *intermittierende Fastenprogramme* gestatten jedoch den Verzehr von bis zu 25 % des täglichen Energiebedarfs auch während der Fastenzeit. Es gibt verschiedene Fastenkuren, die mit unterschiedlichsten Umsetzungsvarianten das Tumorwachstum verhindern oder zu einer Verbesserung von Wirksamkeit und/oder Verträglichkeit der Antitumortherapie führen sollen – wobei die meisten in Form intermittierender Fastenprotokolle angelegt sind (Brandhorst et al. 2013; Simone et al. 2013).

Exkurs

Bei intermittierenden Fastenprotokollen lassen sich 3 Fastenkategorien unterscheiden:

- **Fasten mit alternativen Fastentagen:** Täglicher Wechsel zwischen Ad-libitum-Verzehrtagen und Fastentagen, die meist eine Nahrungsaufnahme von bis zu 25 % des täglichen Energiebedarfs erlauben.
- **Ganztägiges Fasten:** Undefinierter Wechsel zwischen Ad-libitum-Verzehrtagen und Fastentagen, an denen typischerweise eine einzige Mahlzeit mit etwa 25 % des täglichen Energiebedarfs zu sich genommen wird.
- **Zeit restriktiven Fastens:** Wechsel zwischen einer bestimmten Anzahl von Stunden (meist 12–16 Stunden), die als *Fastenfenster* bezeichnet werden, und den verbleibenden Stunden, die als Ad-libitum-Verzehrfenster gestaltet werden (Tinsley u. La Bounty 2015).

1. Werden der Energiebedarf und der Bedarf an essenziellen Makro- und Mikronährstoffen gedeckt?

Nur bei sehr kurzen, sorgfältig geplanten intermittierenden Fastenphasen – ausgeglichen durch entsprechend energiereiche Verzehrzeiten – ist es möglich, den Energie- und Nährstoffbedarf zu decken.

2. Enthält die Ernährungsform Nährstoffe entsprechend den Empfehlungen?

Mit länger anhaltenden Fastenzeiten (≥1 Tag) steigt die Gefahr einer Unterversorgung.

3. Sind die Anforderungen tatsächlich zu realisieren? Ist die Diät für Patienten nachhaltig und einfach umzusetzen?

Die Eignung dieser Fastenkuren als dauerhafte Ernährungsform ist umstritten. Je nach Intensität des Fastens kann die Energieeinschränkung zu einer Mangelernährung führen (Simone et al. 2013; Lv et al. 2014; Tinsley u. La Bounty 2015).

4. Werden die Erwartungen des Patienten erfüllt?

Es existieren noch keine kontrollierten klinischen Studien, die einen Erfolg (z. B. die Hemmung von Wachstum oder Metastasierung eines Tumors) von Fastenkuren nachweisen (Lv et al. 2014). Allerdings haben Daten aus Tierversuchen auf eine verbesserte Verträglichkeit der Chemotherapie hingewiesen (Brandhorst et al. 2013; Longo u. Mattson 2014).

5. Weist die Diät eine wissenschaftlich bewiesene Heilwirkung auf? Trägt sie zur Verhütung von Krebserkrankungen bei?

Derzeit laufen einige klinische Studien, die den Effekt verschiedener Fastenregime auf Therapieerfolg und -verträglichkeit bei Tumorpatienten untersuchen. Da sich die Art des Fastens und auch die Methodik erheblich unterscheiden, ist es jedoch noch zu früh, hieraus klinische Empfehlungen abzuleiten (Simone et al. 2013).

6. **Hat der Patient messbare Vorteile, wie z. B. eine Verbesserung der Lebensqualität, des Ernährungszustands oder eine Senkung der Morbidität bzw. Mortalität?**

Bisher liegen keine wissenschaftlichen Untersuchungen vor, die eine Verbesserung der Lebensqualität und/oder des Ernährungszustands oder eine Senkung der Morbidität oder Mortalität durch Fasten belegen.

7. **Ist die Diät risikofrei?**

Nein, eine mehr oder minder starke Energierestriktion führt letztlich immer zu physiologischen und metabolischen Veränderungen, die die Gefahr einer Mangelernährung erhöhen können (Brandhorst et al. 2013; Klement 2013; Simone et al. 2013).

8. **Ist die Diät mit Kosten verbunden (z. B. durch unnötig teure Lebensmittel bzw. Nahrungsergänzungsmittel)?**

Nein, es gibt keine Empfehlungen, die direkt mit Zusatzkosten verbunden sind.

6.1.5 Gerson-Diät

1. **Werden der Energiebedarf und der Bedarf an essenziellen Makro- und Mikronährstoffen gedeckt?**

Die Gerson-Diät basiert auf der Annahme, dass »verseuchte« bzw. »verunreinigte« Lebensmittel ein Ungleichgewicht zwischen Kalium und Natrium verursachen, was in der Folge zu einer Krebserkrankung führen soll. Die Diät schreibt eine strenge, fett- und salzarme sowie vegetarische Kost vor. Unter deren Anforderungen ist eine den Nährstoffbedarf deckende Umsetzung kaum möglich.

2. Enthält die Ernährungsform Nährstoffe entsprechend den Empfehlungen?

Diese Diät beinhaltet ein Übermaß an Obst und Gemüse (auch in Form von frisch gepressten Säften) und kann dadurch Hyperkaliämien verursachen. Protein und einige Mikronährstoffe wie z. B. Eisen fehlen dagegen.

3. Sind die Anforderungen tatsächlich zu realisieren? Ist die Diät für Patienten nachhaltig und einfach umzusetzen?

Es ist kaum möglich, über mehrere Jahre täglich 10–12 kg Obst und Gemüse zu sich zu nehmen. Zwischen den Mahlzeiten soll außerdem für 1–2 Stunden pausiert werden. Zusätzlich sollen täglich Einläufe mit Kaffee und Kamillenlösung vorgenommen und diverse Supplemente wie Leberextrakt, Kalium, Pepsin, Niacin, Lugoll'sche Lösung zur Iodzufuhr, Pancreasenzyme und Schilddrüsenhormone zugeführt werden. Diese Diät ist für Patienten nicht nur unzumutbar, sondern auch noch sehr teuer.

4. Werden die Erwartungen des Patienten erfüllt?

Ziel dieser Diät ist es, die Immunfunktion zu verbessern und Toxine aus dem Körper zu eliminieren. Die Anhänger dieser Ernährungsform proklamieren eine Heilungsrate von 70–90 % – ohne jeglichen studienbasierten Nachweis. Keine Ernährungsform kann solchen Erwartungen gerecht werden!

5. Weist die Diät eine wissenschaftlich bewiesene Heilwirkung auf? Trägt sie zur Verhütung von Krebserkrankungen bei?

Obwohl Gerson und seine Anhänger weder die Theorie noch die Diät selbst klinisch bestätigen konnten, existieren doch einige Fallberichte und sogar wissenschaftliche Untersuchungen zu dieser Kostform – diese sind jedoch methodisch limitiert und kritisch zu bewerten (*Evidenzgrad D*) (Cassileth 2010).

6. Hat der Patient messbare Vorteile, wie z. B. eine Verbesserung der Lebensqualität, des Ernährungszustands oder eine Senkung der Morbidität bzw. Mortalität?

In einem kleinen Fallbericht, gesponsert durch das »*National Cancer Institute*« (NCI), fand sich ein Hinweis auf eine verlängerte Überlebenszeit bei der Anwendung der ähnlich konzipierten »Kelly-Gonzalez-Diät«. Auch hier waren aber Studiendesign und Methodik limitiert und die Probandenzahl sehr klein. Bisher gibt es keine weiteren Studien, die dieses Einzelergebnis bestätigen (Cassileth 2010).

7. Ist die Diät risikofrei?

Internationale Experten sind sich einig, dass diese Diät mit verschiedenen Risiken und lebensbedrohlichen Nebenwirkungen einhergeht – unter anderem mit Elektrolytentgleisungen, Sepsis und schwerer Mangelernährung. Mehrere Todesfälle wurden dokumentiert (Cassileth 2010; Huebner et al. 2014).

8. Ist die Diät mit Kosten verbunden (z. B. durch unnötig teure Lebensmittel bzw. Nahrungsergänzungsmittel)?

Ja, die empfohlenen Nahrungsergänzungsmittel verursachen Zusatzkosten.

6.1.6 Ketogene Kost/kohlenhydratarme Diäten

Es werden mittlerweile viele verschiedene kohlenhydratarme Kostformen mit unterschiedlichen Umsetzungsvarianten empfohlen – diese werden bei Krebspatienten auch immer populärer.

Exkurs

Diäten mit moderater Kohlenhydratrestriktion (70–100 g pro Tag) werden als *»kohlenhydratarme« Diäten* bezeichnet. Eine *ketogene Kost* beinhaltet je nach Definition bis zu maximal 60g Kohlenhydrate pro Tag oder hat – wenn sie sehr genau umgesetzt werden soll – ein Verhältnis von 3 oder 4g Fett pro 1g Kohlenhydrat und eine begrenzte Proteinzufuhr zum Ziel (Baranano u. Hartman 2008).

Bei einer konsequenten Umsetzung der ketogenen Diät entstehen im Blut Ketonkörper, die angeblich das Wachstum von Tumorzellen hemmen und die Wirksamkeit einer Chemo- und/oder Strahlentherapie verbessern sollen.

1. Werden der Energiebedarf und der Bedarf an essenziellen Makro- und Mikronährstoffen gedeckt?

Je nach Durchführung ist es mit einer genauen und bedachten Planung möglich, den Energiebedarf zu decken. Unter einer ketogenen Diät kann es jedoch ohne sorgfältige Planung zu einem Mikronährstoffdefizit kommen. Eine fachliche Beratung und Begleitung und ggf. auch eine Supplementation sind notwendig.

2. Enthält die Ernährungsform Nährstoffe entsprechend den Empfehlungen?

Bei diesen Diätformen liegt der Anteil der Kohlenhydrate weit unter den von den Fachgesellschaften empfohlenen Tagesmengen. Der Fettanteil liegt dagegen weit darüber. Bei einer Umsetzung ohne fachliche Beratung und Begleitung wird häufig auch mehr Protein zugeführt als empfohlen wird[1] (Deutsche Gesellschaft für Ernährung 2015b).

---

1 Als Empfehlung für eine ausgewogene Nährstoffzufuhr gibt die DGE folgende Richtwerte an: Kohlenhydrate: > 50 % des Gesamtenergiebedarfs; Fett: altersabhängig 30–45 % des Gesamtenergiebedarfs; Protein: Erwachsene 0,8 g pro kg Körpergewicht pro Tag bei gemischter Kost.

3. Sind die Anforderungen tatsächlich zu realisieren? Ist die Diät für Patienten nachhaltig und einfach umzusetzen?

Patienten haben mit der täglichen und langfristigen Umsetzung der Kohlenhydratrestriktion oft zu kämpfen und beenden die Diät schließlich aufgrund der Restriktion, der Komplexität dieser Diätformen oder aufgrund der sozialen Einschränkungen. Diese Einschränkungen und die strengen Regeln können die Lebensqualität wie auch den Gewichtszustand negativ beeinflussen (*Evidenzgrad D*) (Klein et al. 2014).

4. Werden die Erwartungen des Patienten erfüllt?

Auf Grundlage einer systematischen Literaturrecherche von 2014 erklärte die »*Arbeitsgemeinschaft Prävention und Integrative Onkologie*« (PRiO) der Deutschen Krebsgesellschaft, dass alle bis zu diesem Zeitpunkt durchgeführten Formen einer kohlenhydratarmen Kost weder Wirksamkeit noch Verträglichkeit einer Chemo- und/oder Strahlentherapie verbessern oder Wachstum und Metastasierung eines Tumors verhindern können (Arbeitsgemeinschaft Prävention und Integrative Onkologie [PRiO] in der Deutschen Krebsgesellschaft 2014).

5. Weist die Diät eine wissenschaftlich bewiesene Heilwirkung auf? Trägt sie zur Verhütung von Krebserkrankungen bei?

Kohlenhydratreduzierte Diäten basieren auf der sog. Warburg-Hypothese.

> **Exkurs**
>
> Otto Warburg, ein deutscher Biochemiker und Arzt, glaubte, dass Tumoren, im Gegensatz zum Körper, Ketonkörper nicht metabolisieren können. Anhänger dieser These propagieren daher, dass eine kohlenhydratreduzierte Kost den Tumor »aushungern« werde.

Experimentelle Versuche zeigen, dass Tumorzellen adaptationsfähig sind und Ketonkörper für die Aufrechterhaltung ihres Stoffwechsels heranziehen können (Martinez-Outschoorn et al. 2012).

6. Hat der Patient messbare Vorteile, wie z. B. eine Verbesserung der Lebensqualität, des Ernährungszustands oder eine Senkung der Morbidität bzw. Mortalität?

Der genaue Mechanismus, wie eine ketogene Kost die antitumorale Therapie unterstützen könnte, ist noch nicht abschließend geklärt. Bisher gibt es nur wenige klinische Studien, die isokalorische ketogene Diäten als Intervention bei Tumorpatienten untersuchten. Die meisten dieser Studien prüften die Machbarkeit, die Lebensqualität und Einhaltung der Diät – bewerteten die antitumorale Wirkung jedoch nicht. Eine begrenzte Anzahl experimenteller Studien und Tierstudien deutet darauf hin, dass eine Kost mit sehr niedrig angesetztem Kohlenhydratanteil dazu beitragen könnte, das Fortschreiten bestimmter Krebserkrankungen (z. B. Glioblastome) zu verlangsamen (Paoli et al. 2013; Abdelwahab et al. 2012). Allerdings zeigen andere Studien, dass eine Kohlenhydratrestriktion vorübergehend zwar zu einer Wachstumsminderung bestimmter Tumoren (z. B. Mammakarzinome) führen kann, die daraus resultierende verstärkte Lactat- und Ketonkörpernutzung im Gegenzug aber die Entwicklung eines Krebsstammzellphänotyps fördert, der mit einer höheren Mortalität korreliert ist (Martinez-Outschoorn et al. 2012). Einige schwache und umstrittene Hinweise aus Humanstudien deuten auf eine Verbesserung der subjektiven Lebensqualität. Es liegt bisher aber keine ausreichende Evidenz für die Umsetzung einer ketogenen Diät bei Tumorpatienten vor. Allerdings kann eine fettbetonte Kost (bis zu 50 % der Nichtproteinenergiezufuhr) ohne Kohlenhydratrestriktion bei Insulinresistenz und zur Erhöhung der Energiedichte bei Tumorpatienten sinnvoll sein und ist daher situativ abzuwägen (*Evidenzgrad C–D*) (Arends et al. 2015; Bertz u. Zürcher 2014).

7. Ist die Diät risikofrei?

Zu möglichen Nebenwirkungen dieser Kostformen gehören unter anderem Übelkeit, Appetitmangel, Gewichtsverlust, Hypoglykämien, Nierensteine, metabolische Azidose, Hyperlipidämie, Osteopenie und Osteoporose (Klein et al. 2014; Schmidt et al. 2011; Paoli et al. 2013).

8. Ist die Diät mit Kosten verbunden (z. B. durch unnötig teure Lebensmittel bzw. Nahrungsergänzungsmittel)?

Nein, es gibt keine Empfehlungen, die direkt mit Zusatzkosten verbunden sind. Allerdings bieten einige Firmen spezielle ketogene Lebensmittel oder Trinknahrung käuflich an.

6.1.7 Makrobiotische Kost

1. Werden der Energiebedarf und der Bedarf an essenziellen Makro- und Mikronährstoffen gedeckt?

Die makrobiotische Kost besteht zum Großteil aus Getreide und Hülsenfrüchten sowie verschiedenem Gemüse und Seegras, aber sehr wenig Obst. Bei manchen Kostvarianten können auch kleine Mengen an Fisch, Fleisch und Hühnereiern verzehrt werden. Mit diesen Einschränkungen kann die Kostform den Bedürfnissen eines Krebspatienten daher kaum gerecht werden (Kushi et al. 2001).

2. Enthält die Ernährungsform Nährstoffe entsprechend den Empfehlungen?

Die Diät beinhaltet viel Salz und die Flüssigkeitszufuhr ist extrem eingeschränkt. In der originalen Form nach Oshawa soll die Ernährung zudem für mehrere Wochen nur noch aus Getreide bestehen (Rezash 2008).

3. Sind die Anforderungen tatsächlich zu realisieren? Ist die Diät für Patienten nachhaltig und einfach umzusetzen?

Die Anforderungen im Hinblickung auf die Umsetzung sind sehr umfangreich und zugleich restriktiv. Lebensmittel müssen gemäß der makrobiotischen Usancen mit Utensilien aus Holz, Glas, Emaille oder rostfreiem Stahl verarbeitet werden. Gerätschaften, die das Kochen vereinfachen würden, wie z. B. ein Mikrowellengerät, sollen vermieden werden. Solche Anforderungen sind unpraktisch und Krebspatienten kaum zuzumuten.

4. Werden die Erwartungen des Patienten erfüllt?

Die Grundlagen der makrobiotischen Ernährungsform basieren auf den Yin-Yang-Prinzipien – gegensätzlichen, sich komplementär ergänzenden Kräften: Danach stellt sich durch die veränderte Ernährungsweise ein inneres Gleichgewicht ein, das das Immunsystem stärken und die Heilung von Krankheiten befördern soll. Diese philosophische Auslegung beruht jedoch auf keiner ernährungswissenschaftlichen Basis.

5. Weist die Diät eine wissenschaftlich bewiesene Heilwirkung auf? Trägt sie zur Verhütung von Krebserkrankungen bei?

Es gibt zur makrobiotischen Kost nur wenige Fallberichte und eine sehr kleine retrospektive Studie. Eine wissenschaftliche Evidenz, die eine positive Wirkung der makrobiotischen Kost belegen würde, fehlt (*Evidenzgrad C*) (Rezash 2008; Huebner et al. 2014; Lerman 2010).

6. Hat der Patient messbare Vorteile, wie z. B. eine Verbesserung der Lebensqualität, des Ernährungszustands oder eine Senkung der Morbidität bzw. Mortalität?

Nur eine einzige retrospektive Studie ergab ein vermutlich längeres Gesamtüberleben. Diese Studie wies jedoch mehrere methodische

Schwächen auf – beispielsweise eine zu geringe Teilnehmerzahl und statistische Verzerrungen (Rezash 2008).

7. Ist die Diät risikofrei?

Mehrere Beobachtungen wiesen auf einen direkten Zusammenhang zwischen dieser Diät und dem Auftreten von Kachexie, Skorbut, Anämie, Protein- und Vitaminmangel, Elektrolytentgleisungen, Calciummangel und Nierenschäden hin. Experten warnen vor schwerer Fehl- und Mangelernährung (Rezash 2008; Huebner et al. 2014; Bertz u. Zürcher 2014).

8. Ist die Diät mit Kosten verbunden (z. B. durch unnötig teure Lebensmittel bzw. Nahrungsergänzungsmittel)?

Ja, die empfohlenen Utensilien verursachen geringe Zusatzkosten.

6.1.8 Öl-Protein-Kost nach Budwig

Diese Ernährungsform legt den Schwerpunkt auf Art und Menge der Fettsäurenzufuhr: Empfohlen wird eine hohe Zufuhr an mehrfach ungesättigten Fettsäuren – mit Betonung von Linolsäure (Budwig 1956).

1. Werden der Energiebedarf und der Bedarf an essenziellen Makro- und Mikronährstoffen gedeckt?

Bei einer strengen Einhaltung aller Empfehlungen können Mangelerscheinungen auftreten. Alle Umsetzungsformen dieser Kost müssen vor der Durchführung auf Ausgewogenheit überprüft werden.

2. Enthält die Ernährungsform Nährstoffe entsprechend den Empfehlungen?

Teilweise – diese Ernährungsform weist einen größeren Fettanteil auf als von der DGE empfohlen wird (50 % der Gesamtenergiezufuhr anstatt der empfohlenen 30 %). Die Leitlinien zur Klinischen

Ernährung in der Onkologie empfehlen für Tumorpatienten mit Insulinresistenz und zur Erhöhung der Energiedichte eine Fettzufuhr von 50 % der Gesamtenergiezufuhr (Arends et al. 2015).

3. Sind die Anforderungen tatsächlich zu realisieren? Ist die Diät für Patienten nachhaltig und einfach umzusetzen?
Die Liste von »erlaubten« und »verbotenen« Lebensmitteln ist restriktiv und deren Umsetzung mit einem hohen Aufwand verbunden.

4. Werden die Patientenerwartungen erfüllt?
Es liegen keine wissenschaftlichen Belege vor, dass diese Diät Krebs heilen könnte.

5. Weist die Diät eine wissenschaftlich bewiesene Heilwirkung auf? Trägt sie zur Verhütung von Krebserkrankungen bei?
Die Theorie, dass der Stoffwechsel einer Tumorzelle allein durch Art und Menge der Fettsäurezufuhr zu beeinflussen sei, ist wissenschaftlich nicht haltbar.

6. Hat der Patient messbare Vorteile, wie z. B. eine Verbesserung der Lebensqualität, des Ernährungszustands oder eine Senkung der Morbidität bzw. Mortalität?
Bisher sind keine Vorteile durch die Umstellung auf eine Öl-Protein-Kost wissenschaftlich bestätigt worden.

7. Ist die Diät risikofrei?
Die Ernährungsform ist ernährungsphysiologisch unbedenklich, wenn sie mit Bedacht als Ergänzung zur konventionellen Medizin eingesetzt wird. Als alternative »Heilmethode« kann die Kost aber nicht empfohlen werden (Bertz u. Zürcher 2014; Huebner et al. 2014).

8. Ist die Diät mit Kosten verbunden (z.B. durch unnötig teure Lebensmittel bzw. Nahrungsergänzungsmittel)?
Ja, die Diät ist mit hochwertigen Komponenten wie Kürbiskernöl, Oleolux[2] sowie Obst und Gemüse aus biologischem Anbau auf Dauer sehr teuer.

6.1.9 Rohkostdiät

Immer wieder werden Rohkostdiäten verschiedenster Art empfohlen, die überwiegend oder ausschließlich aus »lebendigen«, veganen, ungekochten oder rohen Nahrungsmitteln bestehen. Alle Diätvarianten beruhen auf der Vorstellung, dass Lebensmittel durch Erhitzung – meist wird eine kritische Temperatur von 40 °C angegeben – ihre gesundheitsfördernde Wirkung verlieren würden (Hübner et al. 2012).

1. Werden der Energiebedarf und der Bedarf an essenziellen Makro- und Mikronährstoffen gedeckt?
Eine Rohkosternährung ist meist hypokalorisch. Aufgrund der dogmatischen Empfehlungen kann es zu Defiziten bei verschiedenen Makro- und Mikronährstoffen kommen.

2. Enthält die Ernährungsform Nährstoffe entsprechend den Empfehlungen?
Da bestimmte Nahrungsmittel wie z.B. Kartoffeln und Hülsenfrüchte nur durch Kochen verdaulich werden, ist das Nahrungsspektrum bei einer Rohkostdiät stark eingeschränkt. Gemüse und Obst werden überbewertet, wertvolle tierische Proteinquellen kommen zu kurz.

---

2 Oleolux ist ein Aufstrich aus Kokosfett und Leinöl, der von Frau Dr. Budwig als Margarine- oder Butterersatz entwickelt wurde.

3. Sind die Anforderungen tatsächlich zu realisieren? Ist die Diät für Patienten nachhaltig und einfach umzusetzen?

Eine Rohkostdiät ist aufgrund der starken Einschränkungen nur kurzfristig durchführbar. Zusätzlich erfordert der Verzehr von Rohkost intensives Kauen, was auf Dauer lästig ist und einen guten Zahnzustand voraussetzt. Die ungewohnt große Menge an Ballaststoffen kann für viele Krebspatienten unbekömmlich sein, vor allem für diejenigen, die aufgrund ihrer Therapie ohnehin an diversen Verdauungsproblemen leiden.

4. Werden die Erwartungen des Patienten erfüllt?

Das zugrunde liegende Wirkungsprinzip der Diät, dass durch Erhitzen und Kochen Proteine (v. a. Enzyme) denaturiert werden und die gesundheitsfördernde Wirkung der Lebensmittel zerstört wird, ist nur zum Teil richtig. Durch übermäßiges Erhitzen und zu langes Kochen werden wertvolle Inhaltsstoffe, z. B. Vitamine, tatsächlich teilweise zerstört. Die gesundheitsfördernde Wirkung von Lebensmitteln, z. B. von Gemüse, ist jedoch auch in gekochtem Zustand gegeben. Außerdem werden viele protektive Inhaltsstoffe sogar erst durch das Kochen verdaubar bzw. freigesetzt (z. B. Lycopin in Tomaten) (► Kap. 6.2, ► S. 259).

5. Weist die Diät eine wissenschaftlich bewiesene Heilwirkung auf? Trägt sie zur Verhütung von Krebserkrankungen bei?

Die Argumente für eine reine Rohkosternährung sind wissenschaftlich nicht haltbar. Da kontrollierte Untersuchungen fehlen, basieren die meisten Empfehlungen auf kategorischen Aussagen.

6. Hat der Patient messbare Vorteile, wie z. B. eine Verbesserung der Lebensqualität, des Ernährungszustands oder eine Senkung der Morbidität bzw. Mortalität?

Bisher liegen keine wissenschaftlichen Hinweise vor, die auf einen Vorteil für Krebspatienten hinweisen.

7. Ist die Diät risikofrei?

Eine Rohkosternährung ist im Hinblick auf eine einwandfreie Lebensmittelhygiene kritisch zu sehen – insbesondere, wenn rohes Fleisch und roher Fisch empfohlen werden – und fällt fast immer einseitig sowie hypokalorisch aus. Mangelernährung, rapider Gewichtsverlust, Durchfall, Völlegefühl und Blähungen sind häufige Folgen dieser Diät.

8. Ist die Diät mit Kosten verbunden (z. B. durch unnötig teure Lebensmittel bzw. Nahrungsergänzungsmittel)?

Nein, es gibt keine Empfehlungen, die direkt mit Zusatzkosten verbunden sind.

6.1.10 Rote-Beete-Kur

1. Werden der Energiebedarf und der Bedarf an essenziellen Makro- und Mikronährstoffen gedeckt?

Eine Rote-Beete-Kur basiert auf einer Mischkost, die durchaus gesunde Ansätze beinhaltet, wie z. B. die Betonung von Obst und Gemüse sowie Vollkornprodukten. Ergänzend dazu sollte täglich Rote Beete, entweder frisch oder in Form von Saft oder Pulver, verzehrt werden.

2. Enthält die Ernährungsform Nährstoffe entsprechend den Empfehlungen?

Der Verzehr von Rote Beete wird in übermäßiger Menge empfohlen.

3. Sind die Anforderungen tatsächlich zu realisieren? Ist die Diät für Patienten nachhaltig und einfach umzusetzen?

Die Empfehlungen zur Mischkost sind zwar streng, aber machbar. Da Rote Beete auch als Saft oder Trockenpulver eingenommen werden kann, erleichtert dies die Umsetzung.

4. Werden die Erwartungen des Patienten erfüllt?

Der Glaube, dass Rote Beete Krebswachstum bremsen könne, hat sich in der Vorstellung der Bevölkerung bis heute gehalten. Jedoch ist der damit verbundene Heilungsanspruch nicht nachweisbar (Bertz u. Zürcher 2014).

5. Weist die Diät eine wissenschaftlich bewiesene Heilwirkung auf? Trägt sie zur Verhütung von Krebserkrankungen bei?

Nein, wissenschaftliche Belege für eine Heilwirkung liegen nicht vor. Die von Dr. Seeger propagierten Inhaltsstoffe von Rote Beete, *Betanin* und *Betanidin*, sind wasserlösliche Fruchtfarbstoffe, die – neben Anthocyanen und Carotinoiden – eine dritte Gruppe pflanzlicher Farbstoffe bilden. Diese Stoffe besitzen zwar protektive Wirkung, kommen aber in vergleichbaren Mengen auch in anderen Lebensmitteln wie Feigen, Holunder, Johannisbeeren und Mangold vor (Esatbeyoglu et al. 2015).

6. Hat der Patient messbare Vorteile, wie z. B. eine Verbesserung der Lebensqualität, des Ernährungszustands oder eine Senkung der Morbidität bzw. Mortalität?

Bisher liegen keine wissenschaftlichen Daten vor, die auf einen Vorteil für Krebspatienten hinweisen.

7. Ist die Diät risikofrei?

Der Verzehr einer dauerhaft hohen Menge an Rote Beete kann zu einer übermäßigen Nitratzufuhr führen (Bertz u. Zürcher 2014).

8. Ist die Diät mit Kosten verbunden (z. B. durch unnötig teure Lebensmittel bzw. Nahrungsergänzungsmittel)?

Nein, es gibt keine Empfehlungen, die direkt mit Zusatzkosten verbunden sind – außer, es wird bei der Umsetzung der Diät auf Trockenpulver ausgewichen.

6.1.11 »Stoffwechseltherapie« mit Amygdalin

Exkurs

Der Begründer der Therapie, Ernst Krebs, ein amerikanischer Biochemiker, schrieb Amygdalin, das in Aprikosenkernen und bitteren Mandeln vorkommt, eine zerstörende Wirkung auf Krebszellen zu (Milazzo et al. 2011).

Amygdalin – auch als *Laetrile*, *Mandelonitril* oder *Vitamin* B_{17} bezeichnet – wird immer wieder als alternatives Mittel zur Behandlung von Tumorerkrankungen oder deren Symptomen angeboten.

1. Werden der Energiebedarf und der Bedarf an essenziellen Makro- und Mikronährstoffen gedeckt?

Da eine Therapie mit Amygdalin meist in Verbindung mit einer veganen Ernährung empfohlen wird, können Nährstoffmängel auftreten.

2. Enthält die Ernährungsform Nährstoffe entsprechend den Empfehlungen?

Falls eine vegane Ernährung Basis dieser Therapie ist, ist eine ausreichende Proteinzufuhr nur bei sehr guter Lebensmittelkenntnis möglich.

3. Sind die Anforderungen tatsächlich zu realisieren? Ist die Diät für Patienten nachhaltig und einfach umzusetzen?

Nein, zum einen ist die Therapie mit Amygdalin an sich mit Nebenwirkungen verbunden, zum anderen ist die begleitende vegane Ernährung in ihrer Umsetzung sehr anspruchsvoll.

4. Werden die Erwartungen des Patienten erfüllt?

Bei der Verstoffwechslung von Amygdalin soll im Organismus ein »Stoff« entstehen, der Krebszellen vernichtet und gesunde Zellen unberührt lässt. Dieses Heilungsversprechen ist nicht haltbar! Die Unwirksamkeit wurde belegt (Milazzo et al. 2011).

5. Weist die Diät eine wissenschaftlich bewiesene Heilwirkung auf? Trägt sie zur Verhütung von Krebserkrankungen bei?

Es liegen keine klinischen Befunde für eine Heilwirkung vor.

6. Hat der Patient messbare Vorteile, wie z. B. eine Verbesserung der Lebensqualität, des Ernährungszustands oder eine Senkung der Morbidität bzw. Mortalität?

In einer klinischen Studie, die 1982 im *New England Journal of Medicine* veröffentlicht wurde, sind 178 Krebspatienten, die mit Amygdalin behandelt wurden, begleitend untersucht worden. Es konnten keine Verbesserungen in Bezug auf Heilungsrate, Lebensqualität, Ernährungszustand, Morbidität oder Mortalität festgestellt werden – stattdessen ergaben sich klinische Anzeichen für eine Cyanidintoxikation und ein signifikanter Anstieg von Thiocyanat und Cyanid im Blut- und Urinspiegel der Patienten (*Evidenzgrad B*) (Moertel et al. 1982; Ames et al. 1981).

7. Ist die Diät risikofrei?

! Klinische Studien belegen, dass Amygdalin Cyanid freisetzen kann und damit stark toxisch ist! Patienten muss daher dringend von dieser »Therapie« abgeraten werden (Moertel et al. 1982).

8. Ist die Diät mit Kosten verbunden (z. B. durch unnötig teure Lebensmittel bzw. Nahrungsergänzungsmittel)?

Ja, eine »Stoffwechseltherapie« mit Amygdalin verursacht Zusatzkosten.

Tab. 8 Bewertung populärer »Krebsdiäten« (Auswahl).

Krebsdiät	Fragen 1 bis 8						
	1	2	3	4	5	6	7	8 (€)[5]
Alkaline-Diät (basische Ernährung)	0[1]	–	–	–	–	–	0[1]	**–**
Blutgruppendiät	+[1]	+/–[2]	–	–	–	–	–	**+**
Breuß-Diät (»Krebskur total«)	–	–	–	–	–	–	–	**0**
Fasten	0[3]	–	0/–	0/–	0	–	0[3]/–	**–**
Gerson-Diät	–	–	–	–	–	–	–	**+**
Ketogene Kost/kohlenhydratarme Diäten	0[1]	–	–	–	–	–	–	**0**
Makrobiotische Kost	–	–	–	–	–	–	–	**0**
Öl-Protein-Kost nach Budwig	+[1]	+[1]	–	–	–	–	0[1, 4]	**0**
Rohkostdiät	–	–	–	–	–	–	–	**–**
Rote-Beete-Kur	0[1]	–	+	–	–	–	–	**0**
»Stoffwechseltherapie« mit Amygdalin	0[1]	0[1]	–	–	–	–	–	**+**

Bewertung: + = positiv; – = negativ; 0 = neutral.

[1] Nur bei sorgfältiger Planung;

[2] abhängig von der Blutgruppe;

[3] nur bei kurzem intermittierendem Fasten (12–16 Stunden pro Tag);

[4] nur als Ergänzung zur medizinisch indizierten Therapie;

[5] **+** = es entstehen Kosten; **–** = mit keinen Kosten verbunden; **0** = Kosten entstehen nur bei fakultativem Einsatz bestimmter Produkte.

Tab. 8 Fortsetzung Bewertung populärer »Krebsdiäten« (Auswahl).

Krebsdiät	Fragen 1 bis 8

1. Werden Energiebedarf und Bedarf an essenziellen Makro- und Mikronährstoffen gedeckt?
2. Enthält die Ernährungsform Nährstoffe entsprechend den Empfehlungen?
3. Sind die Anforderungen tatsächlich zu realisieren? Ist die Diät für Patienten nachhaltig und einfach umzusetzen?
4. Werden die Erwartungen des Patienten erfüllt?
5. Weist die Diät eine wissenschaftlich bewiesene Heilwirkung auf? Trägt sie zur Verhütung von Krebserkrankungen bei?
6. Hat der Patient messbare Vorteile, wie z. B. eine Verbesserung der Lebensqualität, des Ernährungszustands oder eine Senkung der Morbidität bzw. Mortalität?
7. Ist die Diät risikofrei?
8. Ist die Diät mit Kosten verbunden (z. B. durch unnötig teure Lebensmittel bzw. Nahrungsergänzungsmittel)?

6.2 Risiko- und Schutzfaktoren in der Ernährung

Exkurs

Unsere Ernährung ist sehr vielschichtig, komplex und individuell sehr variabel. Einflüsse einzelner Lebensmittel und Nährstoffe sowie deren Wechselbeziehungen sind aufgrund des komplexen Zusammenspiels in wissenschaftlichen Untersuchungen praktisch nicht zu standardisieren. Klinische Empfehlungen sollten daher nicht nur auf Studien basieren, in denen einzelne Nahrungskomponenten isoliert betrachtet wurden.

Grundsätzlich gelten die Empfehlungen der Fachgesellschaften (z. B. DGE, VDD, DGEM) zur gesunden Ernährung für alle Bevölkerungsgruppen. Speziell bei onkologischen Patienten steht aber eine bedarfsgerechte Energie- und Nährstoffzufuhr sowie die Berücksichtigung therapiebedingter Nebenwirkungen und Nahrungsmittelunverträglichkeiten im Vordergrund. Die positive Wirkung einer bedarfsgerechten Ernährung auf Therapieverlauf und Prognose ist hinreichend belegt – auch wenn diese **vorübergehend in Form von Supplementen oder künstlicher Ernährung** umgesetzt werden muss (*Evidenzgrad A*) (Baldwin u. Weekes 2011). Dagegen sind unausgewogene Ernährungsweisen und extreme Diäten mit einer erhöhten Mortalität assoziiert (Goodwin et al. 2003). Eine supportive, wissenschaftlich fundierte Ernährungstherapie ist daher unerlässlich (Arbeitsgemeinschaft Prävention und Integrative Onkologie [PRiO] in der Deutschen Krebsgesellschaft 2016).

Patienten fragen in der Ernährungsberatung häufig nach Möglichkeiten, wie sie ihre Krebserkrankung über ihre Ernährung selbst beeinflussen können. Nachfolgend werden die aktuellen wissenschaftlichen Erkenntnisse zu einzelnen Nahrungs- bzw. Genussmitteln im Hinblick auf eine Krebserkrankung kurz zusammengefasst.

Alkohol Neben der direkten Toxizität von *Ethanol* kann Alkohol Mund- und Rachenschleimhäute anfälliger für toxische Substanzen machen, was in der Folge zur Entstehung von Tumoren führen kann. Auch die *Metaboliten* von Ethanol (Acetaldehyd) erhöhen das Krebsrisiko – insbesondere bei Rauchern und Menschen, die nur wenig Folsäure und/oder Methionin aufnehmen. Der »*World Cancer Research Fund*« (WCRF) und die »*Deutsche Krebsgesellschaft*« (DKG) tolerieren eine maximale tägliche Ethanolaufnahme von 20 g bei Männern und 10 g bei Frauen[3]. Das Krebsrisiko (für Sekundärkarzinome und Rezidive) ist dosisabhängig: Jede Steigerung um 10 g Ethanol pro Tag erhöht das Risiko rechnerisch jeweils um 10 %.

> **!** Je höher der Alkoholkonsum, desto höher das Risiko (*Evidenzgrad B–C*) (World Cancer Research Fund/American Institute for Cancer Research 2007).

Fette Experten sind sich einig, dass eine *hohe Fettaufnahme* das Krebsrisiko erhöht, falls sie zu einer dauerhaft positiven Energiebilanz und damit zu Übergewicht und Adipositas führt. Abgesehen von diesem Gewichtszusammenhang, sind die Auswirkungen einer insgesamt fettreichen Ernährung auf das Krebsrisiko begrenzt und werden teilweise kontrovers diskutiert (*Evidenzgrad C*) (World Cancer Research Fund/American Institute for Cancer Research 2007). Gerade onkologische Patienten müssen unter Umständen sogar mehr Fett zu sich nehmen, da Fett eine wichtige Energiequelle für sie darstellt. Zudem kann eine zu geringe Fettzufuhr die Aufnahme der fettlöslichen Vitamine A, D, E und K beeinträchtigen. Die Leitlinien für Klinische Ernährung in der Onkologie empfehlen eine Fettzufuhr, die 35–50 % der Nichtproteinenergiezufuhr ausmacht (Arends et al. 2015). Als Beispiel für eine relativ fettreiche Kost mit

---

3 20 g Ethanol entsprechen in etwa ¼ l Wein oder ½ l Bier oder 0,2 l Sekt.

gesundheitlichem Nutzen kann die mediterrane Kost empfohlen werden. Der kardioprotektive Effekt der mediterranen Ernährung wurde bereits in zahlreichen großen Interventionsstudien belegt. Untersuchungen hinsichtlich eines antikanzerogenen Effekts und Erkenntnisse aus dem Einsatz in onkologischen Kollektiven sind ebenfalls vielversprechend und Gegenstand aktueller Forschung (*Evidenzgrad B*) (Reedy et al. 2014; Estruch et al. 2013; Mitrou et al. 2007; Pierce et al. 2007).

Neben der Fettmenge stehen auch die Fettqualität sowie die *Wirkung einzelner Fettsäuren* auf verschiedene Tumorarten im Mittelpunkt wissenschaftlicher Studien – insbesondere die Wirkung von ω-3- und ω-6-Fettsäuren ist von hohem Interesse.

Exkurs

ω-3- und ω-6-Fettsäuren sind beide wichtige Komponenten der Zellmembran sowie Vorläufer vieler anderer Körperbausteine, die z. B. für die Regulierung des Blutdrucks oder für Entzündungsreaktionen verantwortlich sind.

Es ergeben sich zunehmend Hinweise, dass ω-3-Fettsäuren über eine entzündungshemmende Wirkung verfügen, die möglicherweise auch den Verlauf einer Kachexie positiv beeinflussen und die Lebensqualität steigern könnte. Die meisten Studien hierzu basieren auf der Einnahme von Fischölkapseln (Arends et al. 2015).

Für einen Zusammenhang zwischen der Aufnahme von ω-3-Fettsäuren und dem Krebsrisko ergeben sich aus den vorliegenden Daten sowohl positive als auch negative Risikobeziehungen. Die Leitlinien der *»Deutschen Gesellschaft für Ernährung«* (DGE) weisen daher darauf hin, dass vermutlich kein Zusammenhang zwischen dem Krebsrisiko und der Zufuhr von ω-3-Fettsäuren bzw. dem Verhältnis von ω-6- zu ω-3-Fettsäuren existiert (Deutsche Gesellschaft für Ernährung 2015b).

Weitere Forschungsergebnisse zum Einfluss der *Fettqualität* deuten auf eine begrenzte Evidenz für negative Effekte hin, die tierische Fette im Hinblick auf ein Colonkarzinom hervorrufen könnten. Andere Ergebnisse weisen auf positive Effekte im Zusammenhang mit einer Steigerung der Gesamtaufnahme ungesättigter Fettsäuren hin. Auch für einen positiven Effekt einzelner Fettsäuren (PUFA[4], ω-6-PUFA[5], ALA[6]) existiert aktuell nur eine begrenzte Evidenz (Deutsche Gesellschaft für Ernährung 2015b; World Cancer Research Fund International/American Institute for Cancer Research 2010). Bis auf einen Hinweis auf ein möglicherweise erhöhtes Brustkrebsrisiko bei steigender Zufuhr von mehrfach ungesättigten Fettsäuren, lassen Übersichtsarbeiten und auch die aktuell herausgegebenen Leitlinien der DGE keinen Zusammenhang zwischen der Aufnahme gesättigter wie auch ungesättigter Fettsäuren und dem Risiko für einzelne Krebserkrankungen erkennen. Im Jahr 2014 haben Experten des WCRF eine Zufuhr von gesättigten Fettsäuren nach Krebsdiagnose des Patienten mit einer erhöhten Mortalität korrelieren können – jedoch nur mit limitiertem Evidenzgrad (► Kap. 5.1.4) – und empfehlen aufgrund der aktuellen Evidenzlage eine reduzierte Fettzufuhr, insbesondere gesättigter Fettsäuren, für Mammakarzinompatientinnen (Schwab et al. 2014; Psaltopoulou et al. 2011; Deutsche Gesellschaft für Ernährung 2015b; World Cancer Research Fund International/American Institute for Cancer Research 2014b). Expertengremien von WCRF und WHO sind sich einig, dass die derzeitigen Daten nicht ausreichen, um spezifische

---

4 PUFA = **p**oly**u**nsaturated **f**atty **a**cids (mehrfach ungesättigte Fettsäuren).

5 n-6-PUFA = **omega 6 p**oly**u**nsaturated **f**atty **a**cids (mehrfach ungesättigte Fettsäuren der Omega-6-Reihe [n-6, ω-6]).

6 ALA = **a**lpha-**l**inolenic **a**cid (Alpha-Linolensäure der Omega-3-Reihe [18:3, α-3, n-3]).

Ernährungsempfehlungen im Hinblick auf die Qualität von Fettsäuren herauszugeben (World Health Organization 2016).

Fleisch Lebensmittel tierischer Herkunft leisten einen wichtigen Beitrag für eine umfassende Nährstoffversorgung: Fleisch liefert z. B. Proteine, Eisen, Zink und Vitamin B_{12} und dient daher als wertvolle Nährstoffquelle auch für onkologische Patienten. Eine 2009 publizierte Übersichtsarbeit ergab eine inverse Risikoassoziation für den Verzehr von *weißem* Fleisch und Krebsmortalität. Umgekehrt verhält es sich bei *rotem* und *verarbeitetem Fleisch*: Hier kommt es mit zunehmendem Konsum zu einer positiven Korrelation mit verschiedenen Tumorarten. Eine 2015 publizierte Metaanalyse vorliegender Kohortenstudien bestätigte ein dosisabhängiges Risiko zwischen dem Gesamtkonsum an rotem Fleisch einerseits und der Gesamtsterblichkeit, kardiovaskulären Sterblichkeit und Krebssterblichkeit andererseits (Wang et al. 2015). Auf Basis einer systematischen Analyse schätzt die WHO, dass das Risiko an Darmkrebs zu erkranken pro 50 g an täglich konsumiertem verarbeitetem Fleisch um 18 % steigt. Eine Korrelation zwischen dem Verzehr von verarbeitetem Fleisch und Magenkrebs existiert vermutlich ebenfalls. Als Erklärung hierfür werden verschiedene Einflüsse vermutet, so z. B. die Entstehung krebserregender Substanzen beim Verarbeiten, Erhitzen und Zubereiten von Fleisch[7]. Begrenzte Evidenz ergab sich auch für einen Zusammenhang zwischen dem Verzehr roter Fleischarten und kolorektalem Karzinom und für einen vermutlichen Zusammenhang mit Pancreas- und Prostatakrebs (World Health Organization 2015). Der AICR empfiehlt daher den Verzehr von rotem Fleisch auf 500 g pro Woche zu begrenzen und den Ver-

7 Beim Grillen und Braten von Fleisch entstehen z. B. krebserregende heterozyklische Amine.

zehr von verarbeitetem Fleisch soweit als möglich einzuschränken (*Evidenzgrad B*) (American Institute for Cancer Research 2015).

Coffein Der regelmäßige Konsum von täglich bis zu 6 Tassen *Kaffee* erhöht das Risiko an Krebs zu erkranken nicht. Hinweise deuten sogar darauf hin, dass der Konsum von Kaffee der Entstehung bestimmter Tumorarten (z. B. in Eierstock und Leber) eher vorbeugt – jedoch sind weitere klinische Untersuchungen erforderlich, um eine Empfehlung hieraus abzuleiten (*Evidenzgrad C–D*) (American Institue for Cancer Research 2013).

Milchprodukte Studien, die den möglichen Zusammenhang zwischen dem Konsum von Milch bzw. Milchprodukten und dem Krebsrisiko untersuchten, erbrachten unterschiedliche Ergebnisse – vermutlich spielt der *Calciumgehalt* und nicht die Milch selbst hier eine Rolle. Für das Colonkarzinom konnten eher limitierte risikominimierende Effekte gezeigt werden (▶ Kap. 5.3), für das Prostatakarzinom schwache, jedoch risikosteigernde Effekte (▶ Kap. 5.2). Für weitere Tumorarten ist die Evidenzlage nach wie vor noch unzureichend (World Cancer Research Fund International/American Institute for Cancer Research 2014a; World Cancer Research Fund International/American Institute for Cancer Research 2010; World Cancer Research Fund/American Institute for Cancer Research 2007).

Salz In den westlichen Ländern wird reichlich Salz verzehrt (z. B. in Form von verarbeiteten Nahrungsmitteln wie Wurst und Fertiggerichten, Kartoffelchips, gesalzenen Nüssen oder mit Salz konservierten Lebensmitteln wie Oliven und Fisch), daneben große Mengen an Brot und Käse. Die derzeitige wissenschaftliche Evidenzlage deutet daraufhin, dass ein *Übermaß an Salz* in der Nahrung die Magenschleimhaut schädigen könnte. Der WCRF wies außerdem auf einen möglichen Zusammenhang zwischen einem erhöhten Magen- und

Speiseröhrenkrebsrisiko und dem Konsum von Salz bzw. mit Salz konservierten Lebensmitteln hin (World Cancer Research Fund/ American Institute for Cancer Research 2007).

Selen Selen ist ein essenzielles Spurenelement. Es dient als Co-Faktor vieler Proteine, wirkt antioxidativ und ist an der Bildung des Schilddrüsenhormons beteiligt. Trotz sehr plausibler Erklärungsmodelle, in denen sog. *Selenoproteine* die Krebsentstehung vermutlich hemmen können (z. B. durch die Beseitigung freier, DNA-Schäden verursachender Radikale oder durch die Regulation des Prostatawachstums), ist die Evidenz für einen risikominimierenden Effekt selenhaltiger Lebensmittel laut WCRF bisher noch unzureichend. Für eine Selensupplementation deuteten Studien auf einen schützenden Effekt im Hinblick auf ein Prostatakarzinom hin – dieser Zusammenhang musste jedoch aufgrund der Ergebnisse der aktuelleren SELECT-Studie relativiert werden (Klein et al. 2011). Da Selen in vielen Lebensmitteln (z. B. in Paranüssen, Fisch und Meeresfrüchten wie Thunfisch, Heilbutt, Sardinen und Shrimps sowie in Leber und Geflügel) natürlicherweise enthalten ist, lässt sich der Selenoproteinspiegel mit einer ausgewogenen Ernährung relativ einfach im Normbereich halten (World Cancer Research Fund/ American Institute for Cancer Research 2007; Hurst et al. 2012).

Zucker Laut WCRF besteht zwischen Zucker und Krebs pauschal kein Zusammenhang. Nur in Verbindung mit einer übermäßigen Energiezufuhr und bei Konsum zuckerreicher Getränke besteht eine sehr wahrscheinliche positive Korrelation zu vielen Tumorarten, besonders zum Colon- und Pancreaskarzinom.

Exkurs

Der Begriff »Zucker« hat bei Patienten ganz unterschiedliche Bedeutung. Für manche bedeutet er schlicht Haushaltszucker, für andere ist damit aber jegliche Form von Kohlenhydraten gemeint. Daher muss der jeweilige Bedeutungsgehalt vor Beginn der Beratung abgeklärt und im Gespräch entsprechend differenziert werden. Auch im wissenschaftlichen Kontext wird der Begriff »Zucker« unterschiedlich verwendet, was eine Vergleichbarkeit und Beurteilung von Studienergebnissen erschwert.

Die 2012 veröffentlichte DGE-Leitlinie »Kohlenhydratzufuhr und Prävention ausgewählter ernährungsmitbedingter Krankheiten« verwies nur auf einen positiven Zusammenhang zwischen malignen Tumoren der Bauchspeicheldrüse und der Zufuhr von Monosacchariden – aber nicht der von Polysacchariden. Für andere Tumorarten gilt die Evidenzlage als unzureichend. Auch der Zusammenhang zwischen *glykämischem Index* (GI[8]) und *glykämischer Last* (GL[9]) wird in den Leitlinien dargestellt: Eine positive Korrelation zwischen Krebsrisiko und GI ergibt sich für Tumoren von Gebärmutterschleimhaut, Brust und Bauchspeicheldrüse. Auch zwischen GL und Tumoren von Gebärmutterschleimhaut, Bauchspeicheldrüse sowie kolorektalem Karzinom ergibt sich eine positive Risikobeziehung. Allerdings sichert diese DGE-Leitlinie die Rolle des GI bzw. der GL für die Prävention ernährungsmitbedingter Krankheiten (inkl. Karzinome) derzeit nicht mit hohem Evidenzgrad ab (Hauner et al. 2012).

Zusammenfassend sind Zucker bzw. Kohlenhydrate einfache Energieträger, die leicht zu einer Gewichtserhöhung führen und damit das Krebsrisiko beeinflussen können. Genauso kann aber auch eine

---

8 Der GI ist ein Maß für die Blutglucosewirksamkeit nach Zufuhr von 50 g verwertbaren Kohlenhydraten.

9 Die GL beschreibt das Produkt aus GI und verwertbarer Kohlenhydratmenge (in Gramm) pro Portion eines Lebensmittels, dividiert durch 100 (Strohm 2013).

Kohlenhydrateinschränkung ohne kalorischen Ausgleich zu einem ungewollten Gewichtsverlust führen (► Kap. 2.1, ► Kap. 6.1). Die »*Weltgesundheitsorganisation*« (WHO) empfiehlt, nicht mehr als 10 % des täglichen Energiebedarfs[10] in Form von Zucker zu sich zu nehmen. Bei einem Zuckerkonsum von nur 5 % des täglichen Energiebedarfs können weitere Gesundheitsvorteile entstehen (World Health Organization 2016; Te Morenga et al. 2013).

Sekundäre Pflanzenstoffe Dieser Sammelbegriff bezeichnet ein breites Spektrum an *bioaktiven Schutzstoffen*, die in pflanzlichen Nahrungsmitteln vorkommen. Sie haben zahlreiche, unterschiedliche gesundheitsfördernde Wirkungen und beeinflussen eine Vielzahl von Stoffwechselprozessen.

Exkurs

Da viele Studien zu sekundären Pflanzenstoffen methodische Schwächen aufweisen und diese nur isoliert untersuchen, sind deren Ergebnisse nur eingeschränkt verwertbar. Meist werden hohe Dosierungen eingesetzt, die durch einen normalen Verzehr nicht zu erreichen sind. Eine hohe Zufuhr von bestimmten, vermeintlich »gesunden« Nahrungsergänzungsmitteln kann sogar mit einem erhöhten Krebsrisiko einhergehen. Auch müssen bei »isolierter Einnahme« Wechselwirkungen beachtet werden: zum einen mit antitumoralen Medikamenten, zum anderen mit weiteren pflanzlichen Inhaltsstoffen in Lebensmitteln. Werden die sekundären Pflanzenstoffe jedoch als Inhaltsstoffe von Lebensmitteln konsumiert, besteht keine Überdosierungsgefahr.

---

10 Das entspricht bei einer täglichen Zufuhr von 2 000 kcal etwa 50 g Zucker pro Tag.

Trotz intensiver Forschung können aus den genannten Gründen keine genauen Zufuhrempfehlungen für einzelne sekundäre Pflanzenstoffe gegeben werden.

! Es ist daher wichtig, Patienten darauf hinzuweisen, dass eine abwechslungsreiche Ernährungsweise mit einem breiten Spektrum pflanzlicher Lebensmittel der Einnahme von Nahrungsergänzungsmitteln immer überlegen ist. Da die meisten sekundären Pflanzenstoffe in der Schale und den äußeren Blättern vorhanden sind, sollten Obst und Gemüse wenn möglich ungeschält und mit allen Teilen verzehrt werden.

In der tabellarischen Übersicht (► Tab. 9) sind sekundäre Pflanzenstoffe zusammengestellt, zu denen onkologische Patienten besonders häufig Fragen haben.

Tab. 9 Sekundäre Pflanzenstoffe (Auswahl).

Sekundäre Pflanzenstoffe	Wirkung	Vorkommen
Carotinoide (vgl. auch Lycopin)		
• Vorstufe von Retinol, werden für die Vitamin-A-Produktion benötigt • fettlöslich, werden im Dünndarm absorbiert	• antioxidativ, (wahrscheinlich) risikominimierend für ausgewählte Krebserkrankungen, entzündungshemmend, immunmodulierend (Lui 2013a) • beeinflussen wahrscheinlich das Zellwachstum (Lui 2013a) • risikosenkender Effekt (*limitierte Evidenz*) durch den Verzehr von carotinoidreichen Gemüse- und Obstsorten für die Primär- und Sekundärprävention von Brustkrebs (Lui 2013b) • kein nachweisbarer Effekt bei Prostatakrebs (Liu 2013a; Haseen et al. 2009) **Tipp:** die Zugabe von Fett erleichtert die Resorption von Carotinoiden	gelbes, oranges oder rotes Obst und Gemüse (z. B. Karotten, Tomaten, Kürbisse, Paprika, Orangen, Mangos, Grapefruit, Aprikosen, Melonen)

Tab. 9 Fortsetzung Sekundäre Pflanzenstoffe (Auswahl).

Sekundäre Pflanzenstoffe	Wirkung	Vorkommen
Catechine		
• Pflanzenbitterstoffe • gehören zur Gruppe der Flavonoide • werden im Körper unterschiedlich resorbiert, Epigallocatechin (EGCG) gilt als noch am ehesten verwertbar (vgl. auch Flavonoide)	• antioxidativ, antiviral, antibakteriell • die Evidenzlage zur risikominimierenden Wirkung von Catechinen (z. B. EGCG) ist begrenzt; weitere Untersuchungen sind nötig, um klinische Empfehlungen abzuleiten **Merke:** eine Empfehlung für den Konsum von grünem Tee (EGCG) lässt sich nicht ableiten **Cave:** Laboruntersuchungen ergaben Wechselwirkungen mit verschiedenen Chemotherapeutika (z. B. Sunitinib, Bortezomib) (Ge et al. 2011; Golden et al. 2009; Lecumberri et al. 2013)	grüne und weiße Teesorten, diverse Obstsorten (z. B. Äpfel, Aprikosen, Birnen, Brombeeren, Erdbeeren, Himbeeren, schwarze Johannisbeeren, Kirschen, Pfirsiche, Pflaumen, Quitten, Stachelbeeren, Weintrauben), Schokolade mit hohem Kakaoanteil

Tab. 9 Fortsetzung Sekundäre Pflanzenstoffe (Auswahl).

Sekundäre Pflanzenstoffe	Wirkung	Vorkommen
Flavonoide (vgl. auch Resveratrol und Catechine)		
• anhand ihrer chemischen Struktur Unterteilung in verschiedene Gruppen, u. a. *Flavonole* (z. B. Quercetin), *Flavanole* (z. B. Catechine) und *Isoflavonoide* (z. B. Daidzein) (▸Kap. 5.1.4) • werden in der Leber und von der Darmflora metabolisiert	• antibiotisch, antioxidativ, blutdrucksenkend, immunmodulierend, durchblutungsfördernd, entzündungshemmend • ein positiver Zusammenhang zwischen verringertem Brust- und Dickdarmkrebsrisiko und erhöhter Zufuhr bestimmter Flavonoide wurde durch eine prospektive Studie bestätigt (Kozlowska u. Szostak-Wegierek 2014) **Tipp:** Flavonoide sind überwiegend in den Randschichten der Pflanzen, unter der Schale und in äußeren Blättern enthalten; daher sollte Obst und Gemüse vorzugweise ungeschält verzehren werden (Hollman u. Katan 1999; Ross u. Kasum 2002)	diverse Gemüse- und Obstsorten (z. B. Sellerie, Grünkohl, Zwiebeln, Zitrusfrüchte, Äpfel, Kirschen, Trauben, Aroniabeeren, Johannisbeeren), Gewürzkräuter (z. B. Bärlauch, Petersilie, Thymian), Hülsenfrüchte (z. B. Kichererbsen), Rotwein, Tee, Knoblauch

Tab. 9 Fortsetzung Sekundäre Pflanzenstoffe (Auswahl).

Sekundäre Pflanzenstoffe	Wirkung	Vorkommen
Glucosinolate		
• schwefelhaltige Abbauprodukte von Aminosäuren • aufgrund ihrer Fettlöslichkeit weisen sie im Darm eine hohe Bioverfügbarkeit auf, werden im oberen Gastrointestinaltrakt schnell resorbiert	• antioxidativ, antimikrobiell, antibakteriell, antikanzerogen, immunmodulierend • zahlreiche epidemiologische Studien zeigen eine inverse Korrelation zwischen dem Konsum von Kohlgemüse und dem Risiko für Dickdarmkrebs, hormonabhängige Tumorarten (z. B. Brustkrebs) sowie andere Tumorarten (World Cancer Research Fund/American Institute for Cancer Research 2007; Keck u. Finley 2004; Higdon et al. 2007) **Cave:** die Iodaufnahme kann durch Glucosinolate gehemmt werden, daraus könnte eine Schilddrüsenunterfunktion (Hypothyreose) mit Strumabildung[1] resultieren (Talalay u. Fahey 2001) **Tipp:** Glucosinolate sind sehr hitzelabil: eine Kochzeit von 10 min führt bereits zu einem Verlust von ≥ 50 % der Glucosinolate, daher sollte Kohlgemüse nur sehr kurz gedämpft, gedünstet oder blanchiert oder ggf. ab und zu auch roh verzehrt werden	v. a. Kreuzblütler (*Cruciferae*) (z. B. alle Arten von Kohlgemüse, Senf und Senfblättern, Kresse, Rettich, Radieschen)

[1] Eine Strumabildung regt das Wachstum der Schilddrüse an.

Tab. 9 **Fortsetzung** Sekundäre Pflanzenstoffe (Auswahl).

Sekundäre Pflanzenstoffe	Wirkung	Vorkommen
Lycopin		
• gehört zur Gruppe der Carotinoide (ist jedoch kein Provitamin A) • wird durch passive Diffusion im Darm resorbiert, in Chylomikronen aufgenommen und über das Lymphsystem zur Leber transportiert	• antioxidativ (gilt als stärkstes Antioxidans unter allen Carotinoiden), entzündungshemmend, blutdruckregulierend • der WCRF hat den vermutlich schützenden Effekt von lycopinreichen Lebensmitteln im Hinblick auf Prostatakrebs als »widersprüchlich« herabgestuft – die Experten raten vom Konsum aber nicht ab, sondern fordern weitere, bessere Studien ein (Zu et al. 2014; Ilic et al. 2011) **Tipp:** die Bioverfügbarkeit von Lycopin wird beim Erhitzen um ein Vielfaches erhöht, da pflanzliche Zellstrukturen aufgebrochen werden und Lycopin herausgelöst wird; die Resorption wird durch die gleichzeitige Zugabe von Fett verbessert – daher sollte gekochten Tomatenprodukten wie Tomatensoße oder Tomatenmark etwas Fett zugesetzt werden (Haseen et al. 2009)	Tomaten und v. a. Tomatenprodukte (z. B. gekochte Tomaten, Tomatenmark, Dosentomaten, Ketchup), rotes, rosafarbenes, oranges Gemüse und Obst (z. B. Aprikosen, Wassermelonen, Papaya, Pink Grapefruit, Guave)

Tab. 9 **Fortsetzung** Sekundäre Pflanzenstoffe (Auswahl).

Sekundäre Pflanzenstoffe	Wirkung	Vorkommen
Phenolsäuren		
• gehören zur Gruppe der Polyphenole • sind meist mit organischen Säuren oder Zuckern verestert und tragen zum herben, bitteren Geschmack (z. B. von Kaffee) bei • werden sowohl im Dünn- als auch im Dickdarm über die intestinale Mikroflora absorbiert (vgl. Resveratrol)	• antioxidativ, z. T. antikanzerogen • in Tierversuchen wurden antioxidative, antikanzerogene Effekte von Ellag-, Ferula- und Kaffeesäure nachgewiesen; vermutlich deaktivieren sie kanzerogene Zellen – allerdings ist diese Wirkung nur schwer in epidemiologischen Studien nachweisbar (Weng u. Yen 2012) • die Ergebnisse einer Langzeitstudie, durchgeführt an Ratten, deuteten darauf hin, dass eine hochdosierte Gabe (140 g pro Tag[2]) von Kaffeesäure zu Magenkrebs führen könnte (Shu et al. 2010) • verschiedene Übersichtsarbeiten ergaben, dass der tägliche Verzehr von phenolsäurereichem Obst und Gemüse bereits krebsrisikominimierend wirkt (Liu 2013b; Weng u. Yen 2012; Shu et al. 2010) **Tipp:** Phenolsäuren kommen v. a. in den Randschichten von Obst und Gemüse vor; daher sollte Obst und Gemüse vorzugweise ungeschält verzehren werden (vgl. Flavoniode) **Tipp:** beim Kaffeetrinken kann die Zugabe von Milch die Säurebildung der Magenschleimhaut etwas verringern und trägt gleichzeitig zu einer langsameren Aufnahme von Coffein bei	Kaffee, Tee, Vollkornprodukte, Kleie, Weißwein, Nüsse, bestimmte Gemüsearten (z. B. Spinat, Kopfsalat)

[2] »Goitrogene« Substanzen regen das Wachstum der Schilddrüse an (mit nachfolgender Strumabildung).

Tab. 9 **Fortsetzung** Sekundäre Pflanzenstoffe (Auswahl).

Sekundäre Pflanzenstoffe	Wirkung	Vorkommen
Phytoöstrogene (Isoflavonoide) (z. B. Lignane, Genistein, Coumestane)		
• Pflanzenhormone, deren chemische Struktur der des weiblichen Sexualhormons Östrogen ähnelt (▶ S. 196)	• antibiotisch, antioxidativ, teils antikanzerogen, immunmodulierend, osteoprotektiv (regen den Knochenstoffwechsel an) • Phytoöstrogene (v. a. Isoflavone aus Soja) gelten als effektive Hemmer der Tumorangiogenese – allerdings ergaben Studien mit Supplementation von Sojaextrakten und isolierten Phytoöstrogenen teilweise negative Effekte, die bei Studien mit natürlichen phytoöstrogenhaltigen Lebensmitteln nicht nachweisbar waren (American Institute for Cancer Research 2016; Nechuta et al. 2012) **Tipp:** ein mäßiger Verzehr von phytoöstrogenhaltigen Lebensmitteln ist unbedenklich, so lange sich der Verzehr im normalen Rahmen bewegt (▶ S. 196)	Sojaprodukte, Nüsse, Samen (v. a. Leinsamen, Ölsaaten), Vollkornprodukte, Hülsenfrüchte (Bohnen, Linsen, Erbsen)

Tab. 9 Fortsetzung Sekundäre Pflanzenstoffe (Auswahl).

Sekundäre Pflanzenstoffe	Wirkung	Vorkommen
Resveratrol		
• Flavonoid • schützt Pflanzen v. a. vor schädlichen Umwelteinflüssen (vgl. Phenolsäuren)	• antioxidativ, antiinflammatorisch, antikanzerogen • die antioxidativen und antiinflammatorischen Effekte, die in Labor- und Tierversuchen überzeugend darstellbar sind, tragen vermutlich zur antikanzerogen Wirkung bei – diese Zusammenhänge und weitere Effekte resveratrolreicher Kost auf Entzündungsparameter, Gesamtmortalität und Krebsinzidenz konnten in Humanstudien aber noch nicht bestätigt werden (Semba et al. 2014; Aggarwal et al. 2004) **Cave:** einige Tierexperimente zeigen, dass Resveratrol die Wirkung von Chemotherapeutika hemmt (Bobrowska-Korczak et al. 2012); eine (humane) Phase-2-Studie an Patienten mit multiplem Myelom, die Resveratrolextrakte einnahmen, musste aufgrund schwerer Nebenwirkungen (v. a. Nierenversagen) sogar vorzeitig abgebrochen werden (Popat et al. 2013)	Weintrauben (v. a. Schale), Traubenprodukte, Erdnüsse, Soja, Beeren (z. B. Maulbeere, Cranberry)

Tab. 9 Fortsetzung Sekundäre Pflanzenstoffe (Auswahl).

Sekundäre Pflanzenstoffe	Wirkung	Vorkommen
Saponine (lat. sapo = Seife)		
• stark bitter schmeckende Verbindung aus Glycosiden und Steroiden • setzen die Oberflächenspannung von Membranen herab (hierdurch platzt die Biomembran, die Zelle stirbt ab)	• antikanzerogen (nur im Tierversuch), antibiotisch, antifungizid • die antikanzerogene, wachstumshemmende Wirkung saponinreicher Lebensmittel wurde v. a. in Tierversuchen festgestellt; für den Humanbereich ist es noch zu früh, hiervon eine klinische Empfehlung abzuleiten **Cave:** Glycyrrhizin (ein Saponin aus Süßholz) kommt in größeren Mengen in Lakritze vor; ein hoher Konsum an Lakritze sollte allerdings vermieden werden, da dies zu erhöhtem Blutdruck führt	Hülsenfrüchte, Soja, Spargel, Hafer, Lakritze, grüne Bohnen, Spinat, Kichererbsen

Tab. 9 **Fortsetzung** Sekundäre Pflanzenstoffe (Auswahl).

Sekundäre Pflanzenstoffe	Wirkung	Vorkommen
Sulfide		
• schwefelhaltige Inhaltsstoffe von Nahrungsmitteln • regen die Magensaftsekretion, die Darmperistaltik und den Speichelfluss an	• z. T. antikanzerogen (zytotoxisch), antibakteriell, antibiotisch, antioxidativ, antithrombotisch, blutdruck- und cholesterinsenkend • eine antikanzerogene Wirkung der Sulfide ist bisher nur im Tierversuch bei Speiseröhren-, Magen-, Dickdarm-, Brust- und Lungenkrebs belegt; im Humanbereich gibt es bisher nur eine begrenzte Anzahl epidemiologischer und klinischer Studien, die eine mögliche dosisabhängige inverse Beziehung zwischen dem Verzehr von sulfidreichen, lauchartigen Gemüsesorten und dem Auftreten von Magen- und Colonkarzinomen bestätigen (World Cancer Research Fund/American Institute for Cancer Research 2007; Thomson u. Ali 2003) **Tipp:** Knoblauch besser quetschen als schneiden – das beim Quetschen freiwerdende Enzym Alliinase fördert die Bildung von Allicin (der eigentlichen Wirksubstanz von Knoblauch)	v. a. Knoblauch, Zwiebeln/Schalotten, Lauchgemüse (Porree, Frühlingszwiebeln, Schnittlauch, Bärlauch)

6.3 Körperliche Aktivität

In der Ernährungsberatung werden oft auch Fragen zu körperlicher Aktivität oder Sport gestellt. Da Ernährungsfachkräfte in der Beratung meist auf die Vorteile eines begleitenden Sport- und Bewegungsprogramms hinweisen, sollten sie in der Lage sein, generelle Fragen zu einer sinnvollen körperlichen Aktivität zu beantworten. Für weitergehende und detaillierte Fragestellungen oder um ein angepasstes Bewegungsprogramm zu erstellen, ist der Verweis an einen Sportwissenschaftler oder an andere fachlich qualifizierte Therapeuten unerlässlich.
In Bezug auf die körperliche Aktivität wird besonders häufig gefragt, welche Sportarten, in welcher Häufigkeit, Intensität und Dauer sinnvoll bzw. empfehlenswert sind. Diese Fragen lassen sich nicht pauschal beantworten, da insbesondere bei Krebspatienten der Therapieverlauf individuell sehr unterschiedlich ist und das Ausmaß der körperlichen Aktivität immer an den einzelnen Patienten angepasst werden muss. Die individuelle Belastbarkeit hängt auch stark davon ab, wie aktiv ein Patient vor der Tumordiagnose war. Auch kann es zu tagesformabhängigen Schwankungen kommen, die in Zusammenhang mit der Tumorerkrankung selbst oder der Therapie stehen können.

! Vor der Aufnahme einer körperlichen Aktivität ist die Rücksprache mit dem behandelnden Arzt und während des Bewegungsprogramms eine professionelle Betreuung notwendig. In bestimmten Fällen oder nach längerer Sportpause ist auch eine sportmedizinische Untersuchung zur Abklärung eventueller kardialer Risiken sinnvoll.

Falls keine medizinischen Gründe dem entgegenstehen, kann körperliche Aktivität als Ergänzung einen erheblichen Beitrag zur Gesundheit und Lebensqualität leisten.

6.3.1 »FAQs« aus der Ernährungsberatung onkologischer Patienten

Nachfolgend werden die wichtigsten »FAQs« aus der Ernährungsberatung von onkologischen Patienten kurz beantwortet.

Darf ich während der Chemotherapie körperlich aktiv sein?
Ja, auch während und nach einer Chemotherapie kann – ja, muss man körperlich aktiv sein. Studien haben sogar gezeigt, dass Patienten, die während der Chemotherapie ein intensives Bewegungsprogramm absolviert hatten, die Chemotherapie besser vertragen, diese auch seltener abgebrochen haben und weniger therapiebedingte Nebenwirkungen zeigten (Adamsen et al. 2009).

Darf ich während der Strahlentherapie körperlich aktiv sein?
Selbst während einer Bestrahlung ist es empfehlenswert, ein individuell angepasstes Bewegungsprogramm durchzuführen. Voraussetzung ist, dass das bestrahlte Gewebe nicht durch enge Kleidung, Reibung oder Feuchtigkeit zusätzlich gereizt oder geschädigt wird.

Wie lange sollte ich nach der Operation warten, bis ich wieder körperlich aktiv sein kann?
Grundsätzlich sollten sich Patienten innerhalb der ersten 6 Wochen nach einem operativen Eingriff körperlich nicht anstrengen. Zusätzlich ist wichtig, dass die Operationsnarbe vollständig abgeheilt ist und keine Entzündung vorliegt. Bewegungseinschränkungen im Bereich der Narbe kann mit Physiotherapie gezielt entgegengewirkt werden. Damit sollte so früh wie möglich nach der Operation

begonnen werden, um langfristigen Bewegungseinschränkungen vorzubeugen.

Zählen Yoga und Gartenarbeit als körperliche Aktivität?
Ja, jegliche Form von körperlicher Aktivität, bei der Energie umgesetzt wird, wird dem »Bewegungskonto« zugerechnet. Wichtig ist, dass der Patient Spaß an der Bewegung hat und diese regelmäßig und dauerhaft beibehält. Insbesondere für Patienten, die mit dem körperlichen Training erst beginnen, empfiehlt es sich, häufiger kurze Einheiten über die Woche zu verteilen, als eine zu lange und erschöpfende Einheit zu wählen. Eine Überlastung sollte in jedem Fall vermieden werden. Geeignete Sportarten sind grundsätzlich:

- Ausdauersport (Walken, Nordic Walken, Joggen, Radfahren, Schwimmen etc.),
- Wassertherapie (Gymnastik, Aquajoggen, Schwimmen etc.),
- Wandern oder Bergwandern (leichter Rucksack mit einer Schlaufe für die Hände, um ein Lymphödem zu vermeiden),
- Gymnastik oder Krafttraining,
- Tai-Chi, Yoga, Tänze, Atemgymnastik.

Wo kann ich eine für mich geeignete Sportgruppe finden?
Die gesetzlichen Krankenkassen und die Rentenversicherungen finanzieren den onkologischen Rehabilitationssport.

Praxistipp

Über das »Formular 56« können Patienten 50 Übungseinheiten verordnet erhalten, die sie innerhalb von 18 Monaten absolvieren können. Dieses Formular stellt der behandelnde Arzt aus. Informationen zu ortsansässigen Rehabilitationssportgruppen erhalten Patienten über ihre Krankenkasse, die Rentenversicherung oder die Krebsberatungsstellen. Deutschlandweit kann auch der *»Deutsche Behindertensportverband«*

(http://www.dbs-npc.de/sportentwicklung-rehabilitationssport gruppen-in-deutschland.html) bei der Suche nach einer geeigneten Sportgruppe weiterhelfen.

Literatur

Die Literatur zu diesem Kapitel ist online verfügbar unter www.schattauer.de/3074